続
漢方問答

食養生の思想

荒木正胤

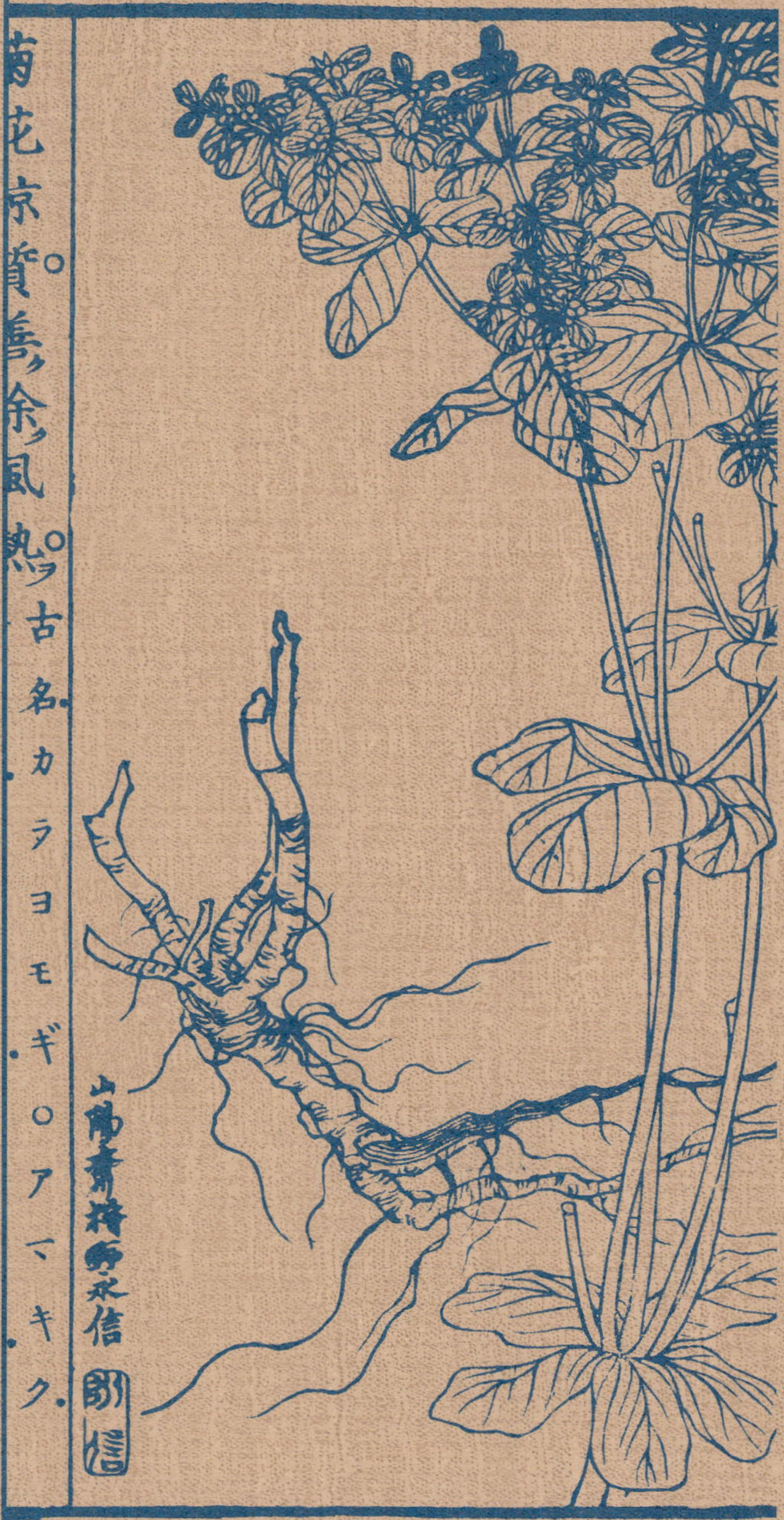

たにぐち書店

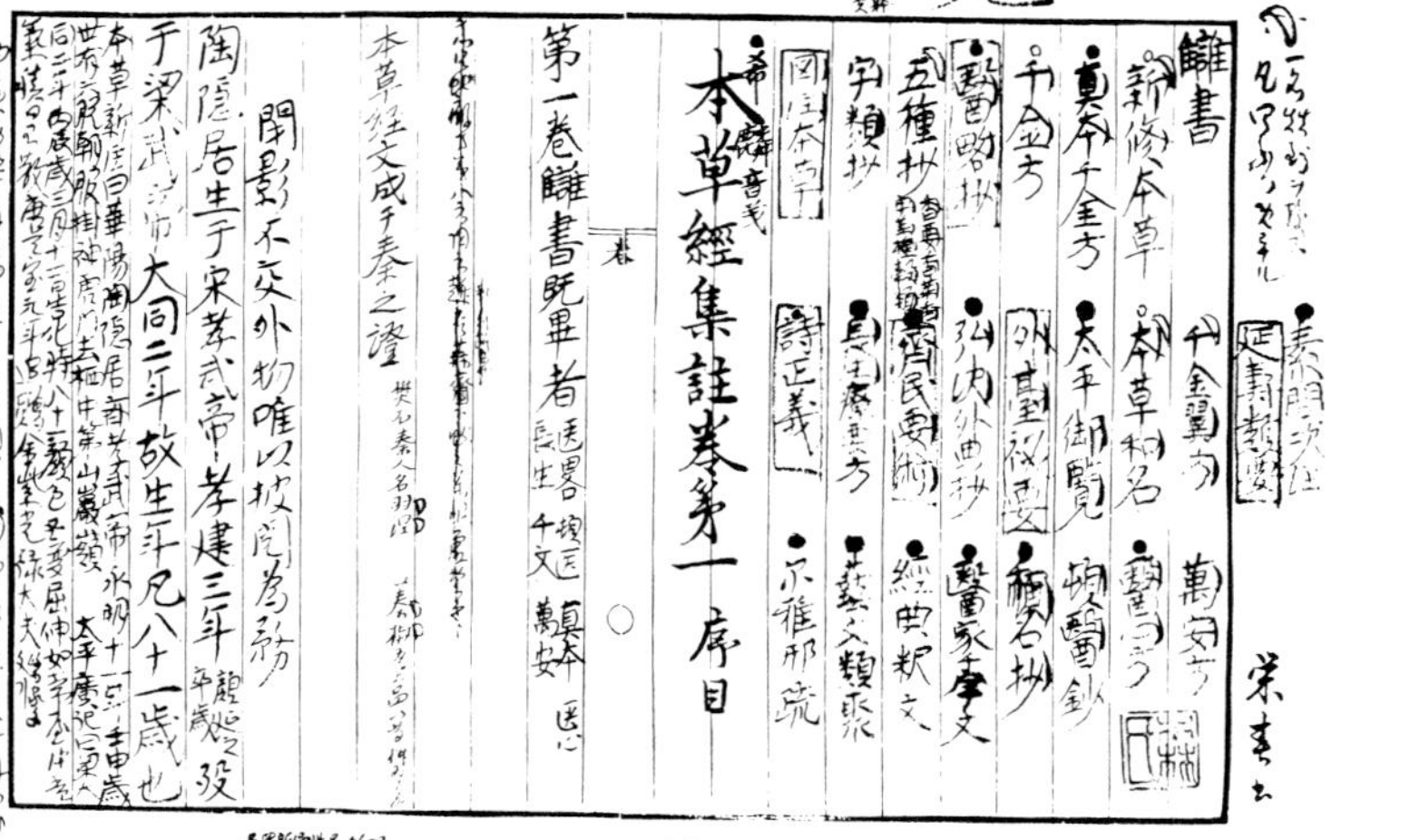
校覧

讎書

本草經集註卷第一序目

第一卷讎書既畢者

本草經文成于秦之餘

閉影不交外物唯以披閲爲務

陶隱居生于宋孝武帝孝建三年

于梁武帝大同二年故生年凡八十一歲也

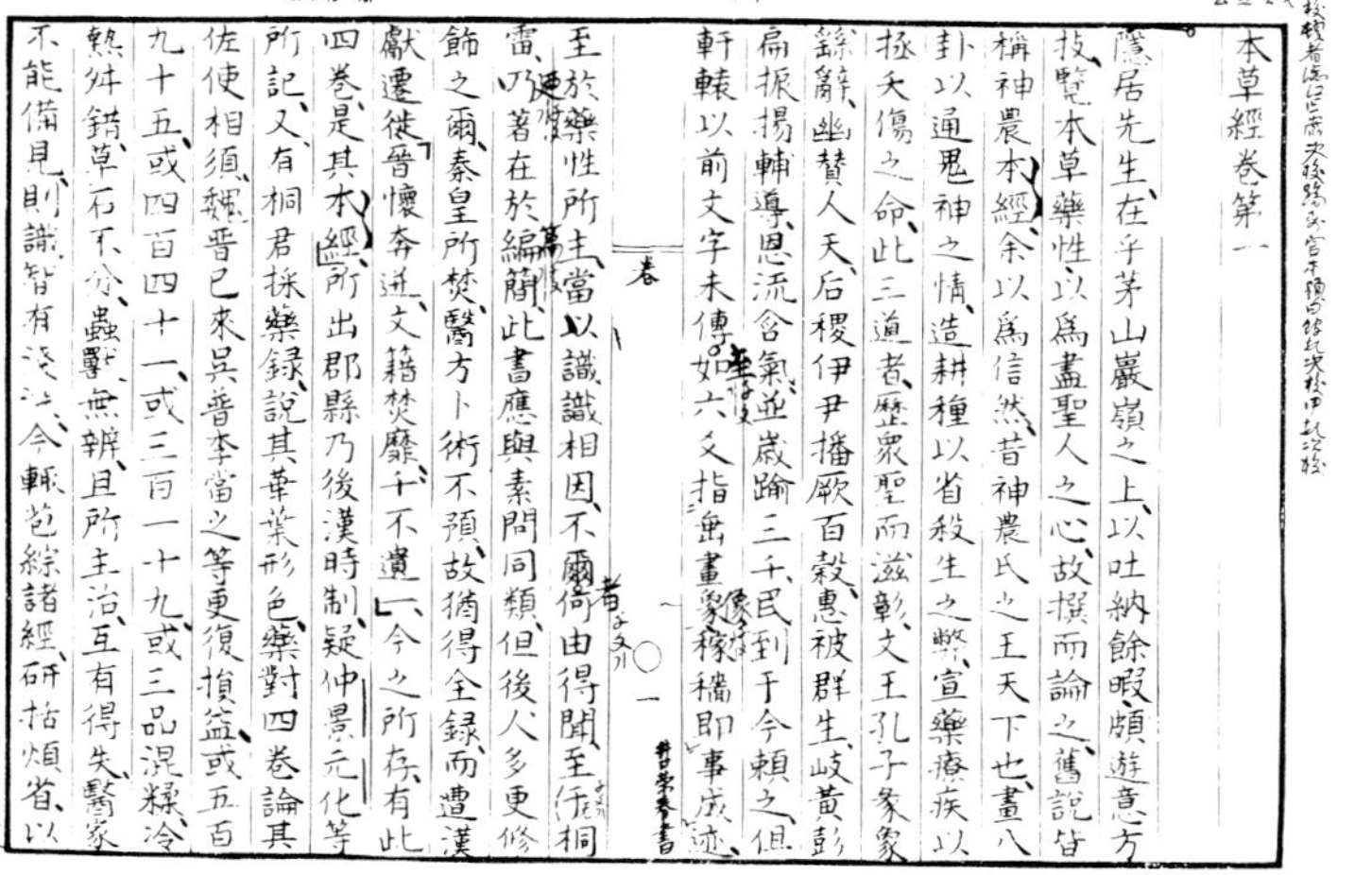
本草經卷第一

隱居先生在乎茅山巖嶺之上以吐納餘暇頗遊意方技覽本草藥性以爲盡聖人之心故撰而論之舊說皆稱神農本經余以爲信然昔神農氏之王天下也畫八卦以通鬼神之情造耕種以省殺生之弊宣藥療疾以拯夭傷之命此三道者歷衆聖而滋彰文王孔子彖象繇辭幽贊人天后稷伊尹播厥百穀惠被群生岐黃彭扁振揚輔導恩流含氣並歲踰三千民到于今賴之但軒轅以前文字未傳如六爻指垂畫象稼穡即事成迹至於藥性所主當以識識相因不爾何由得聞至于桐雷乃著在於編簡此書應與素問同類但後人多更修飾之爾秦皇所焚醫方卜術不預故猶得全錄而遭漢獻遷徙晉懷奔迸文籍焚靡千不遺一今之所存有此四卷是其本經所出郡縣乃後漢時制疑仲景元化等所記又有桐君採藥錄說其華葉形色藥對四卷論其佐使相須魏晉已來吳普李當之等更復損益或五百九十五或四百四十一或三百一十九或三品混糅冷熱舛錯草石不分蟲獸無辨且所主治互有得失醫家不能備見則識智有淺深今輒苞綜諸經研括煩省以

『本草経集注』(巻一、序目の一部)

齊・陶弘景校注。小嶋尚真・森立之ら重輯。岡西為人訂補ならびに解題。(南大阪印刷センター刊)

神農本經三品合三百六十五爲主又進名醫副品亦三百六十五合七百三十種精麤皆取無復遺落分別科條區畛物類兼注詺時用土地所出及仙經道術所須并此序録合爲七卷雖未足追蹤前良蓋亦一家撰製吾去世之後可貽諸知音爾

本草經卷上　序藥性之源本論病名之形診題記品録詳覽施用

本草經卷中　玉石草木三品

本草經卷下　蟲獸果菜米食三品有名無用三品

右三卷其中下二卷藥合七百三十種各別有目録並朱墨雜書并子注今大書分爲七卷

上藥一百二十種爲君主養命以應天無毒多服久服不傷人欲輕身益氣不老延年者本上經

中藥一百二十種爲臣主養性以應人無毒有毒斟酌其宜欲遏病補虚羸者本中經

下藥一百二十五種爲佐使主治病以應地多毒不可久服欲除寒熱邪氣破積聚愈疾者本下經

三品合三百六十五種法三百六十五度一度應一日以成一歳倍其數合七百三十名也

右本說如此今按上品藥性亦皆能遣疾但其勢力和厚不爲倉卒之效然而歳月常服必獲大益病既愈矣命亦兼申天道仁育故云應天一百二十種者當謂寅卯辰巳之月法萬物生榮時也

中品藥性療病之辭漸深輕身之說稍薄於服之者祛患當速而延齡爲緩人懷性情故云應人一百二十種者當謂午未申酉之月法萬物成熟時也

下品藥性專主攻擊毒烈之氣傾損中和不可常服疾愈即止地體收殺故云應地一百二十五種者當謂戌亥子丑之月法萬物枯藏時也兼以閏之盈數加之凡合和之體不必偏用之自隨人患參而共行但君臣配隸依後所說若單服之者所不論爾

藥有君臣佐使以相宣攝合和宜用一君二臣三佐五使又可一君三臣九佐使也

右本說如此今按用藥猶如立人之制若多君少臣多臣少佐則氣力不周也而檢仙經世俗諸方亦不必皆爾大抵養命之藥則多君養性之藥則多臣療病之藥則多佐猶依本性所主而兼復斟酌詳用此者益當爲善又恐上品君中復各有貴賤譬如列國諸侯雖並得稱制而猶歸宗周臣佐之中亦當如此所以門冬遠志別有君臣甘草國老大黄將軍明其優劣皆不同秩自非農岐之徒孰敢詮正正應領略輕重爲其分劑也

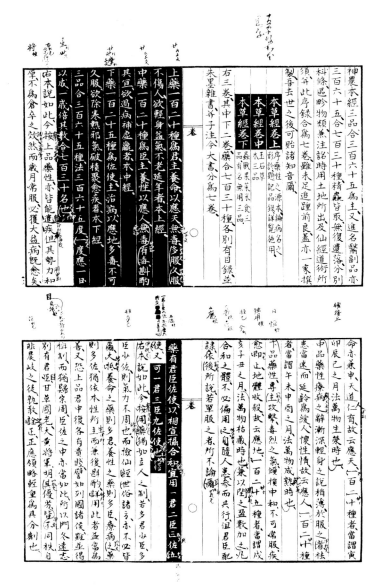

藥有陰陽配合子母兄弟根莖花實草石骨肉有單行者有相須者有相使者有相畏者有相惡者有相反者有相殺者凡此七情合和視之當用相須相使者良勿用相惡相反者若有毒宜制可用相畏相殺者不爾勿合用也

右本說如此今按其主療雖同而性理不和更以成患今檢舊方用藥亦有相惡相反者服之乃不爲害或能有制持之者猶如寇賈輔漢程周佐吳大體既正不得以私情爲害雖爾恐不如不用今仙方甘草丸有防已細辛俗方玉石散用栝樓乾薑略舉大體如此其餘復有數十條別注在後半夏有毒用之必須生薑此是取其所畏以相制爾其相須相使者不必同類猶如和羹調食魚肉葱豉各有所宜共相宣發也

藥有酸鹹甘苦辛五味又有寒熱溫涼四氣及有毒無毒陰乾暴乾採造時月生熟土地所出眞僞陳新並各有法

右本說如此又有分劑秤兩輕重多少皆須甄別若用得其宜與病相會入口必愈身安壽延若冷熱乖衷眞假非類分兩違舛湯丸失度當差反劇以至殞命醫者意也古之所謂良醫者蓋善以意量得其節也諺云俗無良醫枉死者半拙醫療病不如不療喩如宰夫以鱓鼈爲蓴羮食之更足成病豈充飢之可望乎故仲景云如此死者愚醫殺之也

藥性有宜丸者宜散者宜水煮者宜酒漬者宜膏煎者亦有一物兼宜者亦有不可入湯酒者並隨藥性不得違越

右本說如此又按病有宜服丸者服散者服湯者服酒者服膏煎者亦兼參用察病之源以爲其制也

欲療病先察其源先候病機五藏未虛六腑未竭血脈未亂精神未散服藥必活若病已成可得半愈病勢已過命將難全

右本說如此按今自非明醫聽聲察色至乎診脉孰能知未病之病乎且未病之人亦無肯自療故桓侯怠於皮膚之微以致骨髓之痼今非但識悟之爲難亦乃信受之弗易倉公有言曰病不肯服藥一死也信巫不信醫二死也輕身薄命不能將愼三死也夫病之所由來雖多端而皆關於邪邪者不正之因謂非人身之常理風寒暑溼飢飽勞逸皆各是邪非獨鬼氣疫癘者矣人生氣中如魚在水水濁則魚瘦氣昏則人病邪氣之傷人家爲深重經絡既受此氣傳入藏府隨其虛實冷熱

続 漢方問答―食養生の思想―の復刊にあたって

今年は荒木正胤師の没後四十年にあたります。私共が『正・続 漢方問答』を編纂し出版してからも三十年になります。

I

正胤の第一作『漢方治療』（一九五六年）には、約三〇〇〇年前の中国に発達し、わが国の徳川時代に完成した漢方と針灸術に関する実地指導の書である。入門書であると同時に、生涯用いて尽きることのない奥義書である。と述べています。

『漢方養生談』（一九六四年）には、伝統的な漢方には大きくわけると、三つの部門があります。①薬方を用いる部門　②ハリ・灸を用いる部門　③養生の部門があり、これらが一体となって学術的に組織されているのです。ですから正しい意味の漢方を知ろうとするには、ぜひともこれら全部について、ひととおり正しく知る必要があります。と記しています。

この養生談は病気を診断即治療で丁寧に書いてありますので、治病に困った時、患者さん、治療者にとって大変便利でわかりやすい本です。

『漢方問答』（正・続とも一九八五年）は、漢方の理論体系と実際運用をさらにわかりやすく、専門家の人にも、一般の人にも広く知らせ、国民の治病と健康のためにと書かれています。東洋の医術は、高邁幽玄な哲理を背景として生まれた経験的な医術で、現代医学のような科学的な基礎の上に立つものではない。だからこそ科学的に説明することが必要であると。

特にこの続編は東洋の栄養学である正しい食生活の観点からかかれ、日常生活環境の注意すべきことへと、人間の生き方を示しています。その眼《まな》ざしには仏教に携って道元禅に身を預けた姿があります。

Ⅱ

私共にとってもこの四十年は漢方鍼灸の世界に携って精進してきた年月でもあります。実際この間、科学的な医療分野の精密機器の発達で画像診断をはじめ、身体の生理解剖学等は格段の進歩をとげています。衣食住に関しても申し分のない快適な世界の追究はすばらしいです。

特に、食生活をみると、裕福な食文化―日本・世界各地の生産物品、しかも調理されていてすぐに食べられる状態の加工品が、選択しさえすればいつでも手に入る世の中です。

ところが、ここ何年かをみますと、年代を問わず、身心のバランスをくずして心療内科にかかる人がますます増えています。

今夏は、二〇代、三〇代の若い社会人の青年が、自分の息子を含め、食を受けつけないで吐いてしまいフラフラの状態で来院してくるのです。四十年の間に子供がうまれ成長し、次世代が育とうとしています。幼い子供をかかえた若いお母さん達でも、お菓子や即席品にたより、どう食事をしたらよいのかとまどっている人もいます。この便利な現代社会において栄養偏重、栄養失調におちいっていると思いました。

健やかな心身をつくるにはどう日常生活を過ごし、毎日の生命《いのち》をつくるにはどんな食生活をしたらよいのか、その答え（半世紀も前に正胤師が発信しつづけた食養生）が、この本には、真新しく、生き方のエッセンスがそこかしこに詰っています。食に対する姿勢、感謝を含め、そのまま今の時代にあてはまるのです。この生き方を次世代にリレーして伝える必要があると確信して、あえて『続 漢方問答』を復刊することにいたしました。

たにぐち書店の谷口直良氏、安井喜久江氏には大変お世話をおかけいたしました。御礼申し上げます。

荒木せい感謝

平成二十七年十一月二十五日

まえがきにかえて―編纂にあたって

この本には師父・荒木正胤（一九七五年八月二二日示寂）の「漢方問答」（一九六三年から一九七二年まで『大法輪』誌に連載）から、食養生に就て述べられた稿を収載しました。さきに刊行された『漢方問答―東洋医学の世界』の続刊にあたります。

正胤師がとらえた漢方は、湯液と針灸と養生の三者が混然と一体化した医の学―病める人間《ひと》を治す術と病を診断する学とが兼ね備わった伝統医学―ですが、三者は三様に各々の役割と分担を有《も》っています。このことの詳細は既刊の「東洋医学の世界」を参照していただきたいと思います。

右の三者のうち「養生」は、文字通り父母に与えられた生（命）を養なうことですが、同時に健《すこ》やかな精神と健全な肉体とを社会生活のうえに顕現させて、有意義な生《レーベン》を現成《げんじょう》するという積極的な姿勢の根底におかれるべきものです。養生法には衣食住を基調とした習慣的性質のものから、気の調整を目的とした各種の身体的性質のものまで、さまざまな方法がありますが、ここに収載した稿は、いかなる養生法にも優先して生の根本に触れることが重大である食を主題《テーマ》としています。

副題にも用いた食養生という言葉は、したがって、食生活そのこと（食べるものをつくる者も、つくられたものを食べる者も、食と生、食と命の本質的な意味を知り、生命の根本に触れる）が人間形成の場であるという師の足場を示しているわけですが、さらに、人間《ひと》として、今の、この生を充足させるに足る食生活と食文化を保持するには、いま何が考えられなければならないか！　いま何が為されなければならないか！　を問いかけている言葉でもあります。こうした観点から、この本には、いつ、何を、どれくらい、どのようにして食べたらよいのか、漢方の立場から述べられています。そしてそれと並行して現代の食生活の周辺に介在する諸々の問題—農薬禍、食品添加物（合成保存料、合成着色料、防腐剤、漂白剤、人工甘味料、発色剤、凝固剤など）の害毒、精白された米、麦、砂糖、塩などの食品価値、水質の良否、化学合成洗剤の害毒など—が厳しい目でとりあげられています。

ただ、これらの稿は、早い時期に書かれたものでは、今から二十年以上も前、おそい時期のものでも十数年も前のことですから、現時点からみると時間の経過を感じさせる部分もあるかと思います。しかし、社会通念に若干の変化はあっても、複雑な社会機構と産業構造に大した変化もなく、行政措置も曖昧で緩慢なまま現在に至っています。発ガン物質の究明に代表されるような先端医学の成果が食品添加物の規制に有効に反映するのはいつのことであろうか。化学中性洗剤の追放運動が現実化したのもつい最近のことで、しかもごく一部の地域に限られています。そしてまた学校給食の見直しが行われつつあるといっても、食品の栄養価を算出するカロリー方式に根本的な変化は見られず、飽食の時代といわれる中で、かつては成人病といわれた動脈硬化などが小、中学生に急増して小児成人病とよばれています。動脈硬化は、速さの違いはあっても、年とともに確実に進行して元に戻ることはなく、今ふえている成人病予備軍の子供たちが、大人になる時代に、脳出血、心臓病などが急増することは確実視されています。

右にあげたような事例は、現代社会を象徴する一握りにも満たない事実にすぎません。このようなことを考えるにつけても、師が十数年前から、あるいは二十年以上も前から、食という一事を通して問いつづけた問題の裾野は広く、根は深いといわなければなりません。

道元禅師の弁道、故実を最良の糧として、生涯、漢方に求道した正胤師の此れらの稿が、心ある多くの人々の間に流布され、生きて働らく活物となることを希念してまえがきにかえたいと思います。

於・大悲庵

天佑正胤師の霊前に

荒木ひろし　謹記

一九八五年四月吉日

続漢方問答―食養生の思想／目　次

第四章 副食物

装幀／小山忠男

第一章　食生活の思想

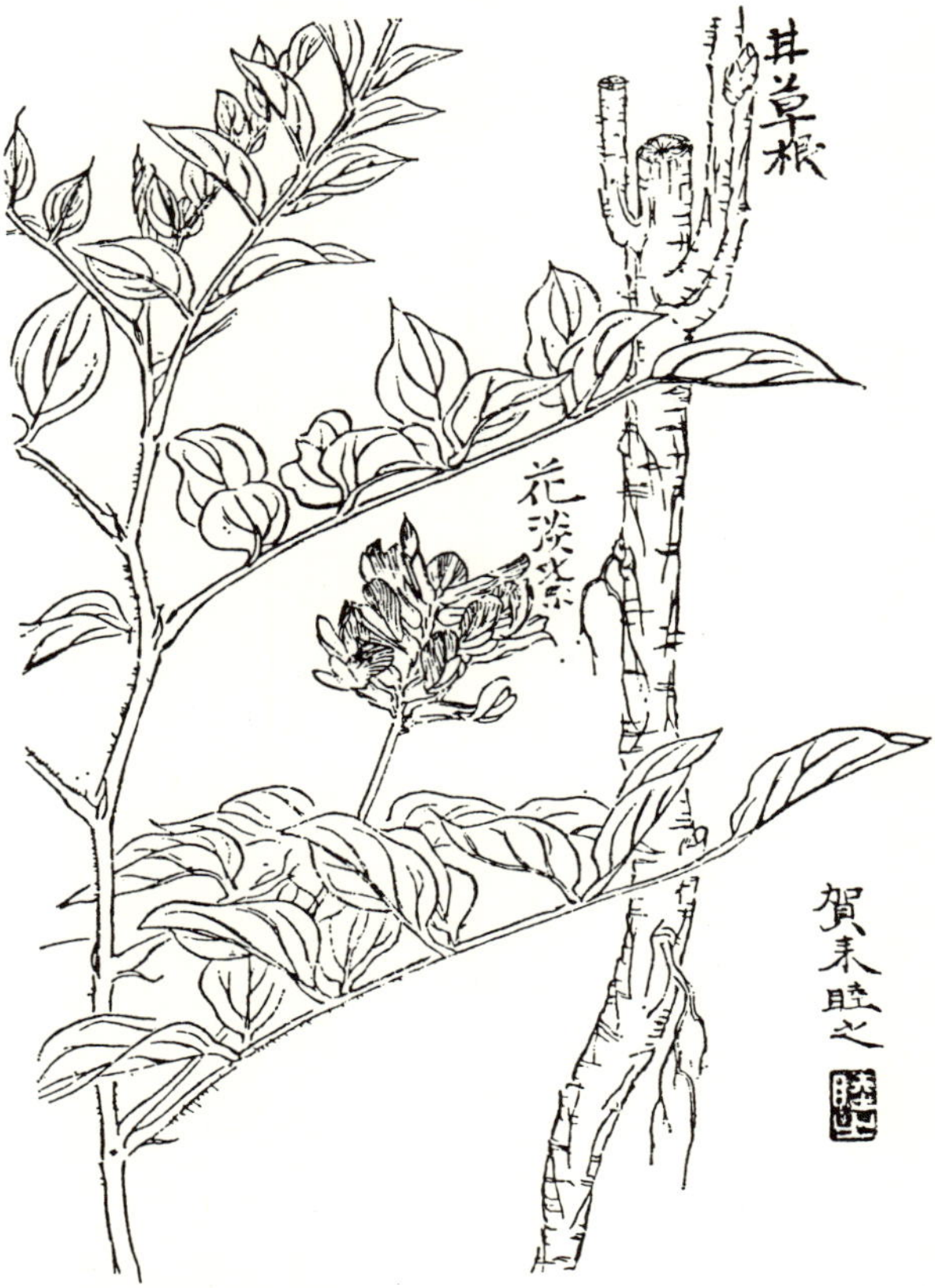

『古方薬品考』より甘草

㈠ ほんとうの「食」とは

漢方と食べもの——先天の気と後天の気

問一　漢方では食べもので病気をなおしたり、体質や性格まで改造できると説いているそうですが、すこし具体的なお話をお願いします。

答　いくら漢方でも、食べものだけで、すべての病気をなおしたり、体質の改善ができると説いているわけではありません。もし、そうだとすれば、薬もハリや灸も不必要ということになります。しかし、人間が生まれてから、五十年も六十年も生きつづけることができるのは、食べものをとるからです。食べものをとらないで、水だけを飲んでいたばあいは六十五日間生きていたのが最高記録です。それ以上は生きられません。生きるためにはいかに食べものが必要であるかがわかります。したがって、人間の体質や性格が、食べものの種類によって、ある程度の影響や変化をうけることは否定できません。

病気の原因も、食べものが重要な位置をしめているのも事実です。食べものの改善によって、悪質の慢性病がウソのようになおってしまった実例はたくさんあります。ですから、正しい食生活とはなにかという研究は、病気になってから薬をのむことより、はるかにたいせつなことです。病気については医者という専門家がおりますが、病気にかからない正しい食生活の指導をしてくれる専門家はない。漢方には「養生」という部門があって、この正しい食生活についての指導をしてくれます。中国の周時代(三千年前)の医事制度は、①食医、②疾医、③獣医となっていました。疾医というのが現代でいう病気を治療するお医者さんのことですから、この点では、現代より三千年前の中国のほうがはるかに文化がすすんでいたということができます。

漢方では病気の原因を五邪としています。五邪というのは、①風、②寒、③暑、④湿、⑤飲食・労倦の五つの邪気です。この五つのものが原因となって病気をひきおこす。風というのは現代のばい菌やヴィールスなどによっておこる病気のことです。ですから、漢方では流行病のことを「天行風」といいます。寒というのは寒気で冷えのことです。この寒気が体内にひそんでいて、やがて発熱性の急性病をひきおこす。漢方では、カゼや腸チフスのような病気を傷寒といいます。暑というのは暑気あたり、すなわち日射病や夏まけなどを指します。湿というのは湿気を原因とする病気のことでリウマチや神経痛、脚気などの病です。飲食というのは食べすぎや宿食や食中毒の類をいい、労倦というのは過労のことで、漢方では主としてセックスの過度や不満によっておこるいろいろの病を指しています。

こういうわけで、漢方では、食べもので病気をなおしたり、体質や性格の改善ができると説きますが、食べものの改善だけですべての病気がなおると説くわけではありません。しかし、漢方が食生活の如何で、病気がおこると力説することは、現代医学よりはるかに厳重だということができます。

漢方では人間が生きているのは、先天の気と後天の気があるからだと説いています。先天の気というのは、父母によって与えられた生命力のことです。父母すなわち天地の一大生命力の分身がわれわれの生命というわけですが、この天地の一大生命力の分身は、後天の気に養われて生きつづける。後天の気というのは、すなわち食べものです。漢方では、この後天の気のことを元気、胃気、穀気ともいっています。天地の分身である先天の気は、食べもの（五穀）の精気を胃からとって元気づけられて生きつづけるという意味です。

したがって漢方では、長生きをするには、胃がじょうぶでなければならないとする。胃気を養って、食べものの精気をよく消化吸収すれば、長く元気でおられると考えます。ところが、内臓のうちで、いちばん早く老化するのは胃で、現代医学者の研究でも、胃は二十代から老化をはじめると説いています。しかも、胃がいちばん精神的な影響をうけやすく、少しでも怒りの感情がおこると食欲がなくなってしまって、食べものが食べられなくなります。これと反対に喜びの感情は食欲をすぐに旺盛にします。俗に腹が立つといって、不快の感情がおこると、胃の部分が硬直して、それが長く続くと胃潰瘍になります。

こうした心因性の胃病患者は大変多いのです。しかもわが国では、白米をむやみに食べるので、胃拡張患者が断然多く、ガンのうちでは、胃ガンがつねに上位をしめています。ですから、ときどき胃の完全な休養が必要です。二〜三日ぐらいの短期断食をときどき実行すれば、身心が実に爽快になって、病気を忘れることができます。漢方では、この断食療法が唐の時代から採用されています。これは唐の義浄三蔵の『南海寄帰伝』によるものです。

断食はインドが本家です。義浄三蔵の『南海寄帰伝』は、当時のインドの有部《うぶ》に属する仏教の僧侶の生活を詳しく伝えたものですが、その中にインドでは身体に異和感がおこるとすぐに断食をする。そして断食をしてもなおらないときにはじめて薬を用いる。自分も十五年もの間のインド旅行中、この断食によって無病息災で過ごしてきたということが述べられています。これ以来、漢方では断食療法を採用することになりました。

断食をすると、ほとんどの慢性病は完全になおってしまう。しかし、長期の断食を実行するばあいには、かならず経験者の指導によって行なわねばなりません。胃は五十歳になると若いときの三分の一の能力に老化するといわれています。そうだとすると、食べものは若いときの三分の一に減らさなければ完全な消化ができないことになるはずですが、五十歳で若いときの三分の一に減らしている人はまずありません。二木謙三博士ぐらいなものでしょう。きっちり三分の一減らさなくとも、年齢にしたがって減食する心がけは必要だと思います。「腹八分目に医者いらず」ということだけは、だれも実行しなければなりません。

問二　それはそうでしょうけれども、地球上の人類は、それぞれ、その民俗や、人種によって、食生活の習慣がちがっていて、なにを食べて生きるべきかなどということは、きめられないと思いますが。

答　そんなことはありません。人間の歯や腸の長さをしらべてみれば、人類がなにを食べて生きるべきかの原則だけは、はっきりとつかめます。人類は、生物学的にみれば、哺乳動物のなかまです。哺乳動物の原始型は、上下の顎に六十本の歯がありましたが、それが高級になるほど歯の数が減って、サルや人間では、歯の総数が三十二本になっています。そのうえ、人間では、第三臼歯（おやしらず）が二〇パーセントも欠けているものがあり、前歯の四枚が二枚しかないものが、次第に増加する傾向にあって、人間の歯は、だんだん減りつつあります。これは、人間の顎が次第に短縮しつつあることを示すもので、これは人間が固いものを食べないで、やわらかい、食べよいものばかりを料理して食べる結果、そうなりつつあるものと考えられます。

歯はもともと、食べものをかみ切ったり、かみ砕いたりするためのもので、肉食獣は、犬歯が発達し、草食獣は、臼歯が発達しています。そこで歯をしらべてみると、その動物の食習慣や年齢を知ることができます。

人間の歯は、前述のように、三十二本ありますが、その中の十六枚が臼歯で、小臼歯というのが四枚あります。合計二十枚の臼歯は、その形は、へりが高く、中央が斜めにくぼんで、菊形の隆起をして並んでいて、上下がカチン、カチンとあわさるようにできています。これは穀物のような、小さい、固い、丸いものを、よくかみ砕いて食べるようにできています。これが三十二分の二十、すなわち八分の五ありますから、人間は穀物を主食とするように生まれついていることがわかります。残りの八分の三、つまり十二枚が副食を食べる歯ですが、この十二枚のうち、犬歯が四枚と、門歯が八枚あります。犬歯は、俗にいう糸切り歯で、肉類とか、なかなかかみきれない繊維質のものを切って食べる歯です。門歯の八枚は、庖丁のような形をしていますから、果物とか、野菜のようなものを食べるに適しています。そこで人間は、穀物を主食とするほかに、その全体の八分の一は肉類とか、なかなかかみきれないものを食べればよく、残りの八分の二が、野菜や果物を食べるようにできています。この原則を守ることが、人間がいちばん生々発展するに都合がよく、こうした食べものを自由にとることができる土地に住んでいる人間が、もっとも健康で、幸福に、長生きを楽しむことができるということになります。

このことは、腸の長さをしらべてみてもよくわかります。腸の長さというものは、食べものを消化する時間の長短によってきめられます。肉食を多くとらなければならないような土地に住んでいる欧米人の腸は、肉食をしないですむ土地に住んでいる日本人より腸の長さが短いことは、解剖学的にわかっています。肉食動物である虎やライオンの腸の長さは、身長の約三倍にすぎませんが、草食動物の腸は、身長の二十倍もあります。人間の腸は身長の約十一倍で、人間は肉食と草食との間にある穀菜食をすべきことが、腸の長さからでもわかります。

こうして、人間が本来なにを食べて生きるべきかという原則を把握できれば、つぎには、わが国の人びとが、この生命を有意義に保持していく具体的な方策を、真剣に考えなければなりません。

わが国は四面海に囲まれて、四季の変化がはなはだしく、五穀が豊富にみのり、季節に応じたいろいろの野菜や魚介がとれますから、五穀がみのらず、牧畜だけで暮らさなければならない欧米や、中国大陸にくらべて、人類が住むには、まことにめぐまれた土地柄といわなければなりません。

そこで、日本人は米や麦や豆のような穀類を主食にし、主食の五分の一の肉や魚のようなものと、四分の一の果物と野菜とを摂《と》り、天地自然の法則に従って、穀菜食を素食するという食生活の思想をもつべきだと考えられます。したがって、お米を少なくして、肉や魚のような動物性タンパクを多くとるように指導している現代の栄養学は根本からまちがっているとわたしは考えています。米食民族である東洋人が、なにを好んで欧米の肉食民族のまねをする必要がありましょう。

漢方でいっている先天の気と後天の気という考え方や、陰陽虚実という考え方の根本には、天地自然との調和と一体をはかるという大前提があるのです。

われわれが、健康で一生をすごすのに、いちばんたいせつなことは、なんといっても食生活を合理化することでなければなりません。暴飲暴食が健康を害することは、だれでも知っていますが、ほんとうに食生活を合理化するには、社会全般の人びとが、わが国の食生活について関心をもち、はたして、現在のような食生活で、将来、健康な日本の人作りができるかどうか、真剣になって考えてみることが必要です。現代の生活は、社会生活を離れて、個人的な生活だけを考えることができないからです。

一九四七年に「世界衛生憲章」というのができて、健康に関するパランの定義がきめられました。

それによると健康というのは、疾病もなく、虚弱もなく、身心ともに健全で、且つ社会的条件が良い（Social well being）ことだと書かれています。現代生活においては、社会的な条件がよくなければ、個人的の健康は考えられないというのが常識となりました。

健康という文字は、「健体康心」というのが省略されて、健康となったものです。身体が健であると同時に、精神、すなわち心が康の状態にあることが健康です。それでは健というのはどういうことかといえば、東洋哲学の根本聖典である『易経』に、「天行は健なり」とあって、天体の現象をそのまま指しています。天体現象は、一瞬一秒のくるいもなく運行をつづけています。日蝕や月蝕はいうに及ばず、衛星の位置などは、何千年もの将来のことを計算して予知することができるほど正確に動いています。地上の人間は、この天の運行を規準として生活を正すことによって健なる状態を保持することができるのです。人工をやめて、天然にしたがうべきです。これを食生活に当てはめてみると、人間はどのような食生活をすればよいかがはっきりとわかるはずです。しかし、現在の食品や料理法は、日々変化しつづけて人工に傾いています。インスタント食品、人工甘味料、化学調味料、着色剤、脱色剤、防腐剤をつかって、いかにも栄養たっぷりに見えていますが、健康食ということはできません。ラジオ、テレビは、ますますこの傾向に拍車をかけ、料理屋の料理や宴会料理が家庭に持ちこまれ、旬《しゅん》は無視され、郷土色はなくなり、惣菜料理は日々になくなって、天然の品を庖丁一本でうまく食べさせる料理道の本旨は忘れ去られようとしています。

康というのは、どういうことかといえば、字典をみればすぐわかりますが、「やすし（安）」、「たのし(楽)」、「おおいなり（大）」ということで、心をひろく、大きくもって、たのしい状態にあることです。心配ごとがあったり、心を労すれば、ただちに胃にひびいて食欲は減退し、食味がなくなります。「安心《あんじん》これ道」ということばがありますが、精神がおちついて、安らかでなければ真の健康は保持されません。

(二) 素食少食礼讃

素食とは

問三　われわれは、本来、穀菜を素食《そじき》しなければならないというお話ですが、素食ということは、どういうことでしょうか。

答　素食というのは、人工を加えない、もとのままの食事ということです。お米でいうならば、玄米を炊いて食べることで、搗精《とうせい》して白米としたものではいけないという意味です。中国で、もっとも古い字書は漢時代の許慎《きょしん》の著わした『説文解字《せつもんかいじ》』ですが、その中の「素」という文字を、さらに註釈した書物の中に素食ということがでていて、そういう意味のことをいっています。

わが国でも、百十余歳の長生きをしたといわれている黒衣の宰相、慈眼《じげん》大師天海僧正に、次のような二首の養生歌があると伝えられています。

気は長く、勤めは堅く、色うすく、食細うして、心ひろかれ

養生は素食《そじき》、正直、日湯、陀羅尼《だらに》、時折り下風《げふう》遊ばされかし

第一首は読んで字のごとくですが、これには食事の分量のことが示されています。現代の栄養学では、栄養価の高いものを、十分にとるように指示されていますが、東洋の養生書には、食事の分量を多くとれと書いたものは、ただの一冊もありません。少食がよいということが定説になっています。

第二首は、長生きのための養生として、素食をして、正直を心がけ、毎日お風呂に入って身体を清潔にし、読経をして、時折りは轟然《ごうぜん》と屁《へ》を放つのが秘訣であるというのです。これは現代医学的にみても、よく理窟にかなっています。

わが国で、お米を食べていた歴史はひじょうに古く、すでに弥生式文化時代や縄文式文化時代といわれる先史時代には、籾《もみ》を焼いて焼米《やきごめ》を作って食べていた形跡があります。その後は、ウスとキネで脱穀した玄米を作ってこれを瓮《こしき》という蒸器《むしき》でむして食べた時代が相当長くつづき、戦国時代には、この蒸し米を乾燥して干し玄米を作り、これを兵糧とし、梅干しを副食にして戦争をつづけていました。重い甲冑に身を固め、大刀を振るって、山谷を駆けまわって戦争をするには玄米でなければだめです。白米は「姫《ひめ》」といって、お姫さまか、重病人が食べるものとみなされていて、かりそめにも健康な若者が口にすべきものではなかったのです。しかも、この当時の食事は朝夕の二回だけでした。

そのころの日本人がどんな特徴をもっていたかは、当時、わが国にやってきたオランダの宣教師が驚きの目をもって、本国へ書き送った通信文の『ヤソ通信』や『日本西教史』などに書き留めている記事によってもわかります。それによると、「日本人は身体が大きく、強靱で、力がすこぶる強く、また根気があって、忍耐強く、そして極めて礼儀正しく、且つ戦闘に堪える国民である」と紹介されています。西洋人が見て身体が大きいといい、遺品をみてもそれが証明されます。とにかく、その当時の日本人は、すこぶる開放的で、豪気で、そしてよく礼節をわきまえた辛抱の強い、体格のいい国民であったことがわかります。

わが国の人びとが白米を常食とするようになったのは江戸時代からです。それも中期以後の元禄のころからです。元禄時代はご承知のように、太平が長くつづいて、人びとが贅沢になり、太平ムードよろしく玄米をやめて白米になったのです。そして三食の習慣がはじまりました。白米は消化がよいので腹がへる。そこで、十時ごろに、おやつを食べる。おやつは朝夕の中間に食べるので、中食《じき》といいましたが、これがいつのまにか昼食《ちゅうじき》になったのです。白米は消化がよいけれども栄養がない。栄養のないものをむやみに食べるから栄養失調をおこして脚気にかかり、これが大流行になりました。脚気のことを「江戸わずらい」といっています。歴代の将軍はこの脚気か、腎虚《じんきょ》の病で倒れています。腎虚の病というのは過房による病気のことです。当時は町人たちの心も閉鎖的になり、社会の風潮は浮世絵に象徴されるように怠惰と遊蕩的な退廃的なものに急変しています。江戸以外の農村の人びとが脚気にかからなかったのは、農民は米を作りながら米は食べられず、麦飯に屑米で作った団子を食べていたからです。

近ごろの栄養学者が、栄養学のうえからみて、米を主食にして大量に食べることはいけない、副食である動物タンパクや脂肪をもっと多くして、欧米と同じように主食副食の概念を打破しなければならないと論じていますが、これほど間違った議論はありません。

すでに述べたように、人間は穀類を主食にし、根葉菜を副食にするように生まれついている生物なのです。食生活の歴史もそれが正しいことを示しています。ただわが国民の体力が欧米人に比較して劣っている理由は、米を主食にしているからでなく、米を素食しないで、白米を食べているからです。栄養学的にみると玄米と白米とは、まったく違った食品なのです。白米にいかなる栄養物を添加しようと、もとの玄米にはなりません、白米には胚芽や麦皮がないからです。玄米を水につけておけば四〜五日で発芽しますが、白米はいつまで水につけておいても発芽しないで、ついには腐ってしまいます。食べものは生命のあるものでなければなりません。この生命素をもっている玄米は、分析のうえでは現在の化学的な段階では、なお未知な栄養素をたくさんもっています。ですから、日本人は玄米や雑穀を主食にして、根葉菜の副食をとるだけで、欧米人に負けないりっぱな体質を獲得することができるのです。

その証拠には、わが国では従来の食生活では栄養学のうえからみていけないというので小学児童にはご飯をやめてパン食にし、動物タンパクと脂肪を増加した給食制度を実施しました。そして昭和四十二年度にはタンパクと脂肪の摂取量がともに二倍になり、大いに児童の体位が向上したと文部省では発表しましたが、最近発表された厚生省の『体力白書』によると「青少年の体位は向上したが、体力は低下した」とはっきり書いてある。これはわが国の青少年もガラが大きくなり、目方が増えて、欧米人に近くなったが、体力の点では従来の米食時代より低下したということになるではありませんか。これは現代の栄養学に、どこか間違ったところがあるからです。『体力白書』によると、わが国の青少年の体力の低下は、「知育の専念が、体力を低下させた原因」だとしています。けれども現代の学生が、われわれの学生時代以上に知育に専念しているとは思われないし、そのいうところや、その行動をみても厚生省の知育というのは一体どういう規準から割り出したものか、まったく不明瞭で、科学的な記述とは思われません。

人間は、現在、あらゆる面で祖先からの習慣を忘れて、別な新しい方面にのみ走りすぎているようです。古い昔のことなどは一切かまわないで、ただただ新しい方面にばかり目を向けています。これではいけません。禅の教えに「脚下照顧」（足もとを見よ）ということがあり、孔子の教えには「温故知新」（古きをたずねて新しきを知る）ということがあります。

白米食と玄米食

問四 あなたは白米食をやめて玄米食にすべきだといわれますが、白米食はそんなに害があるものでしょうか。

答 白米食がいけないのは、先ず第一に、生命素を含有している玄米と、それを全然もっていない白米とのちがいによるものですが、このことは大変重要なことですから、またお話しすることもあるかと思います。つぎに、白米食で問題となるのは、その摂《と》り方と副食のことです。

とかく、白米の魅力にとりつかれたものは、少しの塩けさえあれば、なにがなくとも、白米飯《めし》だけをたくさん食べるところに快適な味覚を感じるものです。白米飯にいろいろな副食物を食べることは、かえってその味覚を損ずるので、むやみに白米飯だけを食べる結果になるのです。ところが、白米を消化するためには、その量に比例してビタミンBをとらなければならないのですが、玄米ならば豊富にあるビタミンBは、白米にはまったく、その痕跡すらないのです。したがって、白米飯を食べるならば、その量に比例して、大量の野菜をとらなければならないのに、そのようなことは、とうてい不可能なところに、白米食の致命的な欠陥があるのです。そこで、平生、白米を常食にしているものは、どうしても野菜より、肉類、卵、刺身という取合せにならざるをえないのです。タンパクや脂肪も十分にとり、カロリーに不足はないにもかかわらず、不完全食とならざるをえないのが日本食の宿命といわざるをえません。

わが国には、室町末期から桃山時代にかけて、曲直瀬《まなせ》道三《どうさん》という医聖がでました。この人に『雖《すい》知苦斎《ちくさい》養生物語』という、わが国で最古の有名な養生文献がありますが、その中に、日本人は、水田にできる油のふかい玄米を食べ、大豆を味噌にして食い、また、海魚の新鮮なものを食べておれば、断《た》えず人参湯（栄養強壮剤）を用いているのと同じことである。それを中国人や外国人の相似をして、肉類を食べるから、血液が濁って、悪性の病気にかかる。わが国の人びとは肉食をしてはいけないという戒めがでています。

「日本人は水田の油ふかき稲(玄米)をくらい、また大豆を味噌にして食い、また海魚の美なるを食えば、不断に人参湯をのむがごとし。馬は陽の獣ゆえ、大豆を食ってよし。人は陽体ゆえ、また味噌が脾胃にあってよし。唐人は岡穂《おかぼ》(陸稲)の油なき米を食い、海魚もたえだえに食う。それゆえ、鳥獣の肉を食うことなり。それを知らずして肉食を好むゆえ、天照大神のご慈悲と大己貴尊《おうなむちのみこと》(医祖神)の知慧にて、肉食をけがれにたてて、いましめくわせ玉わず。よく合点《がてん》せられよ。この結構な米、味噌、鮮魚を食いながら、唐《から》の書をみて、唐人によしという肉食を日本人が食うゆえ、神明の罰《ばち》にあたりてライ病になるなり。その筈じゃ。気血すみきって生まるるものに、肉を食っては、気血がにごるもの。粗食を好みやれ。うつけものは、脾胃がやせるといって、厚味を食いたがる。これも自害の元なり」

曲直瀬道三は、わが国の室町時代の中期に十余年の間、明に留学して、金元の李朱医学を伝えた田代三喜という人の門人でありますが、さらに劉・張二家の医説をも採用して、完全な日本医学を打ちたてた人です。青年時代までは相国寺に入って僧となって修行をしましたが、三喜に会って医学を勉強してから還俗して純然たる医者になりました。それまでのわが国の医者は僧侶の兼業でありましたが、道三にいたって医者というものが独立しました。晩年はキリスト教の洗礼をうけたといわれる変幻自在の人物です。したがって、道三の医術は、中国の李朱医学を中心としていますが、決して李朱医学を墨守していない。道三の医学になりきっています。京都に啓迪院《けいてきいん》という医学校を建てて子弟の養育につとめたので、道三流の医学は全国を風靡して徳川の中期にいたりました。

道三の『養生物語』は、天保三年（一八三二）に開板されていますが、実にいいことが書いてあります。玄米を食べれば肉食の必要がないというのもその一つですが、中国人は入浴をほとんどしなくともよいが、気候、風土のちがう日本人は、保健のために毎日入浴する必要がある、ということも書かれています。

しかし、白米と肉食の魅力にとりつかれたわが国の人びとは、それを改めようとしませんでした。江戸時代になって、この弊風はいっそうひどくなり、脚気病が大流行して、脚気は、「江戸わずらい」とよばれるようになりました。これは、いうまでもなく、ビタミンB_1の欠乏症ですが、江戸時代の医学書をみると、乾脚気と湿脚気とがあり、衝心するものが多かったことが記されています。脚気病は、じつに国民病の様相を呈し、これにともなって、さまざまの病を生じる原因となったものです。

またわが国には、明治の中ごろに、陸軍の薬剤監であった石塚左玄という天才的な食養家がでて、『化学的食養長寿論』『食物養生法』という二大名著をだしましたが、左玄翁は、当時の欧米の栄養学者が、タンパク、脂肪、デンプンの三要素だけで栄養を論じていることに反対し、人間は食べものの中に含まれているナトロン塩とカリ塩の平衡と調和のとれているものをとらなければならないことを論じました。そして、肺結核、腸結核、糖尿病、脚気、ルイレキなどの難病は、ことごとく、わが国の食事が欧化した結果だと結論し、「みだりに欧米の皮相にならい、肉多菜少の邪味、邪食を歓迎するわが国の栄養学者は、東方の君子国たるわが国の食政法を排斥する純然たる売国奴なり」といい、また、「わが国の地位と気候とより論ずれば、当然、玄米そのものを食すべき国柄なるべきに、輓近のごとく太白飯《たいはくめし》(白米)に、さらに大陸涼冷国の食政法に心酔して、肉多菜少となっては、全身の筋骨に一定の弾力と硬度を有する健全な心身の保持はできがたし」と極論しました。

事実、牛、馬、豚、クジラなどの動物性タンパクには、プリン体という毒性があり、サバやイワシのような青い鱗の魚類には鰮酸という毒素があって、これを人間が食べると多量の尿酸を発生しますから、その処理がうまくできれば無害ですが、もしできないときは、リウマチ、神経痛、喘息のような病気がおこり、腎臓、心臓がおかされて体がわるくなります。玄米や雑穀を主食にして、野菜、海草、白身の魚、貝類、ウニ、ナマコのようなものをとっておれば、こうした心配はほとんどありません。ことに玄米や雑穀には、人体に必要ないろいろなビタミンを完全に含み、各種の無機分すなわちカルシウム、ナトリウム、カリウム、マグネシウム、クロール硅酸、燐酸、鉄、銅を含み、生命素といわれる類脂体が多量にあります。また玄米や雑穀の主体であるデンプン質は、外皮によって堅く包まれているために直接に空気にふれることがないから酸化していないという点で、絶対に優良な食べものということができます。

しかし、現在ではそうした先人の教えを放擲して、一層簡便な、ただ腹を満たすだけの食べものが流行しています。現代に生きているわれわれは、改めて食生活の本来のあり方を考えてみる必要がありましょう。単純にカロリーの摂取量だけを計算して、腹を満たすだけの食事をやめて、バランスのとれた食事を摂るべきです。病気に罹らないで長寿を保つ秘訣は、カロリーはできるだけ少なく、しかしバランスのとれた栄養をとることが必要なのです。

貝原益軒先生は、その名著『養生訓』に十二少をすすめ、ギリシアの賢人ピタゴラスは九十歳の高齢を保ちましたが、その『養生訓』は、「飲食の適度とはヘトヘトになることだけをふせぐほどひかえめにとることである」「人の病気はみな飲食をつつしまないためにみずからつくったものである」といっています。

益軒先生の十二少というのは、「かならず食を少くし、飲みものを少くし、五味の偏《かたよ》りを少くし、色欲を少くし、言語を少くし、怒りを少くし、憂いを少くし、悲しみを少くし、思いを少くし、臥すことを少くすべし。かように事ごとを少くすれば、元気へらず。これ寿《ことぶき》をたもつの道なり」というので、飲食は少いほうがよいが、五味(栄養素)のバランスはとらなければならないとはっきり断言しています。

脚気について

問五　脚気ということに関していえば、現在では都会でも農村でも白米を主食にしていながら、それが案外に少ないのはなぜでしょうか。

答　それは、昔のわが国の食生活と、現在の食生活の程度がちがうからです。現在は昔とちがって、数倍の肉や牛乳や果物などをとるようになったからです。これは欧米の栄養学が普及したおかげです。ビタミンBは、ほとんどすべての食べものに含まれています。すなわち、野菜、果物、肉、魚、牛乳、卵などですが、白米と砂糖だけには、これが含まれていません。そして、米のような炭水化物が燃えてエネルギーをだすためには、かならずビタミンBが必要ですから、これをまったく含まない白米を主食としてたくさん食べると、それに比例して、野菜や果物をたくさん食べなければならないことになります。

そこで、脚気として発病はしないまでも、日本人はビタミンBが不足して、ねむい、だるい、肩がこる、腰が痛むという症状をおこします。特に肩こりをおこすのは、日本人だけだそうで、この症状が潜在性のビタミンB不足症で、脚気とまったく同じであることを科学的に証明したのは、阪大内科の礎を作った小川修造博士です。名著の『現代医学と先哲養生訓』の中で、次のように述べています。

「自分は満三十年、大阪帝大附属病院の外来患者診療に従事したが、この間、肩こり、胸痛、腰痛、背柱痛、四肢倦怠《けんたい》などを訴えてくる学生、青壮年の会社員、教師、役人などの知識階級、ならびに筋肉作業者は、すこぶる多数にのぼった。彼らの多数は、患部には灸をすえたり、針治を試みたり、剃刀《かみそり》で皮膚を乱切りしたり、吸球《すいだま》をかけたものもあり、またサリチル酸製剤、その他の注射のあとがあり、あるいは、何々電気療法、自家血清療法等々をうけており、皇漢医方、西洋医術は勿論、素人療法までも試みつくしていて、なお且つ効果の思わしくないことを嘆ずるものが少なくなかった。

またあるものは、前胸部や後胸部に作業の時に疼痛を感ずるというので、医師を訪い、或いは肺門淋巴腺《りんぱせん》結核に起因すると説明され、或いは肋膜炎《ろくまくえん》、肺尖《はいせん》カタル、脊椎カリエス、肋骨カリエスなどと診断警告せられたといって、診察をうけにくる場合が少なくない。

これを精査すると、屢々《しばしば》肺門淋巴腺の陰影の大きくなっているものもあるが、これではその訴えを説明できない。そこで、試みに、頸《くび》の筋肉（頸長筋、頭長筋、斜角筋）を摘み、あるいは肩や胸や背中の筋肉を指で圧迫してみると、強い痛みを感じる場所がある。そして、これらの筋をつかむと、脚気特有の握痛があり、聴診器できくと、肺動脈第二音が昂進していて、脚気に似た症状がある。それで主食をたずねてみると、労働者も白米を食べており、知識階級の人々も、朝は白パンに牛乳の人もあるが、やはり白米を食べていることがわかった。

それで、肩こり、腰痛、胸痛、背柱痛は、皆〝白米病〟で、ビタミンB不足症、すなわち、潜在性脚気の症状として、あらわれたものであることが明らかになった」

といっております。

ひどく肩がこって、首がまわらないようなときには、葛根湯《かっこんとう》を飲むか、ハリと灸とをします。そして、平生、玄米と菜食主義をまもれば肩こりを忘れることができます。ハリは、肩背部に、ていねいに瀉法の散針をします。そして、①合谷《ごうこく》、②手の三里、③肩井《けんせい》、④風門《ふうもん》などに、ハリと灸をします。

①合谷は拇指と第二指のわかれ目で、少し第二指側に寄ったところで、両手を交錯して拇指の第二節の当たるところです。②手の三里は、肘を曲げると内側に横紋(しわ)があらわれますが、その頭から、第二指を目あてにして指三本を並べたところ。③肩井は肩峰の中央で、おさえるとズーンとひびくところ。首のつけ根に三本の指を密着させて第三指のあたるところです。④風門は、首をグッと前にさげると、肩のつけ根のところに目立って大きい骨があらわれます。これを大椎骨《だいついこつ》といいますが、その下の二つ目の骨(第二胸椎)の下際《した》から、左右に指を一本半並べたぐらいのところのくぼみです。ここへ灸ならば、米粒大のモグサで五壮ぐらいします。

散針というのは、ツボにかかわらず、触れてみて、こっているポイントにハリをさすのですが、きわめて浅く刺さねばなりません。ハリ・灸の原典である『素問《そもん》』には、「皮と肉との間に刺せ」と書いてあります。

平生、肩をこらす人はよくカゼをひきます。これはビタミンBが不足するために、からだに抵抗力がなくなるからで、このときには風門のツボに、小さい灸を三〇壮ぐらいすえれば、たいていは一回でカゼがぬけます。

五

葛根湯　葛根《かっこん》五・〇　麻黄《まおう》四・五　桂枝《けいし》四・五　芍薬《しゃくやく》四・五　甘草《かんぞう》・大棗《たいそう》各二・五　生姜《しょうきょう》一・

右大人一日量です。水六〇〇ccをもって、煮て約半量をとり、すぐにカスをこしておいて三回に分けて空腹時にのみます。小児には分量の加減をします。

生きている食物と死んだ食物

問六　玄米は生きているが、白米は死んだ食べものだということですが、生きているものを食べるのと、死んだものを食べるのとでは、そんなにも違うものでしょうか。

答　たいへんなちがいです。食べものは、生きている新鮮なものを、調理してから、すぐに食べなければいけません。いろいろなものに火熱を加えて調理して食べるのは人間だけです。文化が進んで、人工的なものばかりを対手《あいて》としている人間は、たえず自然に帰らねばならぬことを反省しないと、病気になります。

葉っぱ一つを例にとっても、市場に売られているものは、新鮮な野菜のもつ香りと甘味とがまったくぬけてしまって、半分は死にかかっています。畑からとったばかりの野菜はワラで束《たば》ねると、ビシビシと折れてしまって、束にはならないので、根を切って二日間ほど土間に放《ほう》っておくと、しなびて自由に束になります。それを水につけて土を落とせば、生きかえって、ちょうど市場に供出するのに手頃になるというわけで、市場で売っている野菜には、その特有の味と香りはまったくなくなっています。そんな野菜を食べている都会の人びとは、ほんとうに気の毒というよりほかにことばがありません。

夏になると、わたしは玄米の代りに、トウモロコシをいろいろな形で食べていますが、もぎたてのトウモロコシを塩ゆでにして食べるほどうまいものはないことを経験しています。半日も放っておくと、味はグッと落ちてしまいます。

春の味覚の王者は、掘りたての筍《たけのこ》を庭の隅で、竹の枯れ葉で、そのまま丸焼きにしたものです。できたならば、皮をむいて、熱いうちに、醤油、または酢をつけて食べます。料理などと名をつけることはできぬ素朴なものですが、これほどうまい、栄養価のある食べ方はないと思います。それが市場に売られているものは、どんなに新しいといっても、そのまま料理しては、えごくて食べられないので、いちどヌカか、アク水でゆでてから調理しなければなりません。そんな筍はまったくの不消化物で、食べないようにしないと体をわるくします。

もっと手近な水を例にとっても同様で、東京の水道のカルキ臭い水にも、毎度閉口しています。腎臓病の治療には、湯茶を禁じて、生水《なまみず》をチビリチビリ飲むようにすると、ずっと治療成績があがります。断食の際も、生水だけは飲みます。現在では、都会の児童にムシ歯が多いのは、カルシウムを失った水道の水を飲むからだという調査もでていますし、三沢敬義博士は、高血圧の原因に水が一役買っているという研究を発表して話題になっています。たとえば、東京にしても、珪酸の多い江戸川系の水を飲んでいる人たちのほうが、珪酸の少ない多摩川系の水を飲んでいる人たちよりも、高血圧の者がずっと多いというのです。ですから、珪酸の多い水を飲んでいる火山地方に住む人は、体の中にたまっている珪酸を排出するような食べもの、例えば梅干しのようなものを、かならずとるような生活工夫が必要です。

よくわたしは、玄米主義者かと聞かれますが、わたしは玄米主義者ではなく、漢方の正食法を主張しています。いうなれば、人間の食べものは、年齢、性別、職業、住居、体質、環境などによっても違わなければならないものですが、原則的には、いわゆる『法華経』に説かれている身土不二の原則によるべきものであって、三十歳以後の日本人は、雑穀または玄米を主食として、海草を食べ、魚貝類、野菜食をすべきであると信じています。

問七　素食というのは野菜と玄米とを食べることだというお話ですが、はっきりとそうした意味であることの証拠がありましょうか。

答　素食の一般的な意味はすでに述べましたようにあまり加工をしない食べものの意味ですが、「食」という文字は『説文解字《せつもんかいじ》』によると「飯」という文字と同じで、嘉穀《かこく》（うまい穀物＝お米）が炊きあがって、よいにおいを放っている状態を意味する文字です。「食」という文字が広く一般に食べものという意味になったのは後世のことです。ですから素食といえば、たきあがった玄米のご飯がよいにおいを放っていることです。そこで、後世になると素食は「蔬食《そしょく》」とかかれるようになり、「蔬糲《それい》」という熟語がはっきりできています。〝蔬〟という文字は蔬菜《そさい》のことで、野菜を意味します。ですから、蔬糲は野菜と搗精《とうせい》しないお米、すなわち玄米のことです。ですから蔬糲を食べることが素食の本来の意味ということになります。

食事の分量

問八　漢方では素食を少し食べることが養生の秘訣だそうですが、具体的にいって、われわれが玄米を主食にするとして、どのくらい食べればいいものでしょうか。

答 食べものの具体的な分量は、その人の年齢、性別、職業、その他、気候、風土、そのときの体の状態、習慣によっても違わなければならないはずのもので、現代の栄養学にいうように体重一キロに対して何百カロリーときめるわけにはゆきません。むしろ、これはわが国の俗言に「腹八分目に医者いらず」というのがありますが、このほうが正しいというべきです。玄米と菜食を腹八分目にとっておれば、無病息災とはいわないまでも、それに近い生活が実現できます。

東大の名誉教授であった故二木謙三博士はわたしが知ったときには、一日一食主義でした。その一食は朝食ですが、ご飯はかならず玄米で、茶わんに一杯半。おかずは野菜をざっと二分間煮たもので、無塩無糖であり、そのほかには、少しばかりの新鮮な果物を食べるだけで、味噌も醤油もとりませんでした。それでいてピンピンとしておられ、九十三歳まで長生きをされた。先生のご意見によると、食事の分量は、

「肉体労働者なら一日四合の玄米を食べておれば、おかずはあってもなくてもよい。それだけで一日りっぱに働ける。もし、おかずを食べるなら、玄米は三合五勺もあれば結構。そのおかずはジャガイモでも、豆腐でも、あるいはトマトやネギのようなものでもよい。菜っ葉であれ、味噌でもなんでもよい。それでタンパク質も脂肪も含水炭素もビタミンも十分である。

またイスに坐って仕事をする人なら、玄米二合か一合五勺でよい。頭だけ働かせて仕事をする人は、もっと少なく一合二勺せいぜい一合五勺もあればたくさんだ。老人ならさらにこれよ

り少なくてよろしい。わたしなどは、七勺か八勺で、りっぱに働いている。だから、白米をこれまで三杯食べていた人なら、玄米では二杯にへらすとよい」

といわれています。そして、先生は少食主義がなぜよいかの理由を説明して、「三食より二食、二食より一食と回数をへらし、食事量を少なくすると、からだが効率的に消化するようになる。大食は体内によけいな摩擦をおこすだけだ。摩擦の多いボイラーは、石炭をウンと食うわりに熱量があがらない。反対に摩擦が少ないと、石炭が少量でも完全燃焼するから熱効率は高い。それと同じだ」といっておられます。

わたしの経験でも、少食主義に徹すれば常に身が軽い。食べものを消化するのにエネルギーを必要としないからです。ですから睡眠時間が少なくてすみます。俗に「腹の皮がつっぱると眼の皮がたるむ」というように、大食をすると頭がボンヤリして、眠くなる。これは大量の食べものを消化するために全身の血液が胃と腸にあつまって、頭が貧血状態になるからです。頭をフルに活動させるためには、ぜひとも少食でなければなりません。また「無芸大食」ともいう。結局は肥りすぎて体が鈍重になり、すべての動作や行動が緩慢になりやすい。

世論調査で有名なアメリカのG・ギャラップ博士の長寿者調査報告でも、長生きには簡易料理を少食するのがよいということが指摘されています。「長寿者の九〇パーセントはいわゆる簡易料理を強く主張し、あまりソースもかけず、味のうすい料理を食べるのがよいという。彼らは美食家ではなく、また大食したことも少なく、ほとんど肥満したことがなかった」とあります。

わが国の江戸時代の高名な漢方医に平野革谿《かくけい》という人がある。この人は禅帯を発明したことで知られていますが、その著の『養生訣』という本には、気息を気海・丹田に充実させることと少食とがよく百病を除くと主張しています。食については、腹六〜七分目にして暴飲暴食を避けて、消化機能の十分にはたらく余地を残しておかなければならない。眠りについても睡眠中には血液が頭部に流れることが多く、皮膚などの血行がわるくなるので、横臥すること久しすぎて覚めざるときは、次第に上が充実して下が空虚になり、頭部がつまって身体の諸液も自然に稠濁《ちょうだく》になって、心識(精神)もしたがって愚蒙になりゆくものである、と説き、「眠りを少なくするためには、かならず食量を減らすべきである」と説いています。

少食主義を主張し、また気海・丹田に気力を充実させることが長生きの秘訣であることを強く主張した大家に『南北相法極意』を書いた水野南北先生があります。先生は今から百四〜五十年前の人ですが、観相学の大家で、大阪に居住しその弟子が六百余人あったといわれています。多年観相を業としていましたが、富貴長命の相を具しながら貧窮短命に終わったり、貧窮短命の相をしていながら、意外にも富貴長命するものがあったので、その判断に明白を欠くところが多かった。ところが、あるとき伊勢の大神宮に参籠して、外宮の祭神が豊受大神という五穀の神であることに気がつき、豁然として人間の貧富寿夭は食を慎むと慎まざるとにあることを悟って、それ以後は、人の生涯を占って百発百中、万に一の誤りのないことを確信するようになったと伝えられます。「人の運命はまったく飲食の如何によるもので、これをもって予が相法の奥義と定めた」といっています。

『南北相法極意』全四巻は悉く人間の運命と食べものの関係をとき、最後に、「人の命は不生不滅にして長短なし。ただ心気が丹田に満つる間は死することなし。かかる人を仙寿という。心気の丹田に満つるは、みな飲食の慎しみによる」といっています。参考になる数条を引用しておきましょう。

○寿相ありといえども、食を慎しまざれば寿なし。ただ食を慎しむことによってよく生命を保つことを得。

○たとえ貧窮短命の相ありとも、慎しみ深くして食物その他を無用に費さざる者はそれだけの食物、その他も自から天地に延び、したがって相応の福も命も延びる道理なり。

○常に大食するものは、食、腹に満つるが故に、病みつきより食をなさず。食せざるが故に恰かも餓死するがごとく、大いに苦しみて死す。少食のものは、食自ら天地に延び、病むといえども食せざることなし。命終るといえども、食いまだ終らず。食あれば命あるが故に容易に死せず。食亡びるにしたがい、命自ら亡ぶ。ゆえに少食のものには大病なく、死すとも苦しみなし。

○分限よりも大食するものは運よろしからず。諸事心にまかせず、不時の損失など多かるべし。けだし、天より受けえたる食には際限あり。これをよけいに食するときは、日に天に借りを生ず。食い費したる食は、みな糞となりて再び世に還らず。何れの年にこれを返納するか。人は催促せずとも天はこれを取り立て給う。われ返さずば子孫に取り給う。子孫あらざれば、その家を亡ぼし、先祖をたやし給う。わが借りたるものを返すは天地の理なり。されば分限よりも、大食をなす者は運よろしからず。不意の災禍損失多かるべし。これみな、天よりわれを戒しめ取りあげ給うと知るべし。

○人命を養うがための食なりともいえども大食暴食をなせば草木に肥料の過ぎたるがごとく、かえってその食をもって人命を損ず。また粗食をもって相応の養いをとるときは、草木のよく成長するがごとく、無病にして、自から長寿を得。これによりて大食過食をなす者は、己れの命を的にして矢を射るがごとし。これみな心賤《いや》しきによる。これを眼前の餓鬼道という。また人面獣心ともいう。

○総じて飲食を過ごすときは心自から濁り、気、自然に重くなり、迷いの心を生じ、その道をえがたし。ここをもって仏者は食を減ぜんがために、四ッ時より外、飲食をなさず。また日夜念仏を申すとも、心動き迷いては何んぞ仏意に叶うべきや、汝、誠あらば、わが食三膳のうち一膳を減じ、これを如来に献じ奉り、念仏をなすべし。しかるときは心静にして動かず、仏意に叶い、得道早かるべし。

○少食は婦人の食なり。婦人大食なれば、夫を剋《こく》す。縁かわると知るべし。

○それ命は食を本とす。常に少食に定めあれば、病むことなし。五十歳より内の病人もし死相ありとも、常に少食なれば死すというべからず、必らず命あり。この類みな病にあらず、みな方災《ほうさい》なるべし。

○問う。われ生れつき多病にして、食常に味なし。いかにすべきや。
答う。これ多病にあらずして宿食の結果なり。ゆえに食進まざれば、三椀のものならば二椀に、二椀ならば一椀に減じ、常に宿食に陥るを防ぐべし。かくすれば、食、味ありて病なし。慎しむべし。
○誠に心を濁すものは肉食なり。肉を食せば後ち心清からず。野菜を食して後心自から清し。心清からざるものは身を治むること能わず。ゆえに仏者は、衆人をしてその道に入らしめんために肉食を禁ず。もっとも肉を食すといえども、多食せざれば心かならずしも濁らず。よくよく己れの分限を知り、みだりに肉を多食せざるよう心掛くべし。ただし肉あれば食自から進み、思わず多食す。これ心を濁すものは肉食なりという所以なり。

そして、彼れ自身は麦と大豆を常食として、お米を食べることをしなかった。健康に長生きしたいと思えば、素食、少食でなければいけません。

しかし、現代の社会的な生活環境は、なかなか複雑で、ただ食事だけを慎しんでも容易に解決さるべくもありません。わたしたちは最近、すばらしい産業革命の中に生きていて、日夜、高度の精神的緊張を強制されています。イライラ、不安、緊張、心配……。昼と夜の区別もなく、生活のリズムはくずれ、はげしい競争に悩まされつつ、やっと生きているというありさまです。外に出れば通勤時のすさまじいラッシュ、自動車の洪水、街の音……。これではくよくよするな、心を落ちつけろといわれても、なかなかできるものではありません。では、どうしたら、このストレスを解消できるか。それには、理にかなった食・命をわきまえると同時に、精神的・宗教的な対策をこうずることが必要です。そのためには、心気を臍下の気海・丹田におさめて、禅的にこのストレスを解消するのが最もよい方法だと思われます。

(三) 漢方の玄米食論

玄米食について

問九　あなたの玄米食論は、二木先生の玄米・菜食論とまったく同じものでしょうか。

答　いや、具体的には相当の違いがあるのではないかと思います。というのは、わたしの玄米食論は、前にも述べましたように、漢方を基準としていますので、ひじょうに幅があるのです。漢方では、人体を観察するばあいには、かならず陰陽虚実という体質的な見方をしますので、食べものも、その人の体質によって違わなければならないとします。例えば、酒は飲んではいけないとか、トウガラシのような刺激物は食べてはならないというようなことはいいません。肉も魚も絶対に食べてはいけないといいませんし、野菜は生で食べなければならないとか、果物はどうしてもとらなければならぬとかいうこともいわないのです。

この点で、わたしの説は、二木先生のお説というよりは、石塚左玄翁や曲直瀬道三翁の説に一致しています。

漢方には本草学《ほんぞうがく》という薬物に関する部門があって、天地間のあらゆる事象を人間の長生きのために利用する学問が発達しています。そして、この学問は、陰陽五行説という東洋哲学の精粋を基調としていますので、現代の唯物論的な科学思想とは、たいへん違っているのです。この本草学の立場からすると人間は玄米主食でなければならないし、肉類を過食したり、果物を食べすぎることはいけないのがよくわかります。米偏に白という文字は「粕《かす》」であり、麦という文字は、来という字と足という字の古字を組み合わせた文字で、殷の時代(約五千年前)に周人が西部アジア地方から輸入した穀物で、米が陽性であるのに対して陰性ですから、麦を食べるばあいには肉類のような陽性のものと組み合わせなければ人間の食べものにはならないのです。

最近のわが国の小・中学生の死亡率をみると、交通事故とガンが多いようですが、これは昭和三十年ごろにはガンが第十位以下になっていたのと対照して考えなければならぬ事実ではないかと思います。ガンは現代医学ではその原因が不明とされていますから、もちろん速断はできませんが、わたしは小・中学の完全給食と関係があるのではないかと思う。小・中学生の体位は完全給食によって、いちじるしく向上したといわれていますが、その内容は米食を廃してパン食にし、牛乳や肉食が主になっています。今ごろになって、ようやく完全給食の見直しが行われるようになりましたが、わが国の伝統的な食生活の良い面を生かすということから考えると、まだまだ程遠いといわねばなりません。

近ごろはまた、政府の役人がのりだして、肉類の値下げに躍起になっていますが、肉類の増産対策の見込みがたたないのに、値下げ運動に狂奔するより、肉食の制限運動をするほうが、お国のためになるのではなかろうか。明治の初年に、当時の政府の大臣大久保利通は、船津伝次平を起用して東大農学部の教授にして、全国の農談会に遊説せしめましたが、彼の『稲作小言』の一節に次のくだりがあります。

「然るに此のごろ　　御米を廃して
肉食世界に　　改良しなさる
御説も聞いたが　　肉食世界を
拒《こば》むぢゃなけれど　　獣類何ほど
繁殖なすとも　　値段が高くちゃ
下等の人民　　食うこと叶《かな》わず
肉食するには　　現今一日
四、五十銭ほど　　要するなるべし
米なら三銭　　四銭でたくさん
穀類作れば　　一反二反の
僅かな田地の　　収穫ものでも
一戸家内の　　四人や五人は

年中食して　余りがあります
牛馬を一頭　そだててみなさい
一町二町の　草では足るまい
ある人申すに　数年原野に
放牧するには　一頭飼養に
六七町余の　地面を要すと
ヤレヤレ皆さま　よくききなされよ
六七町余に　一頭ぐらいを
飼うようなことでは　三千八百
余万の人民　匂いを嗅《か》ぐには
足りるであろうが　食うには足るまい
足らざるときには　肉類輸入し
つまりは必らず　御国を損《そこ》なう」

当時のわが国の人口は三千八百余万であったが、すでに昭和四十年には一億をはるかに越してしまいました。しかし、わが国の面積は当時と少しも変わっていません。「お役人さんよ。お国を損《そこ》なわないように、しっかりたのみます」といいたい。

石塚左玄の食養法

問一〇 石塚左玄翁は、明治時代にでた天才的な食養家だそうですが、翁の実際的な食養法を書いた著述のようなものがありましょうか。

答 わたしの知るところでは、有名な『化学的食養長寿論』というのと、『食物養生法』というのがあります。このほかに、翁が執筆されていた食養に関する雑誌もあったようですが、いずれも、現在では絶版で、古書店に頼んでおくか、図書館に往って閲覧するよりほかに方法はないでしょう。

『化学的食養長寿論』は、菊版(A版)で、本文が六六四頁の大冊で、古今東西にわたる文献から、民間に伝わる俗諺、儒教の説、仏教の説、当時、生き残っていた漢方医の話などまで引用して立論した名著で、殊に中国の代表的な漢方医書は、そのほとんどが援用されています。このような栄養学に関する書物は、それまでにもなかったたし、その後も著わされていません。空前絶後というのは、まさに、この本のことだといえましょう。

明治二十九年六月、当時、東京の一流出版社である博文館から発行されています。その自序には、本書は人類がとってもって、生を養い、寿を保つところの食物に関する事実を化学的に論述したものであるが、特にわが邦の人は、欧州人のように肉食の必要なきその理由を実証したものである。わが国民が本書に述べてある趣味の優雅な、風味の善良なる調理法を実行するならば、わが国民は自他安全に、高身壮実にして体力の優勝なる、無病長寿の体格となるをうべしと述べられています。

『食物養生法』は、四六判で、本文二一九頁の手ごろな書冊、石塚家蔵版本です。『化学的食養長寿論』の原理を総カナ付の平易な文字で説明し、さらにこれを敷衍したもので、古今の医書、儒教、仏教の所説、歴史上の事実をもって、人類の摂《と》るべき食べものを科学的に論述しています。現代の栄養学が人間の身体を栄養することしか考えていないのに対して、この本は、人間の心(精神)の栄養を説いていることが注目に値します。そして、食べものと心との関係は、食べものが本で、心が末であるから、人間は食べもののとり方によって、心を自由にすることができる。故に、「人類にして、人類の食をえず、食物にして食物の本分をえざれば、人はその人にあらず、食はその食にあらず、万物の霊長たる人類も、その適当な食をえざれば、その霊長たる人心を享有しえざるなり」といい、現在の世の中の趨勢は、「人類は眼と口との養いを専一として、体と心との養いを第二とする」傾向にあるのは悲しいことだと結んでいます。

この本は明治三十一年の一月に初版が発行され、昭和九年の六月には、増訂刷二十一版がでていますから、捜せば手に入るかも知れません。その最後には慈鎮和尚の歌が引用されて、

山家《やまが》には山家育ちの餌《えば》もあり、味あしくとも命ながくて

と結んであって、その前に、三十三首の日本人の食養の心得るべき著者の道歌を載せています。その中には、次のようなものがあります。

肉食へば、野菜をすかぬ人となり、薬薬とたのむおかしさ

肉はただ菜食のみに食べ合わせ、米食ならば日々に要せず
円心《まるみ》ある穀類多く食しなば、智仁勇義の道に富むなり
春苦味《にがみ》、夏は酢のもの、秋辛味《からみ》、冬は脂肪《あぶら》と合点して食へ
塩風の吹き入る土地は身のために、食うて欲しき豆と野菜を

わたしは、明治の末に近いころ生まれたので、石塚左玄翁にはお目にかかることができませんでしたが、左玄翁の指示によって、病弱な体を救われた人を多く知っています。翁は、その人の顔や手足を診《み》ただけで、その人の平常の食べものから、親の食べものまでを、適確にいいあてたことは有名で、郵便物は「東京市、食べもので病気をなおすお医者様」で届いたという。書聖中林梧竹翁の研究家として有名な海老塚的伝居士や、茶道不白流家元の入江桝甫宗匠などは、わたしが懇意にしていた人でした。入江宗匠は若いとき、すこぶるハイカラで、ダンスを踊り、牛肉のスキ焼や、洋食を食べて得意になっていたところ、どうも体の具合が悪くなったので、左玄翁のところへ行って診てもらうと、いきなり、「お前さんは、四ツ足（獣）の姿をしている。人間ではないぞ」といわれてびっくり、そのとき以来、肉食を断って、日本の伝統的な芸術に生きるりっぱな宗匠になりました。洋薬や注射をいっさいせず、晩年のころはわたしが漢方の相談をうけました。

問一一　あなたは、しばしば、わが国民には食生活に対する思想がないといわれますが、食生活の思想というのは、どういうことですか。

答 人間の食生活というものは、単に栄養物を食べるということだけに終始してはいけません。人間は他の生物とちがって、精神生活というものをもっていますので、食生活に対する思想というものを持たなければ、同じ食事をとっても身心の真の健康というものは保持されません。ただ習慣的に食事をとったり、自分の好きなものだけを食べるというのでは、かならず健康を害して病気になります。人間以外の動物は、生れながらにして、自分の食べるべきものを知っていて、それ以外のものは絶対に食べません。そして天寿を全うして自然死をとげていますが、人間は何万年も前から火を利用することを知って、いままで食べられなかったものを食べたり、味をよくしたりしています。けれども本来、なにを食べて生きるべきかを忘れてしまいました。そこで、人間は、なにを、いつ、どこで、どうして食べるべきかを反省すると同時に、食とはいかなるものかという正しい思想がなければ健康に生きることはできないのです。

わが国の食事は、鎌倉時代に禅宗の伝来とともに大いに豊富になり、室町時代に発展し、戦国のころに茶道の完成とともに大成しました。江戸の中ごろになって、宴会料理である会席料理というものができて、今日の料理のもとになりましたが、食事に対する思想というものが次第に忘れられてしまいました。したがって惣菜を中心とする家庭料理は、茶道の懐石料理を基準として、もういちど考えなおさなければならないものです。そうすることによって、わが国の食事の思想がはっきりして、家庭料理の尊さというものがわかるのです。茶道の懐石は、懐石という文字が示しているように、禅の食事の思想を根本にして、わが国の食事作法や調理の方法を規定したものです。

㈣ 禅と食

禅と食事の関係

問一二 では、わが国の食事の思想は、禅からきているというわけですか。

答 そうです。道元禅師が、わが国の食事に活を入れ、思想を導入しました。禅師の『永平大清《しん》規《ぎ》』の中には、「赴粥飯法《ふしゆくはんほう》」と、「典座《てんぞ》教訓」という二篇の著述がおさめられています。前者は禅の食事作法を詳細に記したもので、現在でも永平寺をはじめ、僧堂のある寺では、その通りに実行しています。後者は典座(炊事食)の心得を親切にお説きになったものですから、禅に関係あろうとなかろうと、わが国の食事に関心をもつほどのものは、一応拝読して、わが国の食事に対する思想というものを理解しなければなりません。

禅宗のお寺では、食事のときに「五観の偈《げ》」というのを唱えてから、いただきます。食事に対する禅の思想を端的に示していますから、一般の人びとも、食事の際には合掌して、この偈の精神を想念するようにしたいものです。

一つには功の多少を計《はか》り、彼《か》の来処《らいしょ》を量《はか》る。
二つには己《おのれ》が徳行《とくぎょう》の全欠《ぜんけつ(ト)》を忖《はか》って供《く》に応ず。
三つには心《しん(ノ)》を防《ふせ》ぎ、過《とが》を離るることは、貪等《どんとう》を宗《しゅう》とす。
四つには正に良薬を事《こと》とするは、形枯《ぎょうこ》を療《りょう》ぜんがためなり。
五つには成道《じょうどう》のための故に、いまこの食《じき》を受く。

第一条は、いまこの食事が自分の口に入るまでに、どれほど多くの手数がかかっているか、またこの食事は、いかなる理由によってここに来たかと観念をするのです。一粒のお米でも、口に入るまでには、七十二の手数がかかっているといわれます。どうして、この食事だけが自分の口に入ることになったのだろうか。考えれば考えるほど奇特のことである。有り難いということは、このことではなかろうか。

第二条は、このように有り難い食事をいまいただくわけであるが、果たして、自分にこのような有り難い食事をいただくだけの資格があるのだろうかと反省しなければなりません。

第三条は、いかなる食事に対しても、貪《とん》、瞋《じん》、癡《ち》の心の迷いをおこすようなことがあってはならない。うまいものに対しては貪《むさぼ》りの心を起こし、まずいものに対しては怒りの心を起こし、うまくも、まずくもないものに対しては、不平不満の心を起こすのが凡情だ。こういう凡情はどこまでも離脱しなければならない。「典座教訓」の中にも、

「およそ、(食《じき》)物《もつ》、(諸《しょ》)色《しき》を調弁するには、凡眼をもって観ることなかれ、凡情をもって念《おも》

うことなかれ。一茎草《きょうそう》を粘《ねん》じて宝王刹《せつ》を建て、一微塵《みじん》に入って大法輪を転ぜよ。いわゆる、たとえ莆菜羹《ふさいこう》を作るのときも、嫌厭軽忽《けんえんけいこつ》の心を生ずべからず、たとえ頭乳羹《ずにゅうこう》を作るのときも喜躍《きやく》歓悦《かんえつ》の心を生ずべからず。既に耽着《たんじゃく》なし。何んぞ悪《お》意あらんや。しかれば、粗《そ》に向うといえども全く怠慢なく、細に逢うといえども、いよいよ精進《しょうじん》あるべし。切に物を逐《お》うて心を変ずることなかれ。物を逐うて心を変え、人に順《したが》って詞《ことば》を改むるは、これ道人にあらざるなり」

といわれています。食べものを調理する以上は、一片《かけ》の菜っ葉でも、りっぱなご馳走を作る覚悟がなければならぬ。ぜいたくな材料をつかって、うまいものだけを作るのが料理人のつとめではない。またこれをいただく側からいっても、凡情をもって、食べものの好悪を考えて、心を動かすようなことがあってはならない。

第四条は、食事は飢渇を除く良薬だと思わねばならぬ。釈尊の最後の説法を記録した『仏遺教経』には、

「汝等比丘。諸《もろ》ろの飲食《おんじき》を受けては、まさに薬を服するが如くすべし。好《よ》きに於ても、悪《あ》しきに於ても、増減を生ずることなかれ。趣《わずか》に身を支《ささ》うることをえて、飢渇を除け。……多く求めて、その善心を壊《え》することを得ることなかれ」

とあります。

第五条は、なに故にいまこの食事をうけるか。それは成道《じょうどう》（人格完成）のための故である。

唐の百丈山大智禅師は、禅門の清規《しんぎ》を初めて完成されたお方ですが、禅師は九十に近い老齢に及

びながら、なお五百人の雲水とともに作務《さむ》に励まれた。今日はお休み下さいと雲水たちが頼んでも、一向に肯《き》き入れる景色がないので、作務のときに禅師が用いられる箒《ほうき》をかくしておいた。禅師は仕方なく方丈へひっこまれてしまった。さて食事の時になって、禅師は一向にでて来られないので、お弟子たちが心配して、

「何故においでになりませぬか」というと、

「今日はわしは作務をしなかった。わしには食事をいただく理由がない。一日作《な》さざれば、一日食《くら》わず」

禅師はこう答えて、その日はなにも召しあがらなかった。雲水たちは自分の軽挙をおわびして、それからは禅師が作務に出られるのを決しておとめしなかった。禅師は唐の元和九年(八四一年)九十五歳まで長寿を保たれました。食事は成道のためにいただくというのが、禅の食事に対する思想です。

道元禅師と「典座教訓」

問一三 「典座教訓」は、道元禅師が炊事するものの心得をお示しになったそうですが、一般の人びとが読んでもわかりましょうか。また、それをわかりやすく説明した参考書がありましょうか。

答 「典座教訓」は、道元禅師の三十八歳、嘉禎三年春の著述で、昭和四十一年からは七百三十七年前になりますが、漢文で書かれていることと、その中に三〜四ヵ所、禅の思想的な問題に触れ

ておられるので、一般の人びとには少しむずかしいと思われますが、それらを除けば、概してわかると思います。要は炊事というのは尊い仕事で、そして、道心—真心《まごころ》がなければ、人を養い、身を作る食事はできるものでないということを、食べものの点から、料理する者の心得から、食べものをいただく上から親切に会得させようとされたものです。

わたしの恩師の忽《ぬ》滑谷《かりや》快天博士（故人・駒沢大総長）が『典座教訓講話』といういい本を書かれていますが、戦前の出版で、現在は絶版です。やはり、わたしの恩師の一人である中根環堂老師に、『典座教訓現代講話』（鴻盟社発行）というのがあります。昭和三十一年の出版ですから、これは手に入ると思います。

問一四　食事に思想が必要なことがはじめてわかりました。それにしても、七百年も前に、よくもこのような思想が生まれたものですね。

答　まったく同感です。現代の世相をみると、食べものを生産するものは、よく売れる、利益のあるものさえ作ればよいとしており、消費者は、自分のお金で買うのだから、好きなものを買って食べればよいとしています。そこには食事に対する思想というものが微塵もありません。しかし、食べものは人間の生命を養うものですから、そんなことではいけません。

道元禅師も入宋して、中国の典座に遇うまでは、仏道の修行と、食べものを作る仕事はまったく別ものと考えておられました。そのことを「典座教訓」の中に、自分の体験として語っておられます。当時、禅師も二十四歳の青年求道僧にすぎなかったから無理もありません。その第一話。

『山僧《わたし》が天童山に在りし時、用《ゆう》典座その職に充《あた》りき。予、因《ちな》みに斎《ひる》を罷《お》えて、東廊を過ぎて超然斎の路へ赴《おもむ》くの次《ついで》、典座の仏殿の前にあって苔《こけ》(きのこ)を晒《さら》すを見る。手に竹杖を携え、頭に片笠《かさ》すらなし。天日熱し、地甎《せん》熱す。汗は流れて全身を徘徊《はいかい》すれども、力を励《はげ》まして苔を晒らす。やや苦辛を見る。背骨は弓の如く、竜眉は鶴に似たり。山僧、近前して、すなわち典座の法寿を問う。(法寿は仏門に入ってからの年齢)。座いわく、「六十八歳」、山僧いわく、「如何んぞ、行者《あんじゃ》・人工《じんく》を使わざる」。座いわく、「他はこれ我にあらず」、山僧いわく、「老人家《け》、如《にょ》法《ほう》なり。天日且《か》つかくの如く熱す。如何んぞ恁地《いんち》なる」、座いわく、「更らに、何れの時をか待たん」と。山僧すなわち休す。廊を歩するの脚下、潜《ひそ》かに、この職の機要たるを覚ゆ』

というのです。

法齢が六十八歳というから、恐らく年齢は八十歳を過ぎているであろう。背中は弓のように曲がり、眉毛は鶴のように白い老僧が、天日焼くが如く、地面は燃えるような暑さの中で、笠もかぶらず、全身濡れ鼠のように汗を流して茸を乾していたので、「なんぞ行者《あんじゃ》人工を使わざる」どうしてご自身でなされて、給仕や人夫を使わないのかとたずねる。「他はこれわれにあらず」、他人のしたことは、自分の修行にはならないと答える。「老人家如法なり。天日且つかくの如く熱す。いかんぞ恁地なる」、なるほど、お仰せはごもっともである。しかし、この炎天になにもご老体が、このように精をださずとも、涼しくなってからでもよいではありませんか。「さらに何れの時をか待たん」、この一時《ひととき》は、わしの生涯に再び遇い難い一時である。暑いの寒いのなどといっておられません。この一言に禅師はハッと気がつかれたのです。茸を乾すという平凡な仕事が、この老僧のいまの真剣な修行の瞬間なのだ。この機会をはずしたら、この一時は、わしの生涯に再び廻ってこないであろう。「成道のための故に、いまこの食を受く」というのも、この思想によって解釈すべきです。『典座教訓』には、この次に第二話をつづけています。

問一五　なんという尊いお話でしょう。わたしどもは、毎日の食事をただ習慣的にとっているだけで、食生活そのことが、人間形成の修行の場であるということなどは、まったく思いもよらないことでした。第二話というのをお聞かせください。

答　まったくそのとおりです。人間の生活に宗教が必要なのは、このところです。世間では、禅などというと、日常生活とはまったく別もので、世の中を逃避して坐禅を組んだり、むつかしい公案を考えたりすることだと思っているようですが、道元禅師の宗風は、日常生活のうちに、釈尊の思想を実践することにあるのです。ですから、禅師はご自分の宗旨を禅と称することを極端に嫌われて、自分の宗旨は禅宗ではなく、仏法であると繰りかえし述べておられます。

第二話というのは、禅師が嘉定十六年（一二二三年）に中国へ行かれて、寧波《にんぽう》へお着きになり、すぐには上陸されず、しばらく船中におられたときのできごと。

「また嘉定十六年癸未《きみ》の五月中、慶元の舶裏《はくり》にあり、倭使頭《わしとう》と説話の次《つ》いで、一老僧の来るあり、年六十許歳《ばかり》、一直《じき》に船裏に到って和客に問うて倭椹《わじん》（しいたけ）を討《たず》ね買う。山僧《わたし》、他《かれ》を請《しょう》じて茶を喫せしむ。他の所在を問うに、すなわち、これ阿育王山の典座なり。他いわく、吾れはこれ西蜀の人なり。郷を離るること四十年をえたり。今年これ六十一歳、向来《こうらい》、ほぼ諸方の叢林《そうりん》を経《へ》たり。先年、孤雲裏《こうんり》に権住し、育王を訪ねえて掛搭《かた》し、胡乱《うろん》にすぐ。然るに、去年の解夏了《げかりょう》に本寺の典座に充《あ》てらる。明日五日にして、一供《く》すべて好喫《こうきつ》なし。麺汁《めんじゅう》を作《つく》らんと要するに、いまだ椹のあるあらず。よって、特々《とくとく》として来るは、椹を討ね買うて十方の雲衲《うんのう》に供養《くよう》せんとす」

嘉定十六年は、宋の寧《ねい》宗のときの年号で、わが国の貞応二年に当たります。禅師はこの年の二月に京都をお発《た》ちになり、三月の下旬に博多港を出帆、四月のはじめに明州慶元府、今の寧波に到着されて、しばらく船中におられました。五月中のある日、禅師が船長と話をされていたとき、六十歳ぐらいの老僧がまっすぐに船の中にやってきて、日本人のお客と交渉して椎茸を買っていた。はるばる日本から仏道の修行にやってきた禅師は、早速、この老僧を招いてお茶を接待し、あなたはどこから来られたかと問うと、その老僧はいう。わたしは阿《あ》育王《いくおう》山広利寺の典座《てんぞ》であるが、元来は辺鄙な西蜀の生れで、郷里をでてから四十年間、諸方の禅寺を廻って修行し、今年は六十一歳になる。先年、孤雲という寺の住職になったが、再び修行にでて、阿育王山に来て、一般の修行僧に混って勉強していたが、去年の夏安居《なつあんご》がおわったとき、本寺の典座職に補せられた。明日は五日の達磨忌ですが、なんのご馳走もないので、ウドンでも振る舞いたいと思うが、その麺汁を作る椎茸がないので、わざわざここへきて椎茸を買い、よい汁を作って、十方の雲衲《うんのう》すなわち大衆に供養したいと思うと答えた。

「山僧、典座に問う、幾《いく》ばくの時にか、彼《かしこ》を離る。座いわく、斎了《さいりょう》。山僧いわく、育王は、這《こ》裏《こ》を去ること多少の路がある。座いわく、三十四、五里。山僧いわく、幾ばくの時にか寺裏《じり》に廻《か》えり去るや。座いわく、如今《いま》、椹《じん》を買い了《おわ》らば、すなわち行かん。山僧いわく、今日、期せずして相い会し、舶裏《はくり》にあって説話す。豈《あ》に好因縁にあらざらんや。道元、典師禅師を供養せん。座いわく、不可なり。明日の供養、われ管せずんば、すなわち不是《ふぜ》にし了《おわ》らん。山僧いわく、寺裏なんぞ、同事者の斎粥《さいしゅく》を理会《りえ》するものなからんや。典座一位、不在なりともなんの欠《けん》闕《けつ》かあらん。座いわく、吾《わ》れ老年にこの職を掌《つかさ》どる。すなわち、耄及《ぼうきゅう》の弁道なり。なにをもってか、他に譲るべけんや。また来るときに一夜宿の暇《いとま》を請《こ》わずと」

そこで、禅師はその典座に、何時ごろでかけられたかと問うと、「斎了」昼食がおわってからと答える。重ねて禅師が、育王山はここから何里あるかと問うと、三十四〜五里と答える。中国は六町が一里ですから、日本の里数にすれば六里ぐらいになりましょう。いつお帰りになりますかと問えば、これから椎茸を買えば、すぐに帰りますと答える。

そこで、禅師は、今日はからずも、わたしが日本からきて、初めて貴僧に遇い、船中でお話を承ることができたのは、まことに好因縁と存じますので、これから典座禅師にご供養申しあげたいと思うから、どうぞ船中にご一泊願いたいといった。すると、その老僧は、いや、わたしは育王山の典座の大役を引きうけているので、明日の大衆のウドン振舞いは、わたしが管理して、その責任を果たさねばならない。折角のご好意であるが、すぐに帰らねばならぬという。そこで、禅師は重ねて、育王山は大寺と聞いているから、恐らく食事の係りも多いことでしょう。あなた一人ぐらい不在でも差し支えることはありますまいというと、その典座は、いやいや、わたしは、この老年になってからの修行です。若いときとちがって、一日一日が大切な弁道です。どうして、その弁道を他人任せにすることができましょう。殊にでかけるときに外泊の許可もえておりませんと答える。

「山僧、また典座に問う、座は尊年なり。なんぞ、坐禅、弁道して、古人の話頭を看《み》ざる。煩わしくも典座に充《あ》たりて、只管《しかん》に作務《さむ》して甚《な》んの好事かある。座、大笑していわく、外国の好人、いまだ弁道を了得せず、いまだ文字を知得せざることありと。山僧、他の恁地《かくのごとき》の話を聞きて、忽然として発慚《ほつざん》驚心して、すなわち他に問う、いかなるかこれ文字、いかなるかこれ弁道。座いわく、若《も》し問処《もんじょ》を蹉過《さか》せずんば、豈《あ》にその人にあらざらんや。山僧、当時《そのかみ》、不会《ふえ》。座いわく、若し、いまだ了得せずんば、他時、後日《ごじつ》、育王山に到れ。一番、文字の道理を商量《しょうりょう》し去ることあらんと。かくのごとくの話おわりて、すなわち座を起《た》っていわく、日《ひ》晏了《くれなん》、忙ぎ去ることあらんと。すなわち、帰り去れり」

そこで、禅師は重ねて問う。貴僧ももうよいお齢《とし》です。老人になって、一日一日がそのように貴重な修行だとおっしゃるなら、なんで、もっぱら、坐禅をされたり、古人の公案でも看《み》て工夫《くふう》されたり、また祖録でも研究なさらないのか。忙しい大衆の炊事職を引きうけて、きのこを買いに奔走して、一体、どんな功徳があるというのでしょうといいました。すると、その典座は大笑していう。

ハハァ……外国のお若い留学僧よ。あなたはまだ弁道（仏道の実践）というものをご存じない。また文字（仏教の学理）さえわかっておらぬと答えました。

これは、禅師にとって痛棒でした。頭をガーンとやられたのです。俊敏な禅師も、そこで、やっと気がつかれて、この典座の答えに冷汗を流されました。禅師は日本で、学問の総府といわれた比叡山にのぼって、当時一流の学匠から教えをうけ、また一切経《いっさいきょう》を読破されていましたが、それは皆な死んだ仏教にすぎなかった。それがいま、この典座の一言で霧が晴れたようにはっきりわかったのです。ここに禅師は、はじめて日常生活に即した生きた仏教にあわれて、発憤驚心されました。

そこで、すかさず、その典座に切りこみます。では文字とはいかなるものか、弁道とはいかなるものかと。すると、典座はいう。「若し問処を蹉過《さか》せずんば、豈《あ》にその人にあらざらんや」、文字とはなにか、弁道とはなにかと問う、その問うところに少しの間違いがないならば、それが文字というものを知った人であり、弁道ということを知った人ですと答える。しかし、その当時の禅師には、典座のいう答えの意味が充分にわからなかった。すると、典座は禅師がわからないのを見抜いたのであろう。まあ、いまわからなければ、後日、阿育王山へお訪ねください。ゆっくりと文字とはいかなるものか、弁道とはいかなるものかということを一緒に研究しようではありませんかといって、座を起ち、ああ、もう日が暮れそうだ。急いで帰りましょうといって、サッサと、帰って行きました。さすがの禅師も、まだ二十四歳の青年僧であったので、生活と宗教とは別ものと考えておられたのです。台所で炊事などをすることは、宗教ではなく、坐禅をしたり、念仏を称えたり、ご祈禱をやるのが仏教の修行だと考えておられました。

「同年七月、山僧、天童山に掛錫《かしやく》す。時に彼の典座、来りて相見《しようけん》していわく。解夏《かいげ》了《おわ》って典座職を退き、郷里に帰り去らんとす。たまたま兄弟《ひんてん》より老子《ろうす》がこのうちにありと説《い》うを聞く。如何んぞ来って相見せざらんやと。山僧は喜踊、感激して、他を接し説話するの次いで、前日、船のうちにあって問答せし文字、弁道の因縁を説き出だす。典座いわく、文字を学ぶものは、文字の故を知らんがためなり。弁道を務むるものは、弁道の故を肯《うけが》わんことを要す。山僧、(ここにおいて)他に問う。いかなるかこれ文字。座いわく、一二三四五。また問う。いかなるかこれ弁道。座いわく、偏界かつて蔵《かく》さずと。その余の説話、多般ありといえども、今は録せざるところなり。山僧、いささか文字を知り、弁道を了ぜるは、すなわち、彼の典座の大恩なり」

その年の七月に、禅師は天童山に入学して修行されていると、間もなく、彼の阿育王山の老典座が、わざわざ、禅師を訪ねてきて面会されることになりました。典座はいう。わたしは、この夏安居《なつあんご》のおわった七月十五日に典座の職を退いて、いよいよ故郷の西蜀へ四十年振りで帰ることになりました。ところがたまたま、あなたがここにおられるということを同輩のものから聞いたので、西蜀へ帰ってしまえば、再びあなたとも会えぬから、ぜひお目にかかりたいと思ってやってきましたと。外国に留学して間もない禅師は、雀躍《こおどり》して老典座の親切に感激された。いろいろと話の序でに、禅師は、先日船の中で問答した文字、弁道の話をきりだされました。

すると、典座がいうに、文字を学ぶ、すなわち学問をするということは、単なる表面の文字に現われた事実だけを理解するというのでなく、故実すなわち文字の実体である真理そのものを把握しなければならぬ。弁道というのもまた同じで、単なる表面的な何年坐禅をしたとか、戒行をしたというのではなく、弁道の故実、すなわち修行そのものの実体をつかまねばならぬと説明しました。そこで、禅師は問う。文字の実体とは何か、弁道の実体とは何かと。すると典座は、文字の実体といったからとて表面に現われている学問そのものと別にかわりはない。弁道の実体といったからとて、「偏界かつて蔵《かく》さず」で、ありのままの実践でしかないと答える。ここがたいへんむつかしいところです。

ことばではちょっとあらわしにくいが、同じ学問でも理窟だけに止まってはならぬ。学問にはかならず実践の裏づけがなければいけません。同じ実践でも、単なる実践だけにおわってはならぬ。かならず思想の裏づけがなければならない。ここにはじめて坐禅工夫も修行となり、炊事場で大根を煮ることも修行となるわけです。すなわち、日常生活が宗教として生きてくるのです。禅師はそこで、『典座教訓』の別のところで、「鍋に納《い》れて火を焼《た》き、飯を蒸す、古にいわく、鍋頭を自頭となせと」と注意されています。米を洗って鍋に入れて火を焚《た》くときは、古人が鍋の底を自分の頭となせといっているような心持ちでやらねばならぬと具体的に教える。鍋の底を自分の頭のように尊く感じれば、鍋をカンカンと音をさせて洗ったり、無茶苦茶にガスや薪を焚くことはできないはずです。ここに真の禅があり、仏教の姿がある。

このように禅師は、はじめて、この典座との問答によって、日常生活のいちいちのうえに、仏の光明が輝いていることを自覚されました。禅師はこのところを『正法眼蔵《しょうぼうげんぞう》』の中では、「仏祖の光明は尽十方界なり」、「草木土地ともに大光明を放ち、深妙法《じんみょうほう》をとくことときわまるときなし」、「万物ともに仏身を使用して一時に大法輪を転じ、究竟無為《くきょうむい》の深般若《じんはんにゃ》を開演《かいえん》す」というむつかしい言葉で表現されていますが、その精神はこの問答と同じことです。そこで、「山僧、いささか文字を知り、弁道を了ずることは、すなわち彼の典座の大恩なり」と結ばれて感謝をささげておられるわけです。

茶懐石の思想

問一六 あなたが現代人の食生活には思想がないといわれる意味が、よくわかるような気がします。では、具体的にどうしたら、日常の食生活に思想をもつことができましょうか。

答 明治以来、わが国の食生活は、社会の現状とともに大きく変遷して、今日はもう昔の面影はまったくなくなりました。料理の姿もそうですが、これを作る技術もすっかり変わりはててしまっています。これは、わが国の食生活が堕落したのでもなく、また進歩したのでもなく、社会情勢の運命のままにこうなってしまったものです。要するに世の中の流れとともに流転するうちに、わが国の伝統的な食生活の思想まで忘れられてしまったというほかありません。

しかし、わが国には、まだ幸いにも茶懐石という文化財的な伝統的な食生活が、古い形式と内容とをもって、昔のままに残っています。その精神を現代の食生活に導入するのが食生活に思想をもついちばんの捷径と思います。

懐石という名称は禅語で、腹が減って飢えを感じ、お腹《なか》が冷えたときに温石《おんじゃく》を懐《いだ》くような、もっとも簡素な飢えをふせぐだけの、親切心のこもった料理という意味です。五観の偈に、「正に良薬を事とするは、形枯《ぎょうこ》を療ぜんがためなり」という趣旨にピッタリする料理ということです。

茶懐石では、茶の湯を催す主人が、すべて料理を手づくりすることになっています。現在では、料理を作る専門家が主人に代わって料理をしますが、それもあくまでも主人が作ったことになっていて、「わたしの手づくりゆえ、うまくはないでしょうが、どうぞ十分にお召しあがりください」と挨拶することになっています。ですから、茶懐石は素人の手作りというのが建前で、商品として売買する料理ではないことが、この料理の基礎になっています。商品でないから利潤を問わない。また作る工程にも手間ひまを惜しまない。どうしたらお客にじゅうぶんな満足を与える料理を供しうるかということだけが主人側（料理人）の目的になります。阿育王山の典座が、大衆にうまい麺汁を供するために、六里の道をわざわざ椎茸を求めてやってきたような心構えが必要です。椎茸を買うという、その仕事がこのばあい老典座の修行になるわけです。技巧をかくして、素朴をまるだしにしてみせるためには、平凡な材料を使わねばならぬ。平凡な材料をうまく食べさせるためには、品物が新鮮で、しゅんをはずしてはならぬ。季節と産地をえらんだうえに、調理の手順に少しの狂いがあってもならない。全神経をあげて菜っ葉一枚をもゆであげなければならないのです。

茶懐石の道場では、客の食べている茶の間と、料理する水屋《みずや》（キッチン）とは、ただ一枚の太鼓貼の障子でへだてられていて、料理するものがコースが進むにつれて、料理がどう賞味されているかの反応が、直接料理人にうけとれるようにできていて、一品を食べきったところへ次の一品を、遅れず、速くなく、タイミングをよろしくださなければなりません。このタイミングを、「間《ま》」とよんでいて、間のわるい料理は、折角、うまく作っても台なしになってしまいます。料理をする人と、食べる客の呼吸が一致しなければ、その食事は間のわるい食事になってしまうわけです。

そして茶懐石のテーブル・マナーは、これまたわが国の宴会式の料理や、料理屋における食事の作法とは、まったく違っていて、徹底した家族式になっています。各自の前にお膳がすえられて、漆器の蓋付《ふたつき》の椀にご飯がチョッピリと熱い汁がつけられて、でてきます。酒を飲みたいものは酒を、ご飯を食べたいものはご飯を、自分の手酌、手盛りで、自由に飲み、且つ食べられるようになっています。

一人前に盛り込んで給仕されるものは、汁、刺身、椀盛りの三品ぐらいで、他は大きい食器に客の数量だけ、いっしょに盛りこんであり、それが順序よくでてきて、客は自由に椀のフタのうえにそれを取って食べることになっています。コースが進んで、終わりになると、八寸という木製の盆に、肴を載せて、主人がでてきて、その肴を各自の膳の食器のフタにとって給仕し、さらに酒をすすめる。これが食事の終わりということになります。まことに合理的にできていて、盃の献酬などというバカげたこともなく、和気靄々《あいあい》のうちに客は心の籠《こも》った主人の手料理をじゅうぶんに専心賞味しつつ、酒もほどよく楽しめるという仕組みになっています。

わたしは、こうした食事法を、復活指導してこそ、わが国の食事に思想を導入することができると思っています。要するに、ご馳走する主人（料理人）と、これを賞味するお客の真剣勝負、これが懐石料理の生命で、わが国の食生活の思想というものではないでしょうか。

わたしが道元禅師の『典座教訓』を持ちだして、お説教がましいことをながながと述べたのは、現代人の食生活に思想がなく、余りにも功利的で、且つ欧米流の栄養学説をそのままにうけ売りして、得々としていることに耐えられないからです。

第二章　玄米食

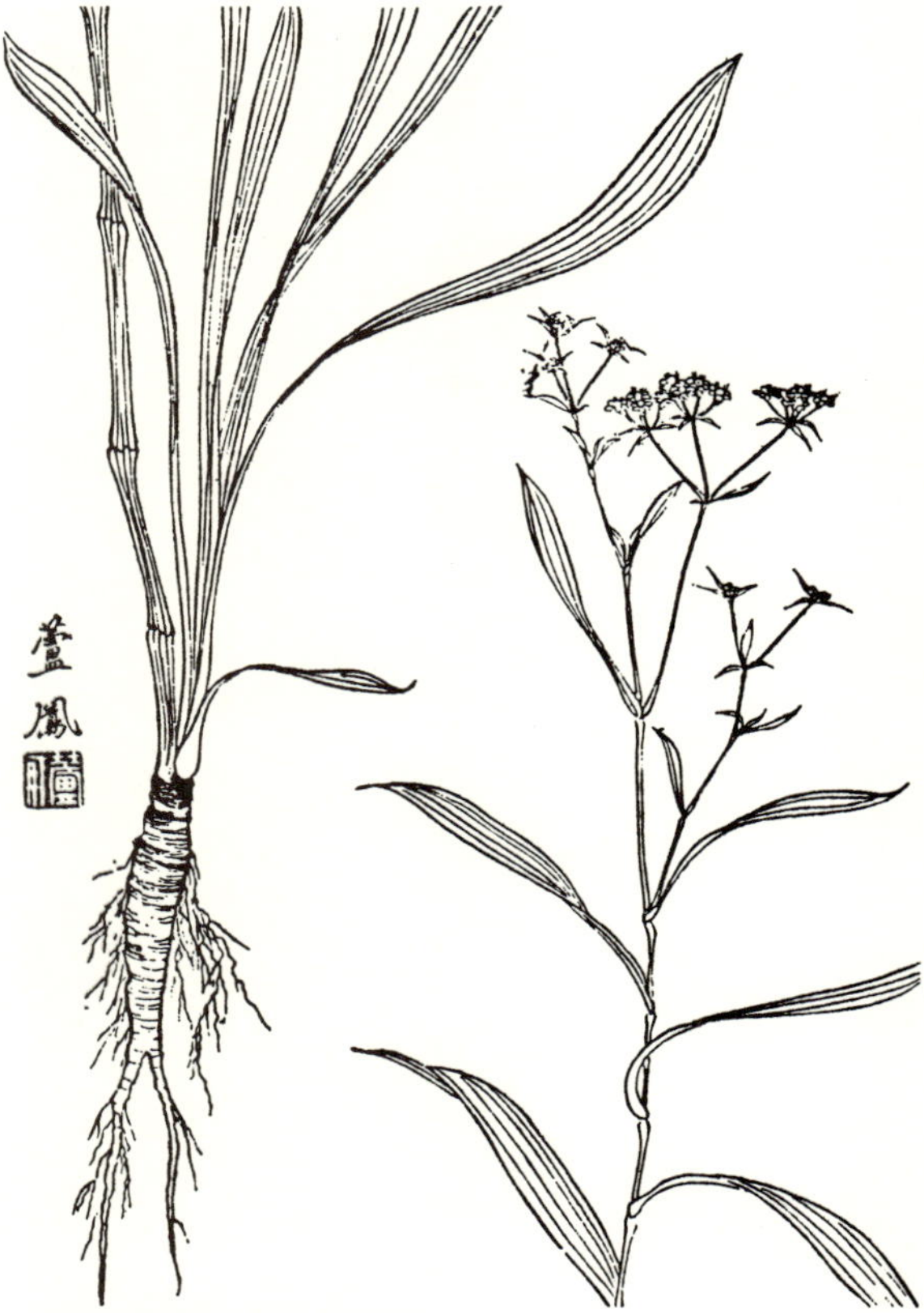

『古方薬品考』より柴胡

(一) 玄米を食す

玄米の効用

問一七 玄米や雑穀を食べることは理想的だと思いますが、白米食になれたわれわれには、玄米はまずくて、どうにも食べられない感じがして、踏みきれないでいますが、何かよい方法がありましょうか。

答 ないことはありませんが、白米を主食にして、完全な栄養をとるためには、玄米食を実行することよりもむずかしいと思います。玄米がまずくて食べられないというのは、炊き方と食べ方がまずいためと思われます。玄米はけっしてまずいものではありません。玄米食の実行者で、玄米がまずいなどというものは、ただの一人もありません。食べものには嗜好食と自然食とがあって、古代人は自然食をとって健康でありましたが、現代人はすべてが人工的になって、食べなれた嗜好食だけがうまいものだという観念にとらわれて、健康を害しています。

わが国では神代から米を食べていましたが、奈良・平安の時代までは、玄米に近いものをコシキ

(甑)で蒸したり、モミのままを火の上で焼いた焼米《やきごめ》を食べていました。蒸した玄米を強食(こわいい)と呼び、よく嚙まなければ食べられないものですが、玄米はこわめしのように炊いて、よく嚙んで食べれば、これほどうまい食べ方はないのです。玄米食をまずいという人は、軟らかく炊きすぎて、白米と同じように早食《はやぐ》いをするからだと思います。ご飯を食べるときぐらい、ゆっくりと、よく嚙んで、しみじみとコクのある玄米の味を楽しんで、このスピード時代の自己喪失を克服する覚悟が必要だと思います。

人間は、大自然の中に、自然の生活をしてこそ、健康が保持されます。人間は酸素を吸って、炭酸ガスをはきだし、新鮮な野菜や穀物を食べて、その粕である糞尿を排出しますが、草木は炭酸ガスを吸って、酸素をはきだし、人間が排出した糞尿をその根から吸いあげて肥料として成長します。この関係を破壊すれば自然も破壊され、人間も自滅しなければなりません。これを是正するには人工だけでできるものでなく、人間が自然に帰り、天然に復するよりほかに、その道はありません。

食べもののばあいを考えても、冷凍法が発達して、魚類の旬《しゅん》が無視され、夏の野菜であるトマトやキュウリを、厳寒や早春に食べて、どうして健康が保持されましょう。白米を主食にして完全な栄養をとるためには、白米の量をずっと減らして各種の野菜を豊富にとり、肉類・牛乳・バター・チーズ・魚類・卵・果物などを十分に摂らなければなりません。こうした食生活が、わが国の食事として適正であるかどうかは問題ですが、現在のわが国の現状では、とうてい、こうした食生活が一般の人びとにできるはずはありません。人間も食うために働くことを考えるようになってはおしまいです。

白米の摂取量は、年齢・体重・性別・労働の多少によって相違はありますが、よほど重労働をする人でも、一日量四〇〇グラム(三合弱)を超えては、栄養学的にみて過食になります。白米をとったときには、その量に平衡してビタミンB_1をとらないと、体の中で上手に利用されず、かえって害になるからです。ところが、現在わが国の米どころの農村では、農繁期になると「一升飯《めし》を食べる」といいますが、それほどでなくとも、一日六合から七合ぐらいを食べる人はたくさんいます。そして、ご飯の副食としては、たくあん漬・みそ漬・魚の塩もの・干納豆・干魚・梅干しなどの塩のきついものだけで食事をすませていますが、こうした食生活をつづけていると、胃をわるくするばかりでなく、栄養上の欠陥から、やがて重大な病気をひきおこすことになります。

というのは、白米を食べると、それが胃で消化されてから小腸に行くわけですが、次から次へと分解されて小さい分子となり、白米の主要成分である糖質は消化されて、最後にはぶどう糖という小さい分子になって、はじめて小腸の壁から吸収されます。このぶどう糖が肝臓でグリコーゲンという物質になって貯蔵され、一定の量だけ血液の中にとけて、体の全体に運ばれて、あらゆる細胞でエネルギーとして消費されます。

このエネルギーによって、われわれは生きているわけですが、このぶどう糖がエネルギーに変わるまでに、いくつかの段階を経過します。すなわち、ぶどう糖は焦性ぶどう酸と乳酸という物質に分解しますが、この二つの物質は中毒性の物質で、これが細胞や筋肉の中に残ると、細胞や筋肉の

玄米と精白米の成分表

種類		単位	玄 米	精白米
カロリー		Cal	337	351
水分		g	15.5	15.5
タンパク質		g	7.4	6.2
脂肪		g	2.3	0.8
炭水化物	糖質	g	72.5	76.6
	繊維	g	1.0	0.3
灰分		g	1.3	0.6
無機質	カルシウム	mg	10	6
	ナトリウム	mg	3	2
	リン	mg	300	150
	鉄	mg	1.1	0.4
ビタミン	A	mg	0	0
	B_1	mg	0.36	0.09
	B_2	mg	0.10	0.03
	ニコチン酸	mg	4.6	1.4
	C	mg	0	0

（科学技術庁資源調査会資料）

働きがにぶくなり、神経が麻痺して、つかれ・肩こり・神経痛・脚気などの症状がおこりますが、この二つの毒性が血液の中で一定以上になると、体液が酸性にかたむいてアチドージス（酸毒症）になります。

この酸毒症になると、体の抵抗力が衰えて、いろいろな病気にかかりやすくなり、発育の不良や生活力の減退などをおこします。いろいろの病気は、すべて、この酸毒症を出発点としておこり、下痢・早老・性力の減退・便秘・めまい・耳鳴り・偏頭痛・筋肉痛などの症状から、本格的の病気に進みます。動脈硬化や高血圧、腎臓、心臓、肝臓の病気、ガンなども、はじめは酸毒症として、前述のような症状がしばらくつづき、それがかさなりあっておこったものです。酸毒症の原因は、白米の過食のほかに、酸性食品（主として動物性食品）や精神的な因子からもおこりますけれども、主として白米の過食が原因となって、体液の正常化が乱された結果によるものです。

通常、健康なときには、体内に生じた焦性ぶどう酸や乳酸は、次から次へと分解されて有用なエネルギーとなります。この分解作用はコカルボキシラーゼという酵素によっておこなわれますが、この酵素は体の中で自然にできるもので、この存在によって焦性ぶどう酸も乳酸もうまく分解されて無害のものになります。

いつも健康で、つかれを知らない人は、このコカルボキシラーゼの発生がよいといえますが、この酵素の主要な原料がビタミンB_1なのです。ですから白米や酸性食品を多く摂る人は、同時にビタミンB_1をとらないと、コカルボキシラーゼの生産がうまくゆかず、ついに毒性物質が体内に残って、重大ないろいろの病気にかかることになります。

科学技術庁資源調査会の玄米と白米の成分表をみると、前頁の表の通りです。ビタミンB_1は、玄米では白米のちょうど四倍ありますが、ビタミンB_1は水に溶けやすく、熱に弱いので、白米をとぎ洗って、加熱して炊きあげるとほとんど破壊されて役に立たなくなってしまいますが、玄米のばあいは、蠟《ろう》質につつまれたヌカの部分に他の成分と共存するので、とぎ洗いによって溶けるようなことは絶対になく、炊きあげる程度の加熱では破壊されることもありませんから、玄米を食べておれば、少量の野菜や海草や大豆をとるぐらいで、完全栄養食をとったことになり、恐ろしい酸毒症をひきおこす心配は少しもありません。玄米や雑穀を主食とするほど、簡単で、かつ完全健康食はないのです。

玄米とビタミン

問一八 では、白米を食べても、ビタミンB_1を多くとれば、その害を防ぐことができるわけですね。

答 理論的には、まあそういうことになりますが、実際にはそのほかにいろいろな問題があって、そう簡単に片づけることはできません。というのは、玄米の構造をみるとわかりますが、イネから、収穫したままの米はモミで、これをついてモミガラをとり去ったものが玄米です。そして、玄米の構造は、次に図示するように表面から、果皮・種皮・糊粉層・胚芽・胚乳となっていて、初めの三つをヌカ層といいます。白米はヌカ層と胚芽をとり去って、胚乳だけにしたものです。糊粉層と胚芽には、脂肪・タンパク・ビタミン・ミネラルなどが含まれていて、これを二〜三日水につけておけば発芽する活生体ですが、ヌカ層をとり去って、胚乳だけになった白米は、主としてデンプンです。米の生命であるたくさんの栄養素のほとんどを失っている白米に単にビタミンB_1だけを補ってみても、白米食の欠陥が完全に解消されると考えることはできないのです。

米偏に白と書いた粕の字はカスであり、米偏に康と書いた糠の字はヌカですが、米は精白することによって、生命を失って、味のわるいカスになり、玄米はヌカの部分に、健康を保持する栄養をたくさんもっているのです。

このヌカの部分に、玄米はB_1、B_2、特にナイヤシンが多く、血管を強化するビタミンDと、性生活と心臓の若さを保ち、早老を防止し、ガンの予防になるビタミンEと、増血に必要なマンガンが含まれています。アメリカでは米ヌカからビタミンB_{15}が発見され、また東京工業試験所の土屋博士はヌカの成分から性力を増強するホルモンようの物質を発見したと報告しています。

なお玄米には、優秀なタンパク質やデンプンを糖化する酵素や、細胞に活性を与える酵素も含んでいます。これらの酵素は白米には、まったくありません。

それから玄米にはビタミンCはありませんが、ビタミンCの前駆体がありますから、玄米をとると体内でビタミンCができます。これをみても、玄米の栄養の深さがわかるわけで、まだまだ玄米には健康を保つのに必要な未知の成分があると推定されます。ビタミンCは、このごろ、いちばん人気のあるビタミンで、毎日のテレビやラジオ、新聞、雑誌の広告などにでてくる美容のビタミンとして知られています。つかれの回復をはやめ、感冒や脳出血の予防になり、細胞と細胞をつなぐ間組織を丈夫にし、動脈硬化の原因となるコレステロールを変性させて毒性をなくするはたらきをもっており、シミやソバカスをなくし、陽《ひ》やけや雪やけの治療にも用いられています。そして、また玄米を食べることによって、いわゆる成人病の代表である動脈硬化・高

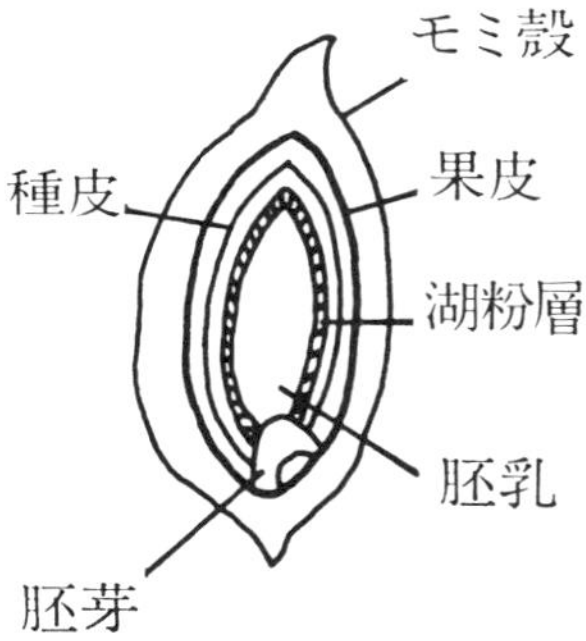

玄米の構造

血圧・心臓・腎臓・肝臓病をはじめ、神経痛・胃腸病・ガンのような病気にかからないような体質をつくることが可能ですから、国民は日々是好日《にちにちこれこうにち》の生活を楽しむことができるのです。

ここで外米について一言しますと、わが国で作られている日本型の米と、タイやビルマや中国南部で作られているいわゆる外米と呼ばれているインド型の米とでは、食べ方や栄養価にもそれぞれちがいがあって、外米をわが国の炊き方で食べることは間違っています。わが国の米は、米粒がまるみをもっていて、粘りけが強く、つやがありますが、外米はひじょうに細長く、粘りけが少なくて、さらさらしています。したがって、外米はインド式の蒸し米による調製の仕方、すなわち、モミのまま一〜二日水にひたし、それから蒸気パイプで蒸したのをとっています。こうした食べ方をすれば、栄養価がすこぶる高くなりますが、日本米のように精白して炊いて食べるとボソボソとして、味もまずく、栄養価も日本米にくらべて、ひじょうに低下します。なにを好んで外米を輸入する必要がありましょうか。

米食とパン食

問一九　白米食のかわりにパン食をすることが問題になっているようですが、白米食とパン食とでは、どちらがよいでしょうか。

答　米とパンとを比較して、どちらがよいか、わるいかということはあらゆる方面から検討することが必要です。単なる嗜好の問題や栄養価の点だけから論議したのでは問題になりませんので、ここでは漢方の食養観から、その結論だけを簡単にお話しましょう。

わが国の人びとが米を食べるようになったのは、長い歴史があり、それ相当の理由があったのです。日本の農業は有史以来、米を中心に行われ、米が物価の基準になっていました。そして、その量の確保をするためには稲作がいちばん合理的で、この事実は、今後も変わることはないと思います。わが国は国土が狭く、人口密度の高い国ですから、米食を廃してパン食ばかりにすることは絶対に不可能です。またその必要もまったくないものです。もし三回の食事をするならば、一回はパン食にして、二回は米食にすべきでしょう。米は元来熱帯地を原産とする作物ですから、五月ごろ植えつけて、盛夏に繁殖し、秋に収穫しますから、陽性の穀物で、そのカロリーも麦や小麦に比較してひじょうに高い。麦や小麦は、冬期に植えつけて厳冬を越し、四〜五月ごろに収穫しますので、その性質が陰性で、消化はよいけれどもカロリーは少ない。気候の温暖なわが国では、米作が最適で、作付面積に対して収穫も多く、わが国民の栄養源は米に依存するのがもっともよいのです。麦、小麦はその性質が陰性ですから、副食にはかならず動物性の肉類を配さなければ完全な栄養をとることができませんが、米食とくに玄米を主食とすれば、その性質が陽性なるがゆえに、副食には少量の野菜があれば足りるのです。

この数年来、英国の学者が、パンを主食としている人が急に白米食に切りかえると、一〜二ヵ月で軽い脳髄変質（エンセファロパチア）にかかるという研究を発表してセンセーションをおこしました。白米を食べると一種の「気違い」になるというわけですが、この変質はビタミンB類（ビタミン

B_1・B_2・パントテン酸・葉酸)を補給するとすぐに治ることもわかりました。英国では、パンに使用する小麦の精白度を法律で規定していますので、英国人のとるパンにはビタミンB類をたくさん含んでいますから、急にビタミンBをまったく含まない白米食にすれば当然のことです。玄米食にすれば、おそらくこんなことにはならないと思います。白米食では前に述べたように、ビタミンBはまったく洗い流されてしまいますが、精白した小麦を用いてもパンならば、一〇〇グラム中に〇・一ミリグラムぐらいのビタミンBを含んでいますから、白米食とパン食とどちらがよいかといえば、パン食だと答えなければなりません。

しかしタンパク質の問題になると、断然、米のほうに軍配があがります。タンパク質の量は小麦のほうが少し多いのですが、その質は米のほうがはるかに優れています。これは以前から論じられていたことですが、タンパク質は体内で利用される経過をいろいろと研究して、今日では、いろいろな食品の中に含まれているタンパクの優劣を数字であらわすことができるようになりました。これをタンパク値といっています。これを米とパンと、その他の食品を比較してみると、パンや小麦よりも米のほうがはるかにタンパク質はすぐれています。わが国では、まったく米食を廃してパン食にすることは国民の体質を低下させることになるのです。

次に消化の点で、白米とパンとをくらべてみると、これはパン食に軍配があがります。パンは多孔質で、かみくだくときに十分に唾液が分泌されないとのみくだすことができませんから、必然的に唾液の分泌をうながす傾向があります。この点、白米はカユにして食べても、案外に胃の中の停滞時間が長くて不消化だということになります。玄米も強飯《こわめし》のように炊いて食べると、パン食と同じように消化がよくなります。これを要するにパン食は、われわれ日本人も欧米人と同じように、牛乳、チーズ、ハム、肉、その他の動物性食品や野菜、果物というように組み合わせて摂るばあいは、すぐれた食生活となりますが、パンにジャムやバターをつけただけで、これを主食として食べたのでは、むしろ玄米食のほうが、あらゆる点ですぐれているといわねばなりません。

そこで、わたしは、小麦を精白しないで作った玄麦《くろ》パンと玄米食を適宜に用いて、現代社会に即応した新しい食制をつくり、わが国民の独立自主の理想を実現したいと思っています。どうしても白米食に固執している人は、ビタミンB_1の補給として、もっともすぐれているソバやその他の雑穀（あわ、ひえ、きび）などを上手に利用することを考えるべきだと思っています。

ご存知のように小麦には硬軟の二種類があって、硬質のものはパンを焼くのに適し、軟質のものはビスケットやカステラを焼くのに適していますが、日本産の小麦はそのほとんどが軟質でもなければ硬質でもなく、その中間質です。したがって、うどんには適していますが、パンにもビスケットにも不適当です。米のデリケートな味を知っている日本人に、日本産の小麦粉で焼いたダンゴのようなグニャグニャしたパンなどは気持ちがわるくて食べられたものではありません。

強化米と玄米

問二〇　強化米を白米に加えて炊けば、玄米と同じではないでしょうか。

答　強化米というのは、どういうものか知りませんが、改良玄米の発明家である鈴木忠次郎氏の著書（『健康の革命と農業の革命』）によると、強化米というのは、濃厚なビタミンB_1の液に白米をつけてこれを乾燥しただけのものだそうです。時にはビタミンB_2を補強したのがあるそうですが、もしそうだとすれば、玄米と同じものということはできません。文化の発展、科学の発達は、いろいろな精巧な技術を生み、その化学的合成品の中には目を見張るようなものもありますが、玄米の搗精によって失われたものを、他の形で完全に補うほどまでに、現代の科学は発達していません。

玄米のビタミンB群の中には、B_1・B_2のほかに、B_6・B_{12}・B_{13}・B_{16}と、つぎつぎに発見されていますが、その胚芽の中には、まだ発見されていない未知のものがたくさん含まれています。特に玄米にはナイアシンが多く、血管を強化するビタミンPもあり、性生活、心臓の若さを保ち、その老化を防止し、ガンの予防にもよいといわれるビタミンEがあり、また最近アメリカでは玄米の中にビタミンB_{15}が発見されたといい、東京工業試験所の土屋博士は、賦活剤として精力を増強するホルモンようの物質を発見されています。また玄米には細胞に活性を与える多くの酵素も含まれています。ビタミンCは玄米にはありませんが、ビタミンCの前駆体があるため、体内でビタミンCができますが、これなども白米を食べたのではできません。

なぜ玄米食には菜食が絶対に必要かといいますと、玄米には白米より数倍のマグネシウムがあるからです。マグネシウムが多いと、血清カルシウムイオンが低く、血清マグネシウムイオンが高くなりますので、菜食が必要になってくるのです。

(二) 玄米と農薬禍

農作物と農薬禍

問二一 近ごろ、玄米は、白米にくらべると、二倍以上の放射能や、農薬による有機水銀を含んでいるということですが、その点をどう考えたらよいでしょうか。

答 白米にくらべて、玄米に二倍以上の放射能や水銀を含んでいるから、玄米を食べることは、白米食より危険であると速断することは、むしろ杞憂と思われますが、この問題は、わが国民全体として真剣に考えなければならない問題です。

放射能や有機水銀は、人類ばかりではなくあらゆる生物を破滅にみちびく恐るべき公害ですから、こうしたものの使用は厳重な警戒が必要です。特に、農薬のばあいは、これを使用しなくてもすむことですから、一日も早く、わが国でも使用禁止の処置をとるべきです。

東大薬学部浮田忠之進教授の調査によると、米一キロのなかには、〇・〇四ミリグラムから、〇・〇七ミリグラムの水銀が含まれていて、その米を常食とする日本人の頭髪には欧米人の約四倍である平均四・三九ＰＰＭ量の水銀が検出されるということです。アメリカでも、はじめは水銀入りの農薬を使っていましたが、学者のあいだから強い反対があったため、さる一九六二年、故ケネディ大統領が水銀ゼロの農薬しか許可しないようにと断固たる裁断をくだしました。

ところがわが国では、学者の強い反対があるにもかかわらず、農林省では、現在、米にはたしかに微量であるが有機水銀が含まれていて、農薬の影響とみるほかないが、人体に危険な量ではないし、いまの段階で、農薬を禁止することはできない。近年の豊作はなんといっても、この水銀入りの農薬のおかげで、この十年間で、豊作物の収穫量は四倍にもなっている。いまこの農薬を禁止したら、たちまち凶作になるであろうといって、稲の大敵イモチ病に対する酢酸フェニール水銀剤の絶大な効果をといています。そして、これをヘリコプターで散布させているのが現状です。

毎年、日本の田畑にまかれている水銀は、二百トンから三百トンだといわれていますが、実際はその数倍にのぼるとみられています。すでにアメリカでは使用禁止になっている毒物を、わが国の製薬会社はアメリカに莫大な特許料を支払って、使用しているというのですから、あきれてものもいえません。

そこで、アメリカには、こんな皮肉さえ流れているそうです。「世界中の水銀鉱山が掘りつくされたら、日本のタンボに掘りにいけばいい」と。

わが国では、有毒農薬は、水銀ばかりではありません。輸出されたリンゴに有毒な鉛が検出されて、シンガポールで問題になったこともあります。わが国民は、科学に弱く、目先ばかりの利益に目がくらんで、人命の尊重を考えません。有機水銀の中毒にはペニシラミンなどの治療薬が用いられていますが、その医療費は大変高額のものになり、しかも、中毒症状が現われてからでは、一週間や二週間の服用ではよくなりません。昭和二十八年から現在まで熊本県水俣市に発生した有機水銀中毒患者の悲惨な情況は、マスコミをつうじて広く知られており、社会問題化していますから、御存知だと思います。

玄米と水銀中毒

問二二 そのように恐ろしい水銀が、白米の二倍もある玄米を食べて、どうして危険であると速断できないのでしょうか。

答 白米は死物ですが、玄米は食べる寸前まで生きているからです。玄米のヌカに相当する部分にはフィチン酸のような活力素があって、玄米自体を毒物からまもっています。そこで玄米を食べると、これらの毒物は、この酸に結合して、吸収されずに体外に排出されてしまう力をもっています。この酸を含まない白米を食べるほうが恐ろしい結果になります。玄米の中の活力的類脂体が、有機水銀を体外に排出するという研究は、まだできていませんが、ストロンチウム90が、フィチン酸に結合して、体外に排出されるという科学的な研究は沼田勇博士によって証明されています。人体の水銀は、便宜上、毛髪から検出していますが、肝臓や腎臓には、いっそうそれが集結しているのではないでしょうか。玄米から分離したヌカの中には、白米の五倍の水銀が検出され、これを飼料にした鶏や卵には、水銀が八PPM量以上が含まれています。なんと恐ろしい事実ではないでしょうか。

水銀中毒の症状は、①まずしびれが手足の指にあらわれ、やがて全身にひろがる。②これと同時に、目がかすんで、視野がせまくなって、前方の一定の範囲しか見えなくなり、眼を伏せていると五メートル先に立っている人もわからなくなる。③やがて難聴がおこって耳が聞こえなくなる。④最後には大脳と小脳の神経がマヒして死にいたるという。さらに恐ろしいことは母体（妊娠可能の女性）に有機水銀が多量に入ると、母体自身に中毒症状が現われなくとも、胎内を通じて生まれてくる赤ちゃんに脳性小児マヒと同じような症状の精神障害や運動障害が現われるといいます。

問二三 白米を食べただけでは、そんなにひどい水銀中毒はおこらないといわれていますが。

答 現在、水銀中毒の患者は、川魚を食べたものだけで、白米食による中毒患者はないと当局では説明していますが、農薬の害毒は、単に白米だけではなく、野菜、果実、家畜全般に及んでいます。そして、農薬には、DDTやBHCを始め、有機リン剤、有機水銀剤、有機鉛剤など、いずれも猛毒を有し、これらを食べることによって、体内にそれらの毒が漸次蓄積して、慢性的にしらずしらずのうちに、脳や神経、肝臓が侵されて、奇病（わけのわからぬ病気）をおこしてくることは事実です。セレサン石灰（水銀剤）を使用したお米には水銀は一～二PPMであるが、野菜や果実には三～五PPMを含み、輸入飼料を主にした家畜では、牛乳と卵に八PPMの水銀が検出されたという報告もあります。

わが国は農薬を使用してから十年で、淡水魚のドジョウなどは、ほとんど見られなくなり、瀬戸内海の魚族が激減し、農薬散布後の雨で、琵琶湖の魚族四億に被害を与えたと問題になっています。そして、カモメ、野ガモ、カイツルベ、シゲなどの野鳥も減じ、雀や鳥まで数が少なくなったといわれています。このままでは地上は病人で充満し、人類の滅亡も遠くはないと憂えられるのも当然で、死の灰より以上に恐るべきはこの農薬の使用だといわねばなりません。千トンの農薬は、全世界の人間の五倍から十倍も殺す量だといわれています。

有機農法

問二四 では、農薬を使わないで、多収穫のできる農法はないものでしょうか。

答 富山県福光町山本に住む宮川庄太郎氏は、これらの有毒な農薬を使用せずに、収穫量も減ぜず、しかも、おいしい完全食を生産する農法を発明して発表しています。そして奈良県五条市に住む農薬禍の研究家として有名な医師梁瀬義亮氏と協力して、この農法の講習会や研究会が催される計画が進められています。宮川氏には『私の稲作』という著作があり、梁瀬氏は『おそるべき三毒』の中で、医師の立場から農薬禍のおそるべきことを述べておられます。この農薬を使わない収穫法は、「有機農法」ということばを通してご存知の方もあると思います。

(三) 玄米の食べ方

玄米の炊き方

問二五 玄米をうまく炊くには、どうしたらよいでしょうか。

答 玄米をおいしく食べるには、その炊き方に研究と工夫が必要です。よく二度炊きといって、初めに荒炊《あらだ》きをしておいて、さらに水なり、熱湯を加えて炊くやり方もありますが、これはあまり感心できないやり方です。なぜなら、二回目に煮えたったときに、玄米の腹が切れて、中から米の実質がでてしまうからです。やわらかく炊きあがりますが、こうした炊き方をした玄米飯は、口の中で嚙んでいるうちに、玄米の表皮と中身とが別々になって、中身だけが咽喉を通ってしまっても、表皮が口中に残って具合がわるいからです。やわらかいのを好む人は、いっそ、水を充分に加えてカユにして食べたほうがよい。

ご飯のばあいは、厚手の釜に玄米を洗って入れ、一倍半ぐらいの水を加えて、煮え立ったら蓋をとって、そのまま中火で炊きつづけます。水がほとんどなくなって、蓋をしても吹きこぼれないようになったら、蓋をして炊きつづけ、水がすっかりなくなって、ピシピシと釜の中で乾いた音がすれば、火をとめて、それで、できあがりです。ただ、火を消したら毛布のようなものにくるんで、二十分間ぐらいよくむらすことがコツです。毛布の代りに「火なしコンロ」という木箱に木センをつめて作った保温器に入れておけば、半日ぐらいは炊きたてのようなご飯が食べられます。こうして炊いた玄米飯は、ちょうど強飯《こわめし》のような堅さで、これをよく嚙んで食べるほど美味な食べ方はありません。一割ぐらいの赤小豆、大豆、大麦などを初めから入れて炊くのも、うまくいただく一法です。アワ、ヒエをまぜて炊くばあいは、煮えたってから入れるようにします。

玄米は晩稲の小粒な良質のものをえらびます。その炊き方は、工夫ひとつといわなければなりません。玄米は電気釜でもうまく炊けます。そのばあいは、玄米二合について、内釜の水三・五、外釜の水八・〇の割で入れますが、水加減は、玄米の量が増せば、水の量は少なくなります。後は工夫ひとつで、なれるほどうまく炊けるようになります。赤小豆を入れて電気釜でたくときには、半日以上、水に浸さないといけません。

問二六 玄米には特殊の釜とか、炊き方があるそうですが、どうでしょうか。

答 はじめのうちは、そうむずかしく考えないで、普通の釜でやってみることです。玄米をよく洗って、水は白米をたくときの倍量を入れます。そして炊く二〜三時間前に水につけておき、火にかけます。煮立ってきたら釜の蓋をとって火を少し弱めます。吹きこぼれない程度の火で、コトコトと薬を煮るのと同じように煮ますと水が次第に減ってきます。蓋をしても吹きこぼれないようになったら蓋をして火を少し強めます。水がすっかりなくなって、釜がピチピチという乾いた音をたてたら火をとめれば、それでできあがりです。それを十分から十五分間むらして頂きます。

玄米はやわらかくなりすぎないように注意します。固めに炊けば、噛めば噛むほど玄米の独特の味がでてきます。玄米の味は、たき方によってもちがいますから、じゅうぶんな工夫が必要です。

玄米食の分量と回数

問二七 玄米食にすると、食事の分量と回数が問題であると聞きましたが、いかがでしょうか。

答 別に問題というほどのことはありませんが、いままで、一日三回、白米を主としてとっていた人には、いろいろと疑問がおこるかも知れません。玄米は白米にくらべて、すこぶる栄養価が高いので、分量が極端と思われるほど少なくてすむからです。したがって、重労働でもしないかぎり、玄米を一日三回食べると食べすぎになりがちです。玄米食にしてみて、下痢をする場合は食べすぎですから、分量を減らせばよい。一日一回、残留感のない快便があれば、食事の回数は、二回でも三回でもこだわることはないと思います。実際に玄米食に慣れると、食べる量は、白米のほぼ三分の一でじゅうぶんです。

わが国では、古い時代から徳川の初期のころまでは、玄米や雑穀を主食にしていましたので、食事の回数は二回でありました。朝食は午前十時ごろから正午までに、夕食は、冬と夏では違いますが、日没の近いころとっていたようです。それが寒い地方では、朝食を朝の早いときにとり、十時ごろに「こびる」といって、簡単な昼食がとられるようになり、やがて完全に白米食になった元禄時代には一日三回の食事が習慣となりました。

禅宗のお寺では、朝早く粥の朝食をとり、昼食は斎《とき》といって、ご飯を食べ、夕食はとらないのが原則ですが、夜おそくまで修行をつづける寒い時季には、夕食として雑炊のような軽い食事をとりました。寒さと飢えを防ぐ薬をとるという意味から、この夕食のことを、薬石《やくせき》といっています。道元禅師の『正法眼蔵』の中の「示庫院文《じくいん》」の中に、当山(永平寺)では、薬石をとることを許すといっていますから、すでに鎌倉時代には、寒い地方の寺院では一日三回の食事がとられるようになったものと思われます。

この事実からでもわかるように、玄米や雑穀を主食にすれば、一日二回の食事をとればじゅうぶんです。釈尊のころのインドでは、日中正午までに一食が原則になっていました。玄米や雑穀のような栄養の豊富なものを主食すれば、日中十二時間のうちに三回の食事をとることは、かえって過食になるおそれがあります。二回でじゅうぶんです。

玄米の味と消化

問二八 玄米食は味がわるく、かつ不消化ではないでしょうか。

答 いや、けっしてそんなことはありません。食べ方の如何で、こんなに美味なものはありません。だいたい食べものの好悪は習慣によるものです。よく香りのきついネギやニンジンを嫌って食べない子どもがおりますが、それは離乳期に母が与えなかったからです。離乳期に注意して偏食の習慣をつけなければ、子どもはどんなものでも食べます。わたしの経験でも、子どものころは肉も魚も嫌いで、絶対に食べなかったものです。その独特の臭いがたまらないのです。生れながらの高僧だといって、よく笑われたものです。ところが学生になって、海岸へ行って新鮮な魚を食べつけるようになって魚が食べられるようになりました。くさやの干もののようなものでも、本場のものなら、ほんとうにうまいと思うようになりました。肉もそうです。特に豚のようなものは食べられなかったが、東京にでてきて、うまいのを食べつけてみるとうまいと思うようになりました。高僧がだんだん凡僧に成長したのです。

これと反対に、小さいときから肉を食べさせつけると、肉でなければ絶対に食べなくなります。おやつもソーセージでなければ食べない子どもをわたしは知っています。肉ばかり食べて野菜の嫌いな子どもは、わたしは顔をみただけでわかるようになりました。鼻が悪くなって、眉間のところが扁平になります。こうした子どもには葛根湯を飲ませて肉類を禁ずれば簡単になおります。肉ばかりしか食べない子どもに肉食を禁ずれば、なにも食べるものがなくなってしまうと思われるでしょうが、それは、はじめの二〜三日のうちです。鼻をなおしたければ肉を食べてはいけないとよくいい聞かせて、絶対に与えなければ子どもは野菜を食べるようになります。食は習慣です。白米に執着するから玄米が食べられないのです。白米だって食べすぎれば不消化になり、玄米だって適量をよく噛んで食べれば決して不消化なことはありません。玄米を食べなれないものが白米と同じ量の玄米を、白米と同じようによく噛まないで食べるから不消化になるのです。玄米は実に消化がよいものです。わたしは、消化不良で下痢をしている人にも玄米食をすすめています。

問二九 でも、それはあなたの理屈で、わたしも玄米がよいということを聞きましたので、実行してみましたが、味はわるいし、消化はせず、下痢がおこるというわけで、とうとう続けることができませんでしたが。

答 それはそうでしょう。あなたの身体が何十年も白米食に慣れてしまっているので、急に玄米にしたので反応がおこったのです。多年タバコをのんでいる人が、急にそのタバコをやめると、目まいがして倒れることさえあるのと同じです。十日ぐらいの辛抱が必要です。もし消化不良をおこしたり、下痢をするようなばあいは分量を減らせばよいのです。三分の一にしてみるとか、半分にしてみるとかします。やがて玄米の滋味がわかってきて、玄米でなければならないことがほんとうにわかります。ただ注意しなければならないのは、玄米の品質のよいものをえらばなければならないことです。玄米にもうまいものもあれば、まずくて食べられないものもあります。それは米の品種と調製法によるのです。これまで農家では量産を奨励されたので、味が悪くてもたくさんとれる品種を作りました。それにこれまでは太陽熱にさらして乾燥しましたが、現在では全部火力乾燥です。天然に乾燥させたものと、火力で乾燥したものではまったくその味がちがいます。

玄米ご飯とカユ

問三〇　玄米をご飯にして食べるのと、カユにして食べるのでは、どちらがよいものでしょうか。

答　両方をうまく活用することが理想的でしょうね。体がつかれているときとか、休養した直後とかには、水分の多いカユを食べるほうがよいのです。禅宗のお寺では、朝カユ、昼ご飯、夕雑炊というのが建前ですが、これが漢方からいうと理想的な食生活です。食事の回数というものは習慣的のもので、わが国は、上古の時代は二食でありましたが、中世以後に三食になりました。「朝げ」「夕げ」ということばはありますが、「昼げ」ということばがないことは、よくこの事実を物語っています。ですから、三食をとるばあいには、夜間に長時間の休養をとった後の朝食はカユにするか、ご飯のばあいは味噌汁のような水分の多いものをとることが必要です。

わが国の医学は、奈良・平安の時代には、隋唐の医学が中国から伝えられました。隋唐の医学は、中国の在来の医学のほかに、仏教の医術が混入したものですが、その医学が奈良朝から、平安時代を経て、源平時代までつづきました。平安の中期から中国は北宋の時代にはいりますので、宋朝の医学が僧侶によって、わが国に伝えられました。宋朝の医学は、中国在来の医術と、仏教の医術が渾然と融合して、中国独自の医学ができあがりましたが、その中国独自の医学をわが国にはじめて伝えたのが栄西《ようさい》禅師であります。

栄西禅師には、有名な『喫茶養生記』という二巻の医書があります。上巻は主として、茶を喫することが、肉体の病を去って、無病健康で長生きができることを説いたものですが、下巻は桑の木を服することが精神に起因する肉体の病気を去る最上の方法であることを説いています。その冒頭に、桑ガユを毎朝食べることをすすめています。その方法というのは、

「桑ガユの法

宋朝の医の曰わく、桑の枝の指のごとくなるを三寸に截《き》り、三〜四細かに破り、黒豆一把《ば》とともに水三升飲料(三合)を入れてこれを煮る。豆熟して、桑煎じらるれば、すなわち、桑を却《しりぞ》けて米を加う。水の多少によって米の多少を計り、薄ガユとなすなり。冬夜は鶏鳴の期に、夏の夜は夜半より煮初めて、夜明けて煮おわる。空心(空腹《すきばら》時)にこれを服す。塩を添えず。毎朝、おこたることなかれ。久しく煮るを薬となすなり。朝にこれを食すれば、すなわち、その日水を引かず、酒に酔わず、身心静かなり。まことに、必らず験《しるし》あり。桑は当年に生ずる枝、もっともよし。根、茎の大なるは、用うべからず。桑のカユは、すべて、衆病の薬にして、別けて、飲水、中風(脳卒中)、不食の良薬なり」

というので、桑ガユを毎期食べると、衆病を除くことができるが、別して、胃腸病や脳卒中や食欲不振には奇効があると説かれています。わたしは、桑の根皮(桑白皮)一味を煎じて長く用いて卒中の半身不随を完全になおした人を知っています。

栄西禅師と『喫茶養生記』

問三一　栄西禅師は、わが国に茶をはじめて将来した人で、『喫茶養生記』というのは、お茶を

飲むことだけをすすめた書物であると思っていましたが、そうではないのでしょうか。

答 そうではないのです。この書物は、禅師が南宋の医術をわが国に普及しようとした画期的な純粋の医書です。当時のわが国の一般庶民の医療は、温泉療法とお灸をすえることが普通のやり方で、今日のように専門の医者はなく、お寺の坊さんが医者を兼ねていました。当時の代表的な医書は、みな中国に往来した僧医によって書かれています。

栄西禅師は、二回、中国へ渡っています。第一回は、六条天皇の仁安二年(一一六七)で、平清盛が太政大臣になった翌年、第二回目は、後鳥羽天皇の文治三年(一一八七)で、壇の浦で平家が滅亡した翌年です。第二回目の渡宋の目的は、中国からインドに渡って、仏跡を巡拝しようというので、今日のことばでいえば、世界制覇を目的とした雄大な計画でありました。中国の官憲は、インドへの旅行は危険であるという理由で許さなかったので、禅師は止むをえず、かねての念願であった茶の製法を習って帰国されたのです。

禅師が茶の製法を習って帰朝されたのは、第二回目の渡宋のときですが、禅師が茶に関心をもたれ、これをわが国にぜひ普及したいと考えられたのは、それより二十年前の第一回の渡宋のときでした。禅師が天台山から育王山を巡拝したときは、炎天の六月で、疲労して途中茶店に憩い、茶を喫したところ、身心ともに快復することができたことに始まっています。このときはわずかに半年の滞在であったので、茶の製法を習う暇がなかったものと思われます。茶がなぜ不老長寿の仙薬かという理由は、南宋の医学ではじめて説明されます。そこで、禅師は自らの経験に基づいて喫茶を中心として南宋の医術を紹介する『喫茶養生記』を書かれたわけですが、この養生記は、単に茶を飲むことだけを述べたものではありません。

(四) 玄米食と性

玄米と性

問三二 先日ある医学関係の雑誌に、精神身体医学の権威といわれている某医学博士の玄米食経験談が載っていましたが、玄米・菜食をすると精力が低下して、セックスに弱くなるという話ですが、それはほんとうでしょうか。

答 その記事は、わたしも読みました。次のとおりです。

「(前略) 粥腹《かゆばら》で思い出したのですが、二十年ほど昔のことです。私が今よりもっと元気旺《さか》んな時のこと、肉食を全廃して玄米野菜食を主とした食事を一年半の間試みたことがあります。この時、体は随分やせましたが、体調は絶好調で、多忙な診療を済ませた後、千米《メートル》、二千米と、殆ど連日泳いだのですが、何の疲労も感じない程でした。それにも拘らず、意外やあの方は平常と全く勝手が違って、少なからずしょげてしまったのです。なおそれだけでなく、そのような気持さえも殆ど起らず、何やら悟りきった名僧智識にでもなったような気持になってしまったのです。

その時の摂取タンパク源はと申しますと、専ら豆類、豆腐や味噌などのような植物タンパクだけに限っていたので、六ヵ月目からこれに動物タンパクとして魚類を摂るようにしたのです。するとポテンツは少し盛り返して来ましたが、それでも平常のスタミナには及ぶべくもありませんでした。かくて実験開始後ちょうど一年半を過して、再び全ての動物タンパクを食するように致しましたところ、途端に一陽来復、万事目出度し目出度しということになりました。

古語に曰く〝腹が減っては戦はできぬ〟と、これはインポテンツの場合にもいい得て妙であることを知り、貴重な体験をしたわけですが、アメリカの心理学者スグピンもこれと似たようなことを書いているのを先年読み、私の実験が無意味でなかったことを知ったことでした。要するに充分な栄養を摂取していなければ、気ばかり焦《あせ》ってもポテンツの維持はむつかしいということです。云々」

これは、いろいろの示唆を含んでいる貴重な経験だと思います。わたしも玄米食を実行すること三十余年で、現在もなおそれをつづけ、その間、あらゆる機会を通じて玄米食をすすめ、わが国の食生活は、欧米のそれとちがって、玄米と雑穀を主食にして肉食を少なくすることが国民の無病と健康を約束し、したがって長生きする途であることを叫びつづけてきました。そこで玄米食については、いろいろな経験をもっていますので、わたしの経験を少しお話しましょう。

玄米は、まだ科学的にはわからない不思議な未知の成分とはたらきをもっていますが、これを精白して白米にすると、その霊能を失って、単なるデンプンという物質になってしまいます。したがって、玄米はただこれだけを食べても、ほとんど完全に近い栄養をとることができるので、玄米食を常用していると、自然にその副食物は、植物性の野菜類をわずかに摂るだけで満足するようになり、動物性の食品、ことに獣肉などは、その臭気が鼻について食べたくなくなるものです。頭脳は明晰になり、精神は安定して、五官のはたらきが鋭敏になります。精神は情緒的になって、和平を愛好し、大自然や神仏に対して敬虔な心がおこり、うそがつけなくなります。

したがって、わたしは、玄米を極端に少なくして、新鮮な魚類と貝類や、カニやエビなどは食べますが、家庭では一切獣肉をとりません。けれども家庭外では、中国料理やご供養にあずかるばあいは、時に肉食をとることがあります。このときはご飯は全然とらずに、つとめて果物と野菜を一緒にいただくことにしています。そのようなことが二〜三日も続くと、俄然、博士のいうとおりで、性欲の亢進を感ずるようになります。したがって、極端ないい方をすれば、色欲亢進症に対しては、玄米、菜食さえ実行させれば、その亢進を鎮圧することができると思います。

近ごろは、青少年の悪質な性的犯罪が激増して社会問題になっています。しかし、わたしは成人年齢を十八歳に引き下げても、性的犯罪が減少するとは、どうしても考えることができません。刑法の犯罪人が増すだけで、成人年齢の引下げは犯罪防止の対策としてはあまり効果がないものに思われます。それよりも、青少年の補導所では、一日も早く、玄米菜食を励行することが急務で、博士の経験を生かしてみるのも一案ではないでしょうか。

博士は、玄米・菜食がインポテンツをもたらすように書かれていますが、まだわたしはそのような実例に当面したことがありません。菜食の内容がはっきりしませんが、草木の実、たとえばゴマ、クルミ、カヤの実、ギンナン、クリなどや、いろいろの香辛料、ハチミツの類を用いれば、けっしてインポテンツになることはないと思います。

かえって、わたしは、女性では不感症、更年期障害、月経不順が玄米正食によって治った例をたくさん経験しています。福島熊男医学博士は、完全食以外では治らなかった不妊症の患者が、結婚八年目に妊娠した例を報告していますし、わたしは、玄米菜食をすれば妊娠しても悪阻《つわり》のないことを多数例実験しています。男子では、ひどい早漏症が玄米正食で治っており、漢方では重症のインポテンツを純粋の植物性の薬で治療しています。漢方では「薬餌《やくじ》」といって、薬と食べものの間に限界をたてないのが建前で、『傷寒論』では、玄米・大麦・小麦・黒大豆・赤小豆・ショウガの類を薬の中に入れ、中国料理には、当帰《とうき》、ウイキョウ、桂枝などの薬を調味料として用いています。

食べものと性生活の関係を考えてみますと、食生活は、人間のからだをやしなう生命の同化作用ですが、性生活は個体の生命を消費して、次代の新しい生命をうみだす異化作用です。したがって、食生活のとり方いかんで、性生活のあり方もたいへんちがってきます。常に植物性食品ばかりをとっていますと、その人の性生活は情緒的になって、纏綿として長つづきがするようになります。そして、若い時代も、年をとってからも、平らに持続して、死ぬまで衰えることがないというのがその特長ですが、つねに主として動物性の食品ばかりをとっていますと、その人の性欲はひじょうに激情的になって、はげしくなります。けれども長続きがしません。その激情にまかせて、若い時代に性欲を乱費しますと、中年以後になって、かならずガタリとだめになる傾向があります。わたしは、こうした人の相談をうけて、玄米正食をすすめて、衰えた性欲を回復させた経験をしばしばもっています。

いままでの栄養学は、熱量(カロリー)偏重なので、人間はどうしても動物性タンパクを多くとらなければならないとする傾向にありました。しかし、肉食の害は、プリン塩基、尿酸などの老廃物を多量に含んでいますので、血液を酸性化することと、硬度化の高い脂肪が多いので、絶対に過食してはなりません。特に老境にある人たちは、なるべく動物性の食品を避けることが必要です。

動物性の食べものが、性欲を亢進させることは事実です。わたしは、肉類の過食から血液中のコレステロールが多くなって動脈硬化をおこし、ついに半身不随になった男が、老妻に毎日のように挑《いど》みかかって困らせた事実を知っています。また肺結核で、骨と皮ばかりになった重症患者が死の二日前まで、性交を強要してやまなかった悲惨な例も知っています。脂肪の一種であるコレステロールが、性ホルモンの材料となることを考えあわせれば、この人たちの性欲が異常であることもわかると思います。

滋養物といったら高価な獣肉、魚肉、卵、牛乳などで、これを主食にしておれば栄養が保てると曲解して、動物性タンパクばかりに重きをおき、ご馳走といえば、肉や魚とキメこんでいる傾向が、いまもなお一般にあるのはまことに困ったことです。

しかし、今日では欧米の学者のうちでも、肉類の弊害に気づいて、人類は穀菜食をとるべきだと

主張するものもでてきました。ハーバート・M・シェルトン博士は、

「アメリカのある種族は、菜食をしているために、一人のガン患者も発生していない。ガンの発生は、肉類の消費とほとんど比例しているように、私には思える」

といい、ロバート・マッカリソン博士もこれを支持して、

「農業にしたがっている印度ヒマラヤの一部の種族は、宗教上の習慣から、一切肉食をしないが、一人のガン患者も見い出せない」

といっています。肉食だけがガン発生の原因でないことはもちろんですが、肉類をとることによって、血液が酸性化しているところへ、いろいろな条件がかさなりあって、おそらくガンが発生するのだと思います。

第三章　食物の弊害と食養生

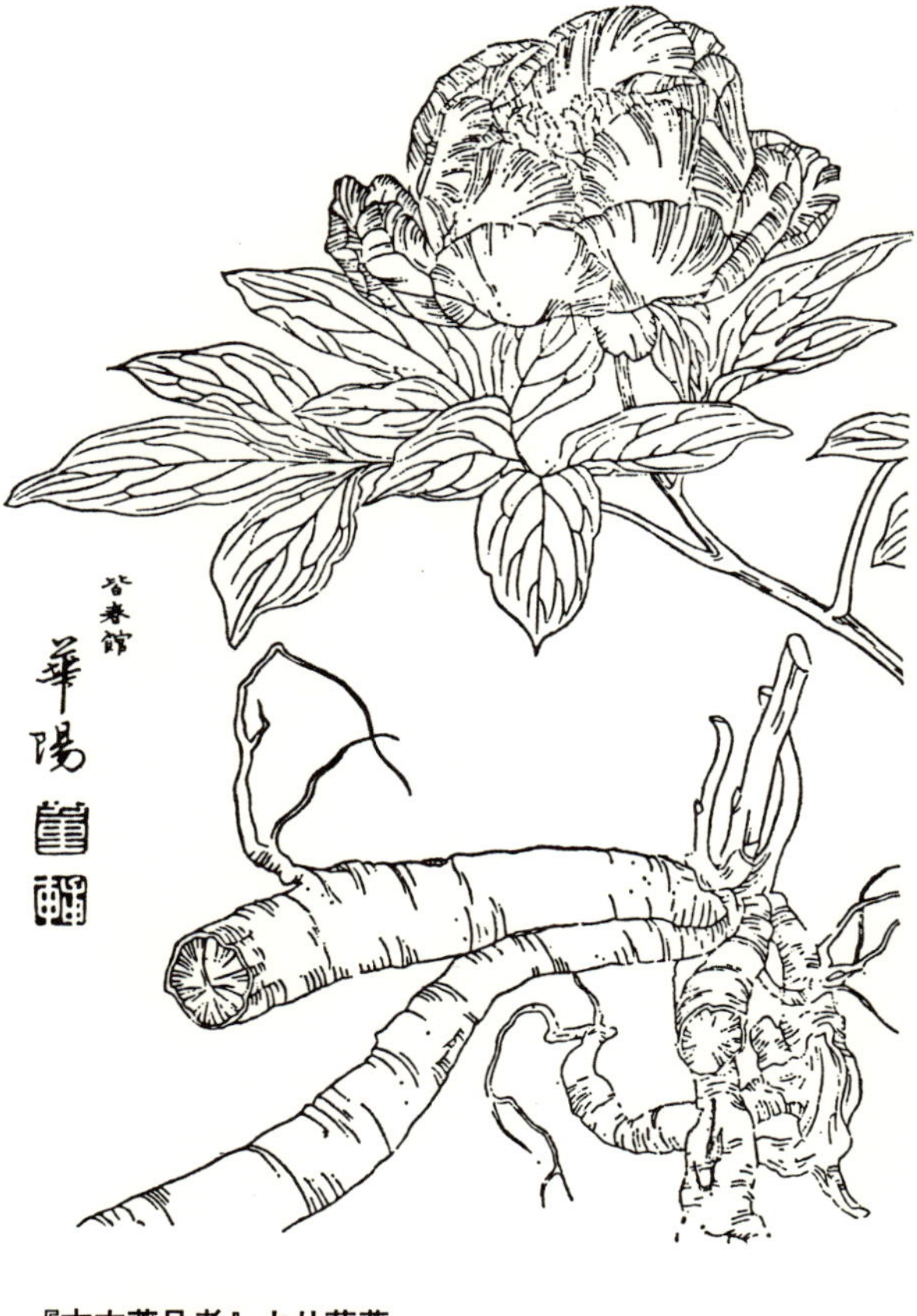

『古方薬品考』より芍薬

㈠ 肉食の迷信

肉食の問題点

問三三　わが国では肉食は穢《けが》れとして食べなかったそうですが、絶対に肉食はいけないものでしょうか。また肉食はしなくとも、栄養に不足することはないものでしょうか。

答　わが国の人びとが絶対に肉食をしなかったという事実はどこにもありませんが、前にも述べたように、人類は穀菜食をするのが本来です。したがって、肉食をしないからといって、正しい食生活をつづければ、栄養に不足することはありません。肉食をしないと、栄養不足になると考えることが、むしろ迷信といわなければなりません。肉食をしないで九十歳以上の寿命を保ち、そして偉大な事業をなしとげた人は、古今東西にたくさんあります。生物というものは、肉食たると、菜食たると、草食たるとを問わず、生まれついた本来の食事をとっていれば、与えられた寿命は、健康で生きられるものです。与えられた寿命に満足せず、永遠の青春をえるには、どうしたらよいだろうか。そのためには、どういう食べものをとったらよいかというのが、今後の課題ではないのでしょうか。

木喰五行上人《もくじきごぎょうしょうにん》は享保三年(一七一八)甲州丸畑で生まれ、文化七年(一八一〇)九十三歳でなくなりましたが、四十五歳のとき木食戒《もくじきかい》をたてて、その戒律を生涯まもり通しました。五十六歳のとき大願をたてて、日本全国に仏像一千体を刻みのこすことを決心し、爾来、もくもくとして、それに従事し、八十九歳のとき、見事にその大事業を完成しました。おどろくことは、九十歳になってから、さらに一千本の仏像を刻む大願をたてたことです。今日残っている数百体の木食仏は八十三歳以後のものが多く、上人のいちばん油ののりきったのは、八十歳から八十八歳のころといわれています。この木彫仏は、高さ一メートルから一メートル半のものが多く、なかには、二メートルから九メートルにおよぶものがあります。八十余歳で、よくこのような大事業が完成されたものです。

これをみても、肉食しなければ、人間の体力の保持ができないと考えることは、迷信であるのがわかります。欧米人は、肉食だけを主体としているというように考えている人が多いようですが、欧米人は、パンの不足分だけ肉を食べているに過ぎません。北欧の一般人は、ジャガ芋が主食ですし、南欧の人々などは、小麦を原材料としたスパゲッティやパンを主食にしています。世界でいちばん肉を食べているのは米国人ですが、それは彼らがアメリカに移住した当時のことで、現在では、人類本来の食べものに復帰しつつあるというのが事実です。栄養学者の川島四郎氏は、

「米国などは肉食がすばらしく多いように、日本人に考えられているが、栄養知識の普及が肉の過食の害を教えてずっと減り、穀物も減り、その代り酪農品と果物、野菜が非常に多くとら

れている。……昔は米国人も肉食が盛んであったが、百年前とくらべて三分の一にへり、穀物もまた三分の一にへっている。しかるに牛乳製品は三倍にふえ、野菜を二倍半もよけい食べるようになり、果物は四倍も食べるようになっていて、栄養理論にピッタリ合致している。日本人が考えているように、決して肉食万能ではないのである」
と述べています。

肉食の害

問三四　肉食には、どのような害がありましょうか。

答　肉類は偏食がいけないのです。ことに「現代っ子」といわれるわが国の青少年の肉好きになると、野菜類をまったくとらないで、肉と白米飯だけを食べています。こういう人たちは顔を見ただけで、すぐにわかります。鼻がペチャンコで、目と目の間（印堂という）が広く、顔が短い。したがって、蓄膿症や肥厚性鼻炎にかかるものが多く、心におちつきがなく、体は大きくとも、筋肉にしまりがないのが特徴です。

もっともいけないことは、わが国の肉料理は単純すぎることです。その動物の全体をたべることをしません。この点、伝統的に肉類を多くとっている中国人や朝鮮人は、脳ずいから、内臓、血や骨の髄まで利用しています。中国第一の料理書として有名な袁牧の『随園食単』には、十数種のぞうもつ料理があげてあって、豚の蹄《ひづめ》まで利用しています。中国料理は、豚肉が主になっていますが朝鮮料理は牛肉が主体になっていて、これまた内臓のすべてが利用されています。「コムクク」などという牛の尾のスープは、尾からでるゼリーまで利用されています。そのうえ、中国料理や朝鮮料理は、肉だけを単純に用いたものではなく、巧みに野菜、菌類、貝類、軟体類、甲殻類などが同時に用いられています。これは調理の根本に、陰陽思想が織りこまれているからです。陰陽思想のまったくない現在のわが国の肉料理は、肉食の欠陥をまるだしにしています。石塚左玄翁が、この点に注意して、「肉類を煮るには、コンニャク、ゴボウ、大根、ネギ、カブのごとき野菜類を混合し、なおすみやかに軟熟せしめんとせば、これに大豆を加えて、サツマ汁のごとくせば、その肉はすこぶる軟らかにして、かつ風味もよく、真に消化吸収すべきものとなるなり」といっているのは、翁の食べものに対する考えの中には、陰陽思想がその基調をなしているからです。肉類もこうした食べかたをすれば、その害はありません。ただその過食をつつしめばよいだけです。

ただ単純に肉だけを部分的に過食すると、肉類は食べもののうちでもっとも陽性ですから、人間の血液をひどく酸性化します。血液が酸性化すれば精神的には気が短くなって、怒りっぽくなり、激情にかられて、おちつきを失い、根気がなくなります。肉体的には、バイ菌に対する抵抗力がなくなって、カゼや肺結核にかかりやすくなり、悪性腫瘍などもできやすくなります。

また肉類のようなタンパク質の多いものばかり偏食して、運動を怠ると、腸の中で十分に消化されずに腐敗して、異常分解をおこし、便秘をして、いろいろの有毒な酸が生じ、ついにはこの毒のために自家中毒をおこします。

またこの動物性食品の過度の摂取は、血液中のコレステロール（一種の脂肪）が多くなり、それが血管壁に沈着して動脈の硬化をおこします。動脈の硬化を防ぐためには、適度に肉食をやめて、植物性の油にきりかえるようにしなければなりません。そして、このコレステロールは性ホルモンと同じ性質のものですから、肉食の過度は、異常の性欲を亢進させる結果となり、いろいろの弊害をおこします。中国には、酒池肉林という言葉がありますが、それがために国を傾けた皇帝が多くでています。

わが国の肉食史

問三五　今日、私たちは、鳥獣の肉を食べることについて、なんのこだわりも感じていませんが、二〜三代前の人たちは、四足《よつあし》の肉を食べることについて極端な畏怖と穢れを感じていたものではないでしょうか。

答　わが国の肉食は、その流行に盛衰はありますが、いつの時代にも行われていました。そして、その流行は、仏教の興廃とその揆を一つにしているのが特徴です。

太古の時代は、海岸地帯に住んでいたわれわれの祖先が残した貝塚の遺跡について、食生活の状況を想像してみるよりほかにありませんが、全国八、一〇〇個所の貝塚から次のような数字がでています。食用動植物の種類は三一九種で、内訳は貝類一八六種、植物二一種、魚類四一種、鳥類九種、獣類六二種です。貝類が断然多く、その次が鳥獣合わせて七一種で、われわれの祖先は、相当に肉食をしていたことがわかります。

この時代の後期から農耕生活が始まったらしく、狩猟と併行して弥生式とよばれる土器を使用する時代に入りますが、紀元前三〇〇年ごろに水稲が移入されると画期的な変化がおこって、わが国の民族は、人類本来の食生活である穀菜食が十分できるようになりました。しかし、なお前代に引き続いて、鳥ではツル、獣類ではイノシシとシカとをもっとも多く食用にしていました。

ところが、朝鮮半島との往来交通が開けるにつれて、わが国にも、牛や馬、犬などの家畜を食べる風習が入ってきました。この風習はずっと続きましたが、欽明帝のときに仏教が伝わり、それが大いに興隆するようになって、肉食はいけないといわれるようになり、ついに天武帝の三年(六七四)には、天下に、詔《みことのり》を下して、

「自今以後、牛、馬、鶏、猿、犬の肉を食することを禁ず。以外は禁例にあらず。若し犯すものあれば、之を罪す」(日本書紀巻二十九)

ということになりました。今から約千三百年前のことですが、この禁令をみてもわかるように、牛馬猿犬と鶏とを食べることを禁じただけで、その他の獣類と野鳥をとって食べることは自由でありました。なぜ禁じなかったかといえば、当時、わが国には全国にわたって、鹿と猪とが棲息していて、農作物が荒され、垣を作ってこれを防ぎ、夜番をしなければならない有様でありましたから、その害を防ぐためにも、これを捕獲しなければなりませんでした。その際、捕獲した獣を食わずに捨てたかといえば、決してそんなことはありませんでした。しかし、牛馬犬猿の類を食べてはなら

ないという禁令だけはよく守られて、室町時代のころにいたりました。

鎌倉期には、道元禅師をはじめ、五山の禅僧たちが、宋朝風の精進料理を輸入して、それを庶民の間に普及し、わが国の食生活は画期的な発展をとげました。すなわち、各種の「味噌」や「納豆」のような貯蔵ができる食品が生産され、わが国の食生活が安定したのです。味噌は、今日では調味料としてしてしか考えられていていませんが、鎌倉から江戸期までは、庶民の副食品として実に重要な位置をしめたものです。この味噌のなかに、肉類や魚などをつけこむこともでき、料理して食べることもできるようになったからです。

わが国で、昔は、鶏を食べなかったのは、時を告げる神鳥と考えられたからです。現在でも、伊勢神宮には鶏が「神鶏《しんけい》」として飼われており、老衰した鶏は神社の境内に置いてくるなどという村もありました。明治以後になって、獣肉食が開放され、養鶏が盛んになってからでも、氏神が不動様だからといって、鶏と卵とを遠慮している村もあちらこちらにありました。

ところが室町時代の末期に、わが国にはキリスト教が伝来し、オランダやポルトガルの、いわゆる南蛮人がやってくるようになって、わが国にも牛馬犬などを食べる風習が再び流行しはじめました。当時の風潮に対して医聖曲直瀬道三が警告を発したことは、前に述べたとおりです。しかし、戦国時代が終わって、江戸時代になると幕府は、キリスト教を禁止し、仏教を保護して、僧侶を利用して四足禁止の方針をとりましたが、それは表面のことで、わが国の肉食風習は遂に改まりませんでした。寛永年中に著わされた『料理物語』には、「鹿は汁、貝焼、煮、干してよし。狸は田楽、山椒味噌。猪は汁、田楽。兎は汁、煮焼、川うそは貝焼、吸物、田楽。犬は吸物、貝焼」とあります。

牛肉の「すき焼」は、今では国際料理に出世して、外人の接待には「天ぷら」とともにわが国独特の料理のように考えられていますが、天ぷらもすき焼も、戦国末に南蛮から渡来した料理です。徳川初期の『大草家料理書』には、すき焼のことを南蛮焼だといっています。キリシタン宗門の禁制によって、牛を用いることは禁じられましたが、猪、兎、鹿、野鳥の類はすき焼にして食べました。馬肉のすき焼は、「桜鍋《さくらなべ》」という名で売りだされました。浅草月光町には有名な店があって、地方から買い集められたヤセ馬がいつもつながれていて、すさまじい景色であったという記録が残っています。江戸時代の人は風流で、なぜ馬肉のすき焼を「桜鍋」といったかといえば、「咲いた桜になぜ駒つなぐ、駒が勇めば花が散る」という俗謡からとったのだそうです。鹿の肉は「紅葉《もみじ》」といった。有名な「奥山に紅葉ふみわけ鳴く鹿の、声きくときぞ秋は悲しき」からだそうです。イノシシは「牡丹《ぼたん》」とか「山くじら」とかいいました。牡丹は肉の色の形容からでしょうが、山くじらは、山のくじらであるという意味です。

クジラを世界ではじめて食べたのは日本人です。クジラが哺乳動物であることは、小学生でも知っていますが、中国でも、日本でも、魚だと考えていました。『万葉集』には、「イサナ（勇魚）」という名ででています。「昨日こそ船ではせしかイサナ取り、比治奇の灘を今日見つるかも」（巻十七）とあって、このほかに十一首の長歌短歌が載っています。山の勇ましい魚がイノシシであるというのです。頼山陽はクジラの肉のうまいことをほめちぎっています。クジラ鍋で一パイやりながら『日本外史』を書いたのかもしれません。

野兎の肉は、江戸城では、正月元旦の祝膳《いわいぜん》に吸物として大名たちに振る舞った。祝膳の吸物だから、鶴か、雉でなければならないのに、何代目かに無類の兎好きの将軍があって、どうしても兎でなければならぬとダダをこねた。兎は四足だから将軍家で用いることはできないと申し上げると、それでは一羽、二羽と数えればよいといったので、今日でもウサギだけは一羽、二羽と数えることになっています。水戸の医官原南陽先生は、野ウサギを食べすぎると「野兎病《やとびょう》」にかかることを記載してその治療法を述べています。ウサギとレイ羊狩りは、農閑期における農民たちのレクリエーションでありました。

動物性タンパクと植物性タンパク

問三六　白米飯と肉食とは、わが国の食生活に適応しないというお話ですが、そうしますと、タンパク質不足にならないでしょうか。今日の栄養学からいうと、わが国民の栄養にいちばん欠けているものは、タンパク質で、現在、肉食がさかんになっても、わが国民のタンパク摂取量は、欧米人の半分だといわれていますが、それでよいものでしょうか。

答　わが国の食生活の根本的な欠陥は、白米や砂糖の過食、肉食とです。この三つのものが、わが国民をして、病弱に追いやったものと考えられます。人類は前に述べたように、穀菜食をするように生まれついており、わが国は、世界でいちばん五穀と野菜が豊富にできますが、牧畜にはきわめて不適当な土地柄です。しかし、全食量の八分の一ぐらいの肉食は可能ですから、野菜のもっとも不足する冬期の三ヵ月に野菜と肉類とを混食することにし、タンパク質は、主食の五穀のうちの大豆から、その必要量をとれば、絶対に不足するようなことはありません。

問三七 しかし、肉類のような動物性のタンパク質と、大豆のような植物性のタンパク質では、動物性タンパクのほうが、消化もよく、はるかにすぐれているというではありませんか。

答 この点も、現代の栄養学に誤解があるようです。なぜなら、現代の栄養学が、動物性タンパクのほうがすぐれているという理由は、タンパクがわれわれの体内で分解されて生ずるいろいろのアミノ酸のうち、ぜひともわれわれの栄養素として必要な八種類の必須アミノ酸の含有率(タンパク価)の高低をもって、タンパクの良否を定めて、卵は一〇〇以上あるにもかかわらず、牛肉は八三、牛乳は七八、大豆は七三、米は七二、魚は七〇だから、動物性タンパクのほうが、植物性タンパクよりはるかにすぐれているとするからですが、このような考え方は、ひじょうに間違っています。なぜなら、人間は卵だけで生きているものでもなければ、牛肉だけを食べて生きているものでもない。したがって、玄米と大豆とを組み合わせて食べれば、牛肉だけを食べたときよりも、はるかに必須アミノ酸の含有率は大きくなるばかりでなく、牛肉や魚肉にもっとも少ないトリプトファンという必須アミノ酸などは、大豆のほうがはるかに多いので、白米と牛肉をたべるよりも、玄米と大豆を食べたほうが、はるかに栄養価は高くなる計算になります。個々のものを分析した数字の上だけで、タンパクの良否をきめるようなことは、とんでもない誤りです。消化の点については、後で述べますが、調理の仕方で、大豆のほうがはるかに消化と吸収がよい食べ方があるので、これまた問題になりません。

大豆はアジア原産の穀類で、もっともすぐれた植物性タンパクに富んでいます。そして、肉類を主食としない上代のわが国民のタンパク源は、実にこの大豆や、その加工品にあったのです。西欧の栄養学者は、こうした事実に長い間、気がつかなかったのです。しかし、第一次大戦のころになって、ドイツの学者は、日本人が肉食をしないにもかかわらず、強健な体力をもっている事実を不思議に思って、その理由を研究した結果、日本人のタンパク源が大豆であることに気がついて大いに驚き、大豆を「魔法の豆」だといって、正式に軍制食糧に指定して、肉の代用としました。そして、満州から大量にこれを輸入し、シベリア鉄道の輸送関係がわるくなると、ルーマニア、ハンガリー、ブルガリアなどにさかんに大豆を作らせて薬品と交換の協定を結び、エーデルソーヤという大豆粉を作りました。この大豆粉は腐敗することもなく、悪臭を放つこともなく、二〜三年は完全に貯蔵ができるので、本物の肉類より、代用品と思っていた大豆粉のほうが優秀なことが証明されました。現在では、世界の学者も、大豆は「畑の肉」だということに一致しています。

ドイツでは、大豆を「魔法の豆」だといいましたが、わが国でも、大豆には一種の霊力を認めています。「マメマメしい」という言葉は、いかにも誠実さにあふれているということの形容ですし、「マメに暮らす」といえば、元気で、健康な生活をするという意味になります。大豆の煎汁は、いろいろの中毒に奇効があるので、お正月の祝い膳には、かならず黒大豆の煮豆をつけます。二月の年中行事には、節分の「豆まき」があります。暦の上で、この日が、冬から春にうつるので、節分といい、翌日が立春です。そこで、この日に厄を払うといって豆まきが行なわれます。これは五十九代宇多天皇の御代に、鞍馬山の鬼が都を荒らしまわったので、毘沙門天の示現によって、七人の博士が鬼を封じこめました。そして、三石二升のいり豆で、鬼の目をつぶしたのが、豆まきの始めと伝えられています。またこの日や大晦日には、福茶といって、黒豆、コンブ、梅干しなどを加えたお茶を飲み、一般の家庭ではネギと豆腐の白味噌汁、禅寺ではニンジンと豆腐の白味噌汁を食べる習慣が行なわれています。

㈡　漢方と果物

果物について—ナシ、ブドウ、柿など

問三八　肉食の弊害はよくわかりましたが、果物を食べてはいけないのですか。

答　食べてはいけないというのではありません。過食してはいけないのです。現在、果物が、洪水のように氾濫して、都会人はこれをむさぼり食べています。果物は、ナトリウムやマグネシウムを多く含んでいますので、過食をすると体内のカルシウムを奪う結果になって、骨が細くなり、歯がわるくなり、筋肉が弛緩して内臓の下垂症をおこしたり、冷え症になり、喘息や皮膚病や神経痛のようなアレルギー疾患にかかりやすくなります。玄米・菜食のばあいは、果物はまったくとらなくともよいくらいです。

それにこのごろは、ビニール法や温室栽培や、貯蔵には冷凍技術が発達しましたので、季節はずれの高級果物が、いつでも、どこでも手に入るようになりました。そのうえ、恐るべき農薬が用いられたり、有毒な着色剤を樹皮下に注射して色をよくしたりしていますから、このような果物はと

らないですむような食生活をたてることが賢明ではないでしょうか。高級果物を食べなければ文化人でないように考えるのは改めなければいけません。

漢方でも、五果といって、いろいろな果物を主食の補助として利用することを教えますが、これを摂るばあいには、十分、本草学的な批判をしたうえで、とらないといけません。バナナ、リンゴ、ナシ、ミカンなどの過食は、みな前述のような症状をひきおこすからです。そこで、本草の立場からすこしばかり、果物のいくつかについて話しておきたいと思います。

ブドウは中央アジア原産で、中国には、漢の時代に、その種子を張騫という人がもってきたことになっていますが、『神農本草経』には、すでに上品《じょうぼん》の薬として記載されています。『本草綱目』には、七種類ほどあげていますが、現在は品種改良によって、もっと多くの種類があるかと思われます。

「ブドウ。味わい甘、平。毒なし。筋骨、湿痺《しっぴ》を主どる。気を益《ま》し、力を倍し、志を強くし、人をして肥健ならしむ。風寒に忍《た》え、久しく食すれば、身を軽くし、不老延年ならしむ」となっていて、まさに長生きの薬の第一級品です。湿痺というのは、関節リウマチのような病気で、ブドウはこれを主治するというのです。果実が用いられるだけで、その他は役にたちません。

柿は東洋だけの果実で、『本草別録』の中品《ちゅうぼん》の薬にあげられています。別録というのは、中国古代の名医たちが、いろいろの薬として使用したもので、その種類は、わが国だけでも二百余種あるといわれています。葉も実もヘタも薬用にされます。生《なま》で用いるばあいと太陽にさらして、乾柿《ほしがき》として用いるばあいとでは、その薬効も、栄養価もちがってきます。乾柿は、ブドウよりも、はるかに栄養価が高く、腸胃を温め、宿血を去り、虚弱を補う力がもっとも大きくなります。生《なま》で用いると、その性質が寒で、体を冷《ひ》やして、長生きの薬にはなりません。本草にしるされた薬効は長くなりますので、省略しますが、要するに、耳鼻の気を通じ、その性が寒なるために、生を過食すると、体が冷え性になります。適度に用いれば、胃腸の熱を去り、健胃、整腸のはたらきをして、下痢を止め、口中の腫れ、舌のただれをなおし、ニキビを去り、腹痛、胸痛を治し、酒毒を消します。柿渋《かきしぶ》は、血圧をさげ、半身不随を治し、ヘタを煎じて用いれば、しゃっくりの妙薬となります。その薬能は、ブドウの比ではありません。柿はまたわが国では、砂糖が輸入されなかった時代には、優秀な甘味料として利用されました。砂糖より栄養価が高く、いろいろな銘菓が生まれています。現在の白砂糖のもつ欠陥のないすぐれた天然の甘味料ということができます。柿の別名を蜜丸というのは、その名残りといえましょう。

ナシは、カロリーがもっとも低く、少毒があって、その性質は寒で、薬に入れることはできませんが、腸チフスの熱の高いときなどには、解熱の効があるので、食べても差し支えありません。過食すると、もっとも冷え性になるので、切り傷のあるものや、婦人などは食べないほうがよい。そのほか本草には、特殊のばあいの応用があげてありますが、わたしにはその経験がないので、省略します。

このようなわけで、果物には、ビタミンが多いからといって、これを過食するなどということは、とんでもないことです。とくに虚弱な体質で、皮膚の薄いものが、果物をたくさんとることはいけません。これに反して、俗にいう中風体質のものは、果物を多くとることが必要です。虚弱体質の人が、果物を食べるときは、かならず食塩をつけてとるべきです。充実した中風型の体形の人は、食塩の必要はありません。そのまま食べます。

果物は、そのできる季節に食べるべきです。たとえば、トマトにはビタミンAが豊富だからといって、温室で作ったものを冬にとってはなりません。ミカンには、ビタミンCが豊富だからといって、盛夏に冷凍のミカンを食べてはなりません。本草学からいえば、盛夏にできる西瓜《すいか》やトマト、キュウリの類は、これをとれば尿利がつきます。尿利がつくということは、体内の暖かい水分が尿として排泄されることですから、体が涼しくなるのです。これを真冬にとれば、体が冷えていけないわけです。

これに対して、ミカンの類は、五月のころに花が開いて、晩秋にみのり、果実は枝の先になって葉からあらわれ、色は黄色で、皮が厚く、香気がここに充満しています。そこで、その実を少し食べれば脾胃を開き、その皮を煎じてのめば、体が温まって発汗剤となります。これを早春に花が咲き、盛夏のころに葉とのあいだに、かくれて実を結ぶ桃にくらべると、桃はその色が赤く、夏の果物で、皮は紙のように薄く、香気はありません。そして、種子がひじょうに大きいので、その果肉を少し食べると、熱を除き、尿を利し、血を清くし、体熱を去ることができます。葉をもんでつければアセモを治し、果仁には悪血を去るはたらきがあるというわけで、桃は冬食べるものではないのです。これが自然の理法です。バナナが栄養の点で、果物の王者だからといって、その未熟果を薫《いぶ》して色をつけたものを、わが国で、冬にこれを食べるなどは、沙汰のかぎりです。

本草の果の部には、現代では果物とは考えられない、いろいろの木の実や草の実も入っています。たとえば栗の実、カヤの実、トチの実、ギンナン、クルミのようなものから、蓮《はす》の実、ヒシの実などの水草の実も果とよばれています。

これらのうちには、カヤやイチョウのように、樹齢が数百年にも達する可能性のある生命力を内在する、ひじょうに美味《おいし》い木の実もあるので、われわれは、これを随時に利用して、保健と長生きの目的を達するようにしたいものです。

(三) 漢方における玄米

漢方と玄米

問三九 漢方では、玄米を薬に入れて用いるそうですが、ほんとうでしょうか。

答 ええ、用いています。玄米ばかりでなく、大麦も小麦も大豆も赤小豆《あずき》も用いています。そこが、民間薬とほんとうの漢方薬のちがうところです。民間薬は、ただ一つか二つの薬を勝手に合わせて、漫然と用いていますが、漢方はかならず数種類の薬を、一定の比率で、合理的に組み合わせて、「薬方」というものを作って用います。その組合せ方に、東洋の幽玄な哲理が応用されているのが特徴で、ここに漢方の真価が秘められています。

薬草もこうした薬方に組み立てられますと、その使用すべき病症がはっきりと規定され、人体にそういう病症が現われないかぎり、これを用いてはいけないことになります。しかし、これを指示された病症に用いれば、かならずその確実な効果が保証されることになります。ここに、漢方の医術として診断と治療の体系ができあがるわけです。漢方は、すでに三千年前に、民間薬の域を脱して、漢方医術としての治療体系を完成していました。

そこで、薬方として、玄米なり、小麦なりが用いられるばあいの玄米や小麦は、単なる食べものとしての玄米や小麦ではなく、りっぱな薬としての玄米や小麦なのです。ですから、漢方の薬物の薬能というものは、ただその成分を分析しただけではわからないわけで、薬方全体の組立て方から割りださなければなりません。これがまた現代の医薬と、漢方の薬との根本的なちがいでもあるわけです。現代の医薬は、まず有効成分というものを考えて、それを端的に病気に応用していますが、漢方は有効成分だけを考えて、単味の薬を用いるようなことはしません。病人が現わしている病症の全体を観察して、その病症に適応した綜合的な薬方というものを用いるのです。

問四〇　そうしますと、漢方のほうが、薬物の利用という点では、はるかに進歩しているということになりませんでしょうか。

答　見方によっては、たしかにそういうことができます。たとえば、現代医学でも、漢薬の麻黄《まおう》を用いていますが、それは単に、麻黄の中に含まれているエフェドリンという鎮咳作用のある物質を利用して、麻黄からエフェドリンを取りだして、これを喘息に応用し、その喘息をおさえるようにしていますが、漢方では、そうした分析的な考え方をしませんので、喘息を治療するばあいには、必ずしも麻黄の入った薬だけを用いて、喘息をおさえるというやり方はしません。その喘息のおこり方によって、いろいろの薬方を用いて、喘息の根治をはかります。

数年前のこと、現代医学の薬では、どうしても止まらない喀血の患者から、漢方になにかよい薬はないかと相談されました。わたしは、そのとき玄米の入った薬方を示して、煎用をすすめますと、その処方を見た若い患者は、はっきりと侮蔑の色を現わして、この玄米と書いてあるのは、毎日食べているお米のことですかと聞きますので、そうだと答えると、いろいろと現代医学の新しい薬を用いてもなおらない病気が、こんな薬でなおるとは思われないといいました。そこで、わたしは、このような患者を対手《あいて》に、なにを説明してもムダだと思ったので、なおるか、なおらないかは、飲んでみればすぐわかることだ。もし飲んでみてなおらなくとも、もともとではないか。薬に新旧はあるだろうが、病気に新旧はないといったので、ビックリしたその患者は、申しわけありませんといって、飲むことを承知しました。その患者は、その薬を一日分服用しただけで見事に血が止まり、やがて全治することができました。

現代の科学的な教育をうけた人ほど、始末のわるいものはありません。漢方は発生のはじめから科学を基礎として発達した医学ではなく、東洋の幽玄な哲理を背景として発達してきた経験的な医術です。したがって、古代の医聖といわれるほどの人は、ただ一つの薬には、一つのはたらきしかないというような、有効成分的な考え方はしませんでした。組合せ方(薬方)によって、同じ薬でも、その薬能に千変万化する事実を知り、それを適確に応用していたのです。

このような漢薬の薬方における薬能(はたらき)の一例をあげてみると、たとえば、麻黄や桂枝は、葛根湯にも、麻黄湯にも、大青龍湯にも入っていますが、葛根湯における麻黄、桂枝のはたらきは、麻黄湯における麻黄、桂枝のはたらきと、大青龍湯における麻黄、桂枝のはたらきとは、それぞれちがっています。桂枝は桂枝湯のばあいも、桂枝茯苓丸《けいしぶくりょうがん》のばあいも、どちらでも主薬になっていますが、そのはたらきには、まったく共通点さえありません。ですから、漢方の薬物の薬能を考えるばあいには、かならず一味の薬能（主治）と、他薬と組み合わせたばあいの薬能（兼治）を考え合わせなければなりません。吉益東洞の『薬徴』は、こうした考え方で、薬物の薬能を決定しています。

玄米の薬能

問四一　玄米を入れた薬方には、どういうものがありましょうか。また玄米そのものの薬能についても簡単にお教えください。

答　日常われわれが用いている玄米を入れた薬方には、①白虎湯《びゃっことう》と、②桃花《とうか》湯《とう》と、③麦門冬湯《ばくもんどうとう》と、④竹葉石膏湯《ちくようせっこうとう》と、⑤附子《ぶし》粳米湯《こうべいとう》などがあります。いずれも重要な薬方で、これらの薬方は、さらに一〜二味の薬を加えて用いたり、他の薬方と合わせたりして活用しています。

　玄米の薬能を書いた書物には、いろいろありますが、有名な宇津木昆台の『薬能方法弁』には、天地、中和、平温の性味を具えている宇宙第一、最上至極の良物である。したがって、これをうれば、すなわち生き、これを失えば、すなわち死す、一日も欠くべからざるものである。それ故に、元気を保続するというのが玄米の第一の薬能で、これを他薬と配合すれば、①胃を和し、②中を補い、③津（体液）を生じ、④渇を止どめ、⑤煩（心のイライラ）を除き、⑥熱を清うす（解熱作用）。

その味は冲淡にして、他物のよく及ぶところにあらずといっています。

要するに、滋養、強壮、健胃、鎮静、止渇、解熱剤ということになります。そして、先生は、さらに香川修庵の『一本堂薬選』の説を引用して、病人を診察したばあいに、よく食べるものは治しやすいが、食欲のまったくない病人は難治である。故によく食するものは、たとえ病気があっても、余命があるのが普通で、疼痛、萎弱、しびれ、こわばりが相当ひどくとも、これを救う手段と方法がある。けれども、胃ガンの病人などで、なんとしても食をうけつけないものは、形体がひどく衰弱しなくとも、かならず死んでしまう。これみな、「命は食に頼ってある」からである。そこで、病邪が半ば治ったばあいは、薬に頼ることをやめて、もっぱら食養に従うことが第一義であるべきである。しかるに世の中の医者どもは、みな薬を主にして、食養を顧みない通弊があるのは誤りである。病人もまた、このような医者を信用して、薬さえ飲んでおれば病気はなおるように考えて、食欲の不振ぐらいはなんでもないと思っているが、まことに痛嘆に堪えない。よろしく元気を保続するものは、独り穀《こく》にあって、薬草はただよく病を去るのみであることを知るべきだと『薬選』が論じていることは、世弊を救済するに足る議論であると賞《ほ》めています。しかし、先生は、その後に附言して、こういっています。しかれども、食養を主にして、医薬を遠ざけるときは、半ばなおった病気でもかならず再感転変の患をあらわすものである。また桂枝湯の方後にいってあるように、薬を飲んでいるうちは、食事の禁戒を厳重にしなければ、せっかくなおるべき病気もなおらない。またいかに玄米が性命を保続する良物だといっても、飽食すればかならず病気を生ずるから、「世人、一偏の理に泥《なず》んで、両全を失うことなかれ」と戒めています。
内藤尚賢の『古方薬品考』にも、玄米の効用は、もっぱら保養を主《つかさ》どるもので、張仲景が玄米を薬の中に入れている理由は、石薬(鉱物薬)などの峻剤《しゅんざい》が胃を傷めるのを防ぐためと、附子などの温剤と協力して、腹中の寒気を追うためであるということを『本草衍義《ほんぞうえんぎ》』の説を引いて述べています。

薬に使う玄米

問四二　玄米といっても、いろいろの種類がありますが、薬に入れるのは、どういう種類のものを用いますか。

答　粳米《こうべい》といって、水田にできる晩稲のウルチ米を一年間、籾《もみ》で貯蔵しておいて、それを使用する直前に脱穀して用いるのがよいとされています。その理由は、玄米の入った薬方を用いる病症は、陽明病または少陰病といって、病人の罹患部位がもっぱら裏位にあるために、夏秋の陽気をじゅうぶんにうけたお米を用いる必要があるという考え方からきています。また一年間貯蔵したヒネ米を用いるのは、適当にアブラ気がぬけて、甘温の気味が増すからだという考えからです。これを陳廩米とよんでいます。

白虎湯と桃花湯

問四三　では、玄米の入る薬方について、少しお話をお願いいたします。

答　玄米の入る薬方といえば、まず第一に白虎湯《びゃっことう》、次に桃花湯があげられます。ともにその主薬の色から名づけられたものです。第一の白虎湯は、真っ白い石膏を主薬とする薬方で、それに知母《ちも》、甘草、玄米の黄味をおびた薬が配合されていますので、白虎湯という名称がつけられています。桃花湯は、桃の花のように赤い色をした赤石脂《しゃくせきし》を主薬とした薬方で、それに乾姜と玄米が配合されています。

古代中国の医学には、黄金や石のような鉱物薬を用いる石薬系統の医学と、草根木皮のような植物薬を用いる本草系統の二つの系統が対立していましたが、これらの二系統の医術をうまく綜合統一したのが後漢の時代にでた医聖張仲景の『傷寒雑病論』の医学だといわれています。『針灸甲乙《しんきゅうこういつ》経《きょう》』の序文には、張仲景の逸話として、老猿の病気をなおした話と、石薬を用いた話がでています。

石薬を用いた話というのは、張仲景が侍中の王仲宣に五石湯の服用をすすめた逸話です。『傷寒論』には、五石湯というのはでていませんが、『金匱要略』には、紫石英寒食散《しせきえいかんじきさん》というのがでていて、この薬が五石湯を含んでいます。五石湯は、五種類の石薬ですが、寒食散は、この五石湯の薬毒を消すような植物薬が巧みに配合されています。白虎湯や桃花湯は、この五石湯の系統に属する石薬ですが、この二つの薬にも胃気を調和する玄米と、甘草や乾姜が配合されています。

さて白虎湯ですが、この薬は石膏が主薬です。石膏は煩渇《はんかつ》、煩躁《はんそう》を主治します。煩渇というのは、口中がカラカラに乾くことですが、これは体内の熱気のために、胃中(裏位)が乾燥してカラカラになりますので、しきりに口渇がおこります。劇症になると胃中ばかりでなく、体の表面まで乾燥して、皮膚までカサカサになり、小便がしきりにでて、体の水分がなくなって、煩躁（もだえさわぐ）状態になり、さらにはげしくなると、意識不明になり、うわごとをいうようになります。腸の中まで乾きますので、便秘の傾向になり、体はだるく、重くなって、腹がはります。このような症状の病人には、病名のいかんにかかわらず白虎湯を用います。

現代の病名でいいますと、流行性感冒、暑気あたり、腸チフス、丹毒のような発熱性の急性病に用いる機会があります。慢性病では、糖尿病、尿崩症、皮膚病、アルコール中毒、夜尿症、歯痛などに応用します。衰弱の傾向のあるものには人参三・〇を加え、頭痛するものには桂枝三・五を加えて用います。

このうち糖尿病ですが、白虎湯を用いるばあいは、体型がしっかりしていて、口渇がひどく、多尿で、便秘の傾向あるものに用いなければなりません。近ごろの糖尿病には、この方を用いるようなものはずっと少なくなっているようです。痩せ細って、腰痛があったり、下腹部が軟弱無力で、口渇もあり、尿量も多いというものは八味丸を用います。一見して壮実に見えても、いわゆる水肥りで、筋肉にしまりなく、あまり口渇もはげしくなく、ただ尿中に糖を排出するというものは、当《とう》帰《き》芍薬散《しゃくやくさん》を用います。近ごろの糖尿病にはこの型のものが断然多いようです。

桃花湯は、白虎湯を用いるような病人とは反対で、体が衰弱し、手足が冷え、炎症や充血なく、腹痛や下痢の症状があって、便に膿血を排出する者に用います。今日では、ほとんどこの方を用いるような病人はありません。

桃花湯　赤石脂六・〇　乾姜〇・五　玄米四・〇

右大人一回量。まず乾姜と玄米を水二五〇ccで煮て、約半量になったところでカスをこし、赤石脂末を入れて頓服する。

白虎湯　知母六・〇　石膏二〇・〇　甘草三・〇　玄米一〇・〇

右大人一日量。水五〇〇ccをもって、半量に煮て、カスをこして三回に分けて空腹時《すきばら》に冷服する。煎器はかならずホウロウまたは陶磁器を用いる。

八味丸　地黄六・〇　薯蕷《しょよ》　山茱萸《しゅゆ》　沢瀉《たくしゃ》　茯苓《ぶくりょう》　牡丹各三・五　桂枝三・〇　附子一・〇

煎じ方は白虎湯に同じですが、温服します。

当帰芍薬散　当帰　川芎《せんきゅう》各三・〇　芍薬六・〇　茯苓《ぶくりょう》　朮《じゅつ》各四・五　沢瀉《たくしゃ》三・五

煎法と用法は八味丸に同じ。

五石湯について

問四四　五石湯《ごしゃくとう》というのは、どういう薬方でしょうか。

答　五石湯というのは、紫石英、白石英、赤石脂《しゃくせきし》、鍾乳石《しょうにゅうせき》、太一禹《たいいつう》余糧《よりょう》からできている石薬です。元来、石薬というのは、中国古代の神仙思想からおこったもので、不老長生を目的としています。この服石家の説によりますと、草根木皮のような植物薬は、人間の病気をなおすことはできるが、腐敗して朽ちはてる性質のものであるから、このようなものをいくら飲んだからとて不老不死の目的は達せられるはずはない。永遠に朽ちることのない生命をうるには、金石の類を服さなければならないとしました。しかし、実際にいろいろの石薬を服してみると有機体の人体にはかならず有害で、不老不死どころか、生命をちぢめる結果になってしまう。そこで、石薬を有効にはたらかせて、副作用を避けるためにはどうしても草根木皮の類と併用する必要がおこってきます。そこで、後にはこの五石湯なども、紫石英寒食散《しせきえいかんじきさん》として用いました。寒食散は、この五石湯に、栝蔞根《かろこん》、防風、桔梗《ききょう》、乾姜、桂枝、附子などの植物薬と、文蛤《ぶんごう》（ハマグリ）という動物薬を配合したものです。
わたしはまだ使用の経験がありませんが、中国古代における石薬の使用については、唐の王燾が編した『外台秘要方《げだいひようほう》』の中の乳石篇（第三十七、三十八巻）と、わが国の丹波康頼の撰した『医心方』第十九巻の服石篇をご覧になれば、かなり詳しいことがわかります。

麦門冬湯―喀血

問四五　玄米の入る薬方について、つづけてお話し下さい。

答　玄米の入る薬方の第三として、麦門冬湯《ばくもんどうとう》があげられます。この麦門冬湯と、次の竹葉石膏湯《ちくようせっこうとう》は、まったく兄たり難く、弟たり難しともいうべき関係にある薬方ですが、その性格はかなりちがっています。しかし、その原方がいずれも小柴胡湯《しょうさいことう》であるところに、その特徴をもっています。
小柴胡湯は、主として病邪が胸脇部にあるときに用いられる薬方です。したがって、麦門冬湯も、竹葉石膏湯も、小柴胡湯と同じように病邪が主として胸部に集まっているばあいに用いられますが、その病邪の状態が、かなりちがうわけです。麦門冬湯は、小柴胡湯の主薬である柴胡の代わりに麦門冬が主薬となり、黄芩《おうごん》の代わりに玄米が用いられ、生姜を去ったものと考えることができます。主薬の麦門冬は、体の枯燥《こそう》をうるおし、セキをとどめ、気逆といって、胸部から、ノドや顔に向かって、つきあげてくる逆上《のぼせ》感を鎮静するはたらきをもっています。したがって、これを主薬とする麦門冬湯は、病気のために体力が衰えて、胸部に欝滞《うったい》している病邪が、ノドのほうから、顔面に向かって上逆して、つきあげてくるような病症のものには、病名のいかんにかかわらず、この方を用いて奇効があります。

現代の病名でいいますと、①大病をした後で、体が衰弱して、顔面にのぼせ、ときどき悪心《おしん》(ムネワル)がおこり、嘔きけを催《もよお》すようなもの、②咽喉炎、肺結核などで、かわいた咳が、顔が赤くなるほど、たてつづけにでて、ノドに乾燥、刺戟感があるもの、③肺結核で、顔や耳が紅潮し、むせぶような喀血がつづいて止まぬもの、④慢性気管支炎で、久しく咳がでてやまず、体力が衰え、皮膚が枯燥《かさかさ》し、上逆《のぼせ》感のことに強いもの、⑤百日咳で、顔を真っ赤にして、咳込む発作のつづくもの、⑥老人性の喘息で、顔面にのぼせて紅潮するもの、⑦糖尿病で、体がやや衰弱し、顔色が赤く、逆上感のあるものなどに応用して奇効がえられます。喀血には、黄蓮《おうれん》二・五、石膏一五・〇を加え、百日咳の発作には、橘皮《きっぴ》二・五、竹茹《ちくじょ》二・五グラムを加えて用います。

百日咳の治療法

問四六　百日咳は、子どもが一度はかからなければならぬ流行病といわれ、特効薬がなくて困るものですが、漢方には、なにかよい治療の方法がありましょうか。

答　百日咳は漢方で治療すれば、すこぶる簡単です。たいていは、百日咳特有の発作をおこさないですますことができます。バイ菌の感染によっておこりますので、近所にこれにかかっているものがあると、たいていはこれにかかりますので、注意が必要です。そして、セキの軽いうちになおしてしまわないと、なかなかなおりにくくなります。

百日咳は、熱がでません。それにセキのほかに元気であることも変わりありませんが、よく注意してみると、そのセキは日中はでないのに、朝夕は目立ってこれがでます。それが日増しにはげしくなります。一週間もすると、その正体をあらわして、百日咳特有の痙攣性のセキに変わりますから、近所にこれにかかっているものがあって、こうしたでかたのばあいには、早くそのつもりで手当てをすることです。

普通の体力があって、朝夕目立って、かわいたようなセキがでて、百日咳ではないかと疑われるばあいには、ただちに小柴胡湯《しょうさいことう》と半夏厚朴湯《はんげこうぼくとう》を合わせた薬方を用います。これは奇代の名方で、故湯本求真先生がはじめて用いられましたが、これを早期に用いますと、たいていは一週間以内で、百日咳特有の痙攣期に入らないうちに、なおってしまいます。

しかし、子どもによっては、カゼのような症状から、はじまるものもあります。薄い鼻水をだし、ノドがゼイゼイして、泡沫《あわ》の多い痰をだします。そして、顔をみると腫れぼったい感じがしています。こうした子どもは、多く神経質で、冷え症です。これには小青龍湯《しょうせいりゅうとう》というのを与えなければなりません。早いうちならば、やはり痙攣期に入らぬうちになおしてしまうことができます。セキがひどくて、もだえ苦しむようなときには、石膏一五・〇を加えて用います。

以上のような手当てができかねて、百日咳特有の痙攣性のセキをだすようになり、一日のうちに、何回となく、もうれつな発作をおこし、顔を真っ赤にして苦しみ、もだえるようなセキをだし、果てには顔が紫色になって、食べたものまで吐きだしてしまわないとおさまらないようになると、これには麦門冬湯に橘皮と竹筎とを加えたものを与えなければなりません。そして、身柱《ちりげ》の灸をすえ、小児バリを励行すれば奇験がえられます。身柱の灸のすえ方と、小児バリの要領は、拙著『漢方養生談』（大法輪閣発行）に、詳しく述べておきました。

痙攣期に入った百日咳に、麦門冬湯を用いるばあいは、時間をきめないで、少しずつ冷たいものを頻回《しきり》に与えます。とくに発作の直後には、二〜三十分の間隔で、しばしば用いることが、そのコツです。

麦門冬湯《ばくもんどうとう》　麦門冬《ばくもんどう》九・〇　半夏《はんげ》　玄米《げんまい》各五・〇　大棗《たいそう》三・〇　人参《にんじん》　甘草《かんぞう》各二・〇

右大人一日量です。水約五〇〇ccをもって半量ぐらいに煎じつめ、ただちにカスをこしておいて、通常、三回に分けて食間（空腹時《すきばら》）に、温めてのみます。小児に用いるばあいは、三歳まで三分の一、七〜八歳まで半量、一二〜三歳まで三分の二量を用います。以下、用い方は同じです。

小柴胡湯合半夏厚朴湯《しょうさいことうごうはんげこうぼくとう》　柴胡《さいこ》三・五　黄芩《おうごん》三・〇　半夏《はんげ》五・〇　人参《にんじん》二・五　甘草大棗《かんぞうたいそう》各三・〇　生姜《しょうきょう》一・五　茯苓《ぶくりょう》四・五　厚朴《こうぼく》三・〇　蘇葉《そよう》二・五

水の分量は、六〇〇ccをもって半量をとります。三回に分けてのむ。

小青龍湯《しょうせいりゅうとう》　麻黄《まおう》　芍薬《しゃくやく》　桂枝《けいし》各三・〇　乾姜《かんきょう》一・八　甘草《かんぞう》　細辛《さいしん》各二・五　五味子《ごみし》四・五　半夏《はんげ》三・五

竹葉石膏湯―肺結核、肺炎

問四七　竹葉石膏湯というのは、どういう薬方でしょうか。

答　前述の麦門冬湯とひじょうによく似た薬ですが、竹葉と石膏が主薬になっているところにそのちがいがあります。竹葉石膏湯は麦門冬湯の大棗の代わりに竹葉と石膏を加えて、しかも、それを主薬としたものです。

竹葉と石膏とが組み合わさると、体の表裏にこもった熱を去るはたらきがひじょうに強くなります。したがって、この二つの薬が主薬として配剤されている竹葉石膏湯は、これを用いる病人に頑固な熱がつきまとっていることが第一の条件となります。『傷寒論』に、この方を用いる条件として、

「傷寒、解《かい》して後、虚羸《きょるい》（やせ衰える）、少気《しょうき》して、気逆、吐せんと欲するものは、竹葉石膏湯これを主どる」

とあります。尾台榕堂先生が、これに註釈を加えて「この方は、傷寒にて、余熱、退かず、煩冤《えん》（むねがジリジリする）、咳嗽《がいそう》し、渇して、心下《みぞおち》、堅くつかえ、或いは嘔吐し、或いはシャクリのでるものを治す。はしか、天然痘のばあいも、また同じ」、「糖尿病で、食べものをむさぼり食いて止まず、口舌乾燥し、或いは、身が熱して、食せず、夢多く、寝汗《ねあせ》をかき、身体、枯槁《ここう》するものを治す。もし、大便、通ぜずして、腹が微満して舌上に黒い苔があるものは、調胃承気湯《ちょういじょうきとう》を兼用する」と説いているように、病人の体に、頑固な熱がつきまとっていることが竹葉石膏湯を用いる目標《めあて》となっています。しかも、病位（病邪の主としてついている場所）は、麦門冬湯とまったく同じで、胸部を中心としていますから、ほぼその病情が想像されましょう。病邪の中心が胸部にあって、しかも高熱があり、逆上《のぼせ》感と、セキもでる病気といえば、まず、肺結核と、肺炎とがあげられます。

現代薬学の進歩のお蔭で、現在では、体力がひじょうに衰えて、しかも高熱をだし、呼吸困難と、喀血に苦しむような肺結核の患者はなくなりましたが、竹葉石膏湯を用いなければならない肺炎のほうは、現代医学に、その特効薬がないために、ひじょうに多いものです。肺炎だといえば、まず竹葉石膏湯を考えなければならないほど、この薬方はよく効く薬です。

肺炎には、カゼ、はしか、百日咳などに合併し、あるいはつづいておこる気管支肺炎と、突然に高い熱をだして、いろいろな症状をあらわすクルップ性の肺炎と、なおるまで長い時間がかかる中間型の慢性肺炎とがありますが、この竹葉石膏湯は、そのいずれのばあいでもよく奏効します。

大人のばあいは、肺炎ということがすぐにわかりますが、子どもと老人の肺炎は、よく注意しないといけません。肺炎は、①呼吸困難が主なる症状で、呼吸が浅くなって、息をするたびに小鼻を動かしたり、頸《くび》の筋肉を動かしたりします。②表情がとぼしくなり、落ちつかない様子で、興奮したり、子どもではひきつけたりします。③セキも相当にでます。はじめは、ノドが痛そうな、かわいたセキがでますが、だんだん痰がからんだようなセキになります。④熱はいろいろで、一日のうちに上り下りが、いちじるしくなります。体力がひじょうに衰えているばあいには、熱はまったくでないばあいもあります。⑤安眠ができなくなり、食欲もなくなります。⑥吐いたり、下痢をすることもあります。このようなばあいには、竹葉石膏湯を用います。

肺炎の手当て

問四八　漢方による肺炎の手当てを、簡単にお教えください。

答　はじめに、はげしい悪寒がして、ガタガタとふるえて、やがて高い熱がでて、頭痛、胸痛、腹痛などがあって、体力が充実しているものは、麻黄湯《まおうとう》を与えます。

悪寒がはげしく、からだがだる痛み、興奮状態があって、口渇し、もだえさわぐものには大青龍湯《だいせいりゆうとう》を与えます。

熱がしだいに高くなり、食欲不振、顔色が充血し、呼吸困難があって、胸もとが苦しいばあいには、小柴胡湯《しょうさいことう》に石膏一五・〇を加えて用います。

セキがひどく、胸痛がはげしく、呼吸がせわしく、嘔きけのあるものには、小柴胡湯に小陥胸《しょうかんきょう》湯《とう》をあわせた柴陥湯《さいかんとう》というのを用います。

熱が高く、小便がしぶり、口渇のはなはだしいものには麻杏甘石湯《まきょうかんせきとう》を用います。

みぞおちの部分が固く、軽くおさえてみると痛み、数日も便秘して、舌がかわいて黄色な苔がついて、腹がはっているものには大柴胡湯《だいさいことう》を用います。

腹が軟弱で力なく、下痢の傾向があって、手足が冷え、顔色が青く、まったく熱性症状のないものには、真武湯《しんぶとう》または四逆湯《しぎゃくとう》を与えます。

慢性の肺炎は、顔色が青白くなって、セキがなかなかとまらず、食欲のない状態がつづき、熱がときどき高くなり、微熱がいつまでもつづいて、体力が衰えてきます。できるだけ栄養をよくし、空気のよい、日光のあたるところへ移し、当帰建中湯《とうきけんちゅうとう》を用いて体力の回復をはかり、主方は柴胡《さいこ》桂《けい》枝乾姜湯《しかんきょうとう》を用います。

竹葉石膏湯《ちくようせっこうとう》　竹葉《ちくよう》　人参《にんじん》各二・五　甘草《かんぞう》三・〇　石膏《せっこう》一五・〇　玄米《げんまい》八・〇　麦門冬《ばくもんどう》六・〇　半夏《はんげ》四・五

調胃承気湯《ちょういじょうきとう》　大黄《だいおう》二・〇　芒硝《ぼうしょう》三・五　甘草《かんぞう》二・〇　熱湯《ねっとう》一〇〇ccをもって、煮沸すること五分間で、カスをこして、一回に頓服する。

麻黄湯《まおうとう》　麻黄《まおう》五・〇　杏仁《きょうにん》三・五　桂枝《けいし》四・五　甘草《かんぞう》三・〇

大青龍湯《だいせいりゅうとう》　黄麻《まおう》五・〇　杏仁《きょうにん》三・五　桂枝《けいし》四・五　石膏《せっこう》一五・〇　甘草《かんぞう》　大棗《たいそう》各三・〇　生姜《しょうきょう》一・五

小柴胡湯《しょうさいことう》　柴胡《さいこ》三・五　黄芩《おうごん》三・〇　半夏《はんげ》三・〇　人参《にんじん》三・〇　甘草《かんぞう》　大棗《たいそう》各三・〇　生姜《しょうきょう》一・五

柴陥湯《さいかんとう》　柴胡《さいこ》三・五　黄芩《おうごん》三・〇　半夏《はんげ》五・〇　人参《にんじん》三・〇　甘草《かんぞう》　大棗《たいそう》各三・〇　生姜《しょうきょう》一・五　黄蓮《おうれん》三・〇　土瓜実《どかじつ》三・五

麻杏甘石湯《まきょうかんせきとう》　麻黄《まおう》五・〇　杏仁《きょうにん》三・五　甘草《かんぞう》三・〇　石膏《せっこう》一五・〇

大柴胡湯《だいさいことう》　柴胡《さいこ》三・五　黄芩《おうごん》三・〇　半夏《はんげ》三・〇　枳実《きじつ》三・〇　芍薬《しゃくやく》四・五　大棗《たいそう》三・〇　生《しょう》姜《きょう》一・五　大黄《だいおう》一・〇

真武湯《しんぶとう》　茯苓《ぶくりょう》五・〇　芍薬《しゃくやく》　朮《じゅつ》各四・五　生姜《しょうきょう》一・五　附子《ぶし》一・〇

四逆湯《しぎゃくとう》　甘草《かんぞう》三・〇　乾姜《かんきょう》二・〇　附子《ぶし》一・〇

当帰建中湯《とうきけんちゅうとう》　当帰《とうき》三・〇　桂枝《けいし》四・五　芍薬《しゃくやく》九・〇　甘草《かんぞう》　大棗《たいそう》各三・〇　生姜《しょうきょう》一・〇

柴胡桂枝乾姜湯《さいこけいしかんきょうとう》　柴胡《さいこ》四・〇　桂枝《けいし》　栝蔞根《かろこん》　牡蠣《ぼれい》各三・五　黄芩《おうごん》三・〇　甘草《かんぞう》二・五　乾姜《かんきょう》二・〇

附子粳米湯

問四九　玄米の入る第五にあげられている附子粳米湯というのは、どういう薬方でしょうか。

答　疝気《せんき》の薬です。現代医学には、疝気などという病気はありませんが、疾病現象を科学的な病名で考えなかった漢方には、疝気というたいへん便利な呼び方をしている病気があります。漢方では、慢性的に寒冷にあたると、体の丈夫な人では、腹部に「癪《しゃく》」がおこり、体の弱い人では、「寒疝」という病がおこると考えています。ですから、臍《へそ》を中心にして、腹部に堅い凝りや、抵抗物を触れて、もうれつな痛みの発作をおこし、下痢したり、便秘したり、小便がでしぶったり、頻回《ひんかい》になったりしたばあいは、癪または疝のいずれかがおこったものと考えます。平常、あまり体の丈夫でない人が、寒さにあたって、腹部に劇痛を覚え、はなはだしいときは、気を失うほどの烈しい痛みをおこしたときには、病名のいかんにかかわらず疝気と考えて、この附子粳米湯を用いるのです。現代の病名でいうと、体質の虚弱な人が、胃腸の痙攣、盲腸炎、幽門狭窄、胃潰瘍、胆石症、膵臓炎、腸疝《ちょうせん》痛、腹膜炎などで、腹鳴り、腹部の劇痛、はげしい嘔きけなどの発作をおこしたばあいには、この薬方を用いる機会があるというわけです。『金匱要略』には、

「腹、寒気にあたりて、雷鳴し、切痛し、胸脇が逆満し、嘔吐するものは、附子粳米湯、これを主どる」

といっています。尾台榕堂先生は、もし痛みが劇しく、心胸にまで及ぶものは、大建中湯《だいけんちゅうとう》と合すれば奇効がある。疝家《せんか》（慢性病として疝気をもっているもの）、留飲症のあるものが多くこの病にかかると注意しています。鬼才をおしまれて若くして死んだ永富独嘯庵《ながとみどくしょうあん》の『漫遊雑記』に、附子粳米湯を用いた二つの治験がでています。

「一壮夫あり、梅毒を病むこと七年、両脚拘攣《こうれん》して起《た》たず、医を易《か》えること三十余人にして癒《い》えず、漫爾《まんじ》として湯薬を廃す。余、たまたま、その地にいたるに、親故《しんこ》、きたり請う。就いて

診するに、気韻、食欲、常のごとく、その脈、遅緩にして、腹に他病なし。ただ、その臍下に一癖《くせ》あって、築々《ちくちく》たり。余、曰わく、これ疝なり。湿（梅毒）を攻むること頻年、薬のためにおびやかされ、沈結して解せざるなりと。附子粳米湯を与えること三十日、徐々として脚のぶ。余、まさに去らんとす。方を書してこれに与えて曰わく、これを服して怠ることなかれと。その後一年、航《こう》に便していう、二百日を経て旧に復すと」

「一婦人あり。四十余歳。下痢、腰痛、膝と脛と、時あって微腫し、脈は沈結にして、絶えんと欲す。微喘、潮熱（時間をきめてでる熱）し、食は一日に一〜二盞《ぜん》、腹底に癥瘕（かたまり）あり、揺動すれば、すなわち人事を省せず。余、曰わく、この下痢は癥瘕よりす。腰間にかねて積冷《しゃくれい》あり。附子粳米湯を与え、嘱して曰わく、酒色すべからず、思慮すべからず、酒色して発し、思慮して発するは、われ知らざるなり、薬の罪にはあらずと。服すること五十余日にして、病の八〜九を除く。たまたま、その夫婿、侍婢を愛す。女子、これを覚《さと》って、妬忌《しっと》して忿恚《ふんけい》す。数日にして、諸症、悉く発す。惶遽《こうきょ》（あわてて）として余を招く。余が曰わく、病、忿恚によっておこる。忿恚散んぜざれば、すなわち薬しがたしと。侍婢を逐わしめ、三日にして再び附子粳米湯を与う。服すること百余日にして旧に復す」

このうち、脈が結するというのは、結代することで、脈が触れなくなることです。痛みがひじょうにはげしいときには、よくこの結脈をあらわします。この二つの治験をよくお読みになれば、漢方でいう疝気と、附子粳米湯の使用法がよくわかると思います。わたしも、しばしば原因不明と診断された中年婦人に、この方をすすめて奇効をえた経験をもっています。

附子粳米湯《ぶしこうべいとう》 附子《ぶし》一・〇 半夏《はんげ》四・五 甘草《かんぞう》三・〇 大棗《たいそう》三・五 玄米《げんまい》八・〇

大建中湯《だいけんちゅうとう》 蜀椒《しょくしょう》二・〇 乾姜《かんきょう》二・〇 人参《にんじん》三・〇

附子粳米湯にこれを合わせ、水六〇〇ccをもって約半量に煎じつめ、カスをこして膠飴《こうい》二〇・〇を入れてとかして、三回に分けて食間(空腹時)に温めてのむ。コウイというのは、モチ米で作ったアメのことです。薬局で売っているマルツ・エキスを用います。

第四章　副食物

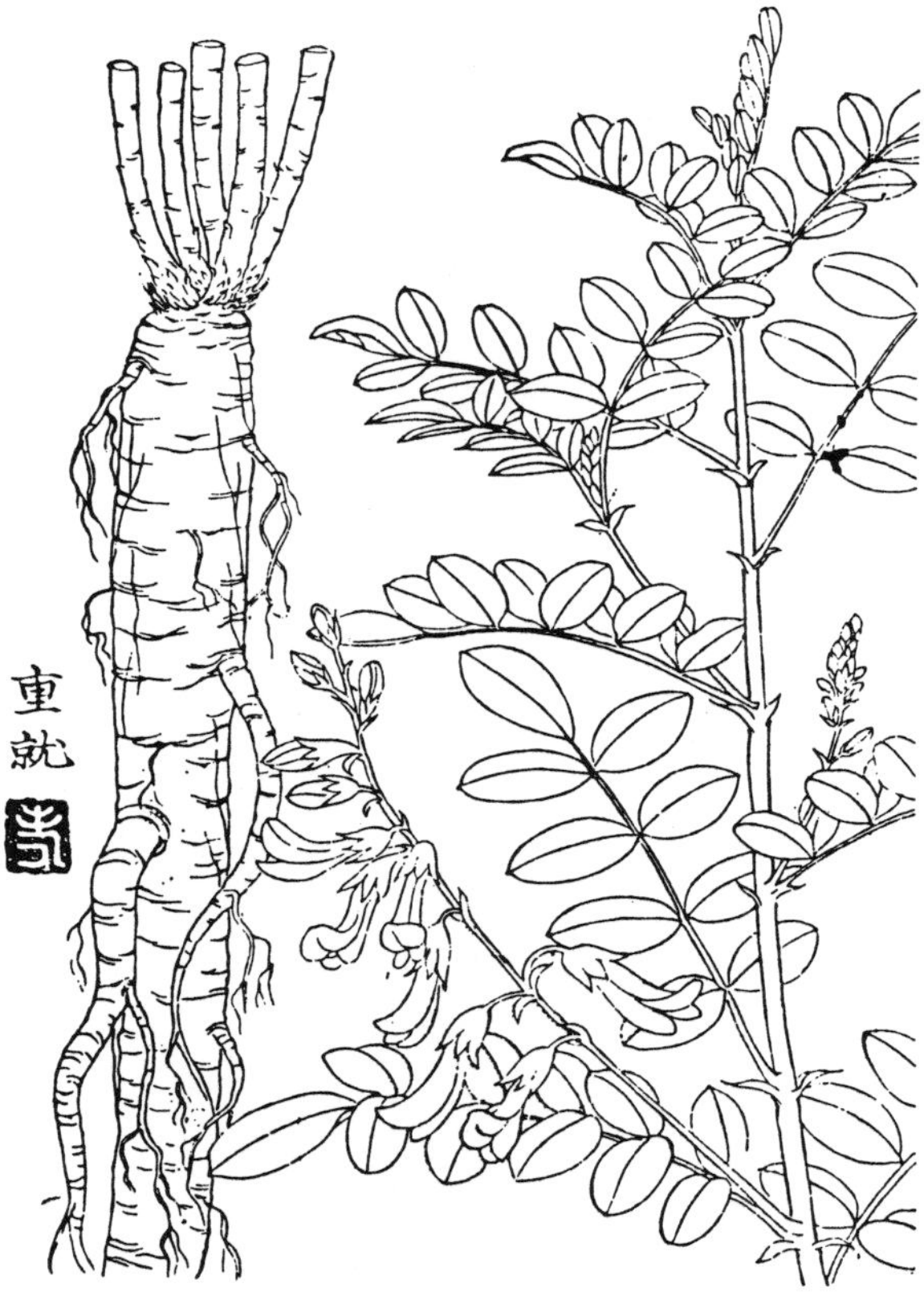

『古方薬品考』より黄耆

(一)　副食を選ぶ

副食物とは

問五〇　主食を玄米にすれば、当然、副食が問題になると思いますが、副食物は、どういうものを、どういう割合でとったらよいものでしょうか。

答　主食と副食の摂り方の割合については、すでに述べました。結論だけをいえば、人間は、成人では動物性の食べものを一とすれば、豆類のような植物性タンパクも一、野菜や果物や海草類を三ないし四の比率でバランスよく食べることがもっともよいことになります。この中で、玄米を主食に選べば、果物をほとんど食べなくともいいことになりますから、年齢や職業、性別などによって、その比率を多少加減はしても、大体この比率で食生活をすればよいと思います。つまり、年齢が若く成長期にあるものや、女性の妊娠中などは、動物性の食品や野菜類も多くとり、五十歳以上ともなれば獣肉類をやめて、魚貝の類を少量とり、野菜を多くするといった注意をすれば、それでよいと思います。

玄米と野菜

問五一 野菜といっても、いろいろありますが、玄米を主食とするばあいには、どんな野菜をとるべきでしょうか。

答 生《なま》で食べる洋野菜が多く出まわっている現在では、生《なま》で食べられるものと、熱を加えなければ食べにくいものに分けるのが便宜でしょうが、わたしは、①根・葉を主とする有色野菜と、②白色野菜や芋類、③海草類に分けることが便利だと思います。そして、副食物全体としては、豆類や草木の実のような東洋では果穀類に分類している植物性タンパクを主とするもの一、獣肉類、魚貝類のような動物性タンパクを主とするもの一、野菜類に属するもの三の割合で、自由自在に組み合わせてこれをとるのが理想的だと考えています。そしてこれを実行しています。生で食べられるものは生でよし、熱を加えなければ食べにくいものには熱を加え、過不足なくとっています。

海草類を野菜のうちに入れることはどうかと思われましょうが、わたしは、海草は海原《うなばら》に萌《も》える野草と同じに考えています。現代の栄養学は欧米流ですから海草類をほとんど食べない欧米人は、海草にはなはだ冷淡ですが、四面海に囲まれた米食民族である日本人には海草は不老長寿の霊薬で、貴重な食品です。というのは、現在の日本食の欠陥は、ビタミンB_2とカルシウムがもっとも不足していますが、合理的に海草類をとればカルシウムに不足するようなことはありません。植物性の食品では、海草類―ノリ、ヒジキ、カジメ、ワカメがカルシウム含有量の第一位から四位をしめています。

これらの海草類は、脱脂粉乳をはるかに上まわるカルシウムを含んでいるのです。ビタミンB_2は玄米、菜食ならば他からこれを補給する必要はありません。

野菜のほかに、東洋では果穀類に分類している豆類と草や木の実があります。主食六のうち一を当てれば、全体として完全食となるというわけです。果穀のうちには、ゴマや落花生のような草の実と、カヤ、クルミ、ギンナン、栗、松の実のような木の実がありますが、これを適当にとることが必要です。ギンナンやカヤの実には、これをまけば、樹齢が数百年にもおよぶ巨木となるような不可思議な生命の力が宿っているのです。

海　草

問五二　日本人は、毎日海草を少しずつ食べなければいけないというお話ですが、現代の栄養学では、海草はカロリーに計算されていませんが、そんなに必要なものでしょうか。

答　食用にされる海草は、ワカメ、コンブ、アラメ、ヒジキなどの褐藻類や、テングサ、オゴノリ、アマノリ（浅草海苔）の紅藻類ですが、ひじょうに複雑な多糖類とよばれる特異質からなっていて、不消化ですから、カロリーに計算されませんが、調理のときによく組合せを考えれば、それほど不消化ではなく、アルカリ性食品の最右翼で、タンパク質は質量ともによく、無機質ではヨードやカルシウムをたくさん含んでいて、漢方の食養観からすれば、最高の食べものです。ビタミン類としてはカロチン、B_1、B_2、そしてB_{12}が含まれています。現代の栄養学は西洋一辺倒で、中国を除いては海草類をほとんど食べる習慣がないので、この外国直輸入の栄養学が海草を無視するのは当然ですが、むしろ噴飯ものです。

わが国では太古の時代から、好んで海草を食べていました。『万葉集』の権威である沢潟久孝博士によると、『万葉集』には、玉藻とあるもの五十首、沖の藻、辺の藻とあるもの十数首、なのり、すなわちほんだわら十六首が掲載されているそうです。四辺、海に洗われているわが国のことですから、当りまえといえば当りまえですが、われわれは生まれた土地に自然に恵まれているこの美味な食べものに感謝しなければなりません。

なぜ日本人が特に毎日海草類を食べなければいけないかといいますと、現在わが国の食生活は欧米のそれとちがって、白米を主食にしています。白米を主食にして、塩分を過度にとりすぎる結果として、動脈が硬化して血圧が高くなり、それが進んで脳出血にかかるものがひじょうに多い。この動脈の硬化を防ぎ、脳出血の敵である便秘を解消し、腸の垢をとるには、ヨードをたくさんに含み、便秘に特効のある海草類を食べることが最上の手段でなければなりません。ただワカメやコンブは一度にたくさんとると不消化ですから、少しずつ毎日とることが必要です。そして、消化をよくするためには、果物の濃い酢につけるか、大豆や大豆製品といっしょに煮て食べることです。例えば、ワカメを酢のものにして食べると、その中に含まれているカルシウムが酸のために分解されて、その消化がきわめてよくなります。コンブの調理にも酢を加えるのがコツです。ヒジキは海草のうちでも、特にカルシウムが多く、カルシウム含有量は、植物性食品の第一位です。良質のヒジキに揚げ豆腐を加えて煮たものは、その風味が格別で常用すれば頑固な慢性便秘でも簡単に解消されます。ヒジキは野菜サラダに合わせても、ひじょうにおいしく食べられます。

海草のうちで、特に推賞したいものは浅草ノリです。これは一般の海草類とちがって、そのままでも消化がよい。冬二月ごろまでにとれたものが理想的で、特に寒中のものが上物とされ、色も風味もよい。静かな内海で、しかも浅い、淡水が適度に流れ入るところで養殖されたものがよい。東京湾や愛知県などでよいものがとれます。タンパク質は品質のよいものほどその量が豊富で、三〇パーセント含んでいます。ノリ独特の風味は、ペプトン、ペプチット、アミノ酸によるもので、ビタミンA、B_1、B_2、C、Kなどが豊富にあり、特にAはバターの約半量もあるということです。昔からノリを食べる地方の人は長生きだといわれ、ヨードのほかに高血圧の予防になるアルギン酸エステルが多量に含まれています。ただ注意しなければならないのは、市販のコンブのつくだ煮は真っ黒くタール色素で着色され、ワカメには硫酸銅で青く着色されたものがあり、ノリのつくだ煮には防腐剤と人工甘味料と糊料が豊富に使用されています。また味つけノリと称する有害な人工甘味料をぬりつけたものが流行的に市販されていますから、注意しないといけません。

海草に含まれているビタミンB_{12}は、一般の植物性食品の中には含まれていない貴重なビタミンで、海草の表面に附着した細菌から合成されたものが吸収したと考えられています。赤いダイヤモンドといわれ、抽出したものは鮮紅色の美しい結晶をしています。一九四八年にアメリカのメルク会社のリッケス氏とイギリスのスミス氏によって前後して発見されました。ビタミンのうちで、もっとも高価なものです。このビタミンは多く動物の肝臓、腎臓、脾臓などに含まれ、これは微生物や細菌が酵素のはたらきで作ってくれたもので、味噌や納豆の中にも微量ながら含まれています。日本産の貝類には多く、このわた、鮎のうるかなど酒客に喜ばれるものの中にも含まれています。悪性貧血、肝臓疾患によく効くビタミンです。

理想的な副食

問五三　理想的な副食のとり方を具体的にお話しください。

答　副食のとり方は真剣に考慮する必要があります。第一には内容のバランスのとれたものをとることが必要です。朝、昼を簡単にして、夕食にご馳走をたくさん食べるというようなとり方はいけません。活動期にある者ならば、朝食にはいろいろの季節の野菜類を豊富に入れた味噌汁と漬けもののほかに、大根おろしを加えた魚の干物《ひもの》とか、自家製のコンブのツクダ煮、ネギと辛子を加えた納豆、ユバの煮つけ、浅草ノリ、自家製のテッカ味噌の類をどれかとるようにします。昼食も現在市販されているようなソバやドンブリですますならば、むしろ食べないほうがよい。野菜の類が少しも入っていないからです。麺類を食べるなら、シイタケ、コンブ、カツオ節などでとったダシ汁のほかに、ニンジン、ダイコン、モヤシ、ネギ、ゴマ、油あげ、クルミなどのカテをいっしょにとるようにしなければいけません。貝原益軒先生は、食事全体の分量は少なくてもよいが、五味の調和をえたものをとらなければならぬといわれていますし、石塚左玄翁も趣味の優雅な風味の善良な調理法による副食物をとることがたいせつだと説いたことは前述の通りです。

第二には、食品の組合せを考えないといけません。例えば、イカやタコを食べるばあいには里芋と組み合わせることがたいせつです。ドジョウはゴボウを入れた味噌汁で食べると栄養満点で、すばらしい強精食品となります。お刺身を食べるときは、生姜、ワサビ、ニンニク醤油で、ニンジン、ダイコン、シソなどのツマと組み合わせて食べれば少しの害もありません。シソは本草《ほんぞう》に魚毒を解すといっています。イワシやサンマなどの背の青い魚は、干物にするか、新鮮なものを炭火で焼いて、ダイコンおろしを豊富に加えて食べると美味でもあり、害がありません。

ホウレン草などは、かならずゆでてアクを抜いて食べます。これに生姜または漢方で用いるトウキを加えて植物油でいためた雞のレバーを組み合わせて食べれば、ひどい貧血の人も数日で回復します。ホウレン草には蓚酸《しゅう》という過食をすると結石をおこしやすい成分を含んでいますが、ゆでて食べればなんともありません。本草に少しく毒ありとあってアクを抜けば血を増すことがわかっています。

食べもののアクを抜くことは調理上の秘訣になっていますが、現代の栄養学ではアクの正体が、この科学万能の時代に少しもわかっていません。というのは野菜によってアクの種類が多種多様だからです。

アクの多い野菜といえば、ワラビ、ゼンマイ、フキのような苦味をもつもの、たけのこのようなエゴ味をもつもの、ジャガイモ、レンコン、果物などの皮をむいたり切ったりしておくと切り口が黒褐色に変化する物質や、ホウレン草やフダン草をゆでると褐色になってでてくるものを指します。これらのアクはそれぞれ違った成分をもっています。

苦味のあるアクは、カリウム、カルシウム、マグネシウムといった無機成分で、殊にカリウムであるといわれています。ゆでた汁や水の中に長い時間をおけばアクは抜けますが、同時にたいせつな水溶性ビタミンやうまみのある無機成分などがいっしょに流れでてしまってまずくなりますので、アク抜きは必要な時間だけゆでて、材料を急速に冷やして必要なビタミン類や、うまい無機成分の流出を防ぐ工夫をしなければなりません。

ジャガイモやゴボウ、レンコン、果物の黒褐色になるのは、ポリフェノラーゼという酵素のためであることがわかっています。この酵素は、銅や鉄に力強く作用しますので、調理用具になにをつかうかを考えることがたいせつで、熱に弱い性質があるので、調理を手早くして、軽く熱を加えるとか酢につけるようにしなければいけません。

エゴ味はホモゲンチジン酸だといわれています。たけのこ、ニラ、里芋、山の芋などに含まれています。収穫してから時間がたてばエゴ味は強くなりますから、新しいうちに熱を加えればエゴ味はかえってうま味にかわります。熱の加え方に工夫を要します。

とかくアクのうちには、人体に害があるものもあり、ないものもあり、味のうえで必要なものもありますので、人体に害のある蓚酸や各種の有毒なアルカロイドを含んでいるものは、これを除いて食べるのがよいことになります。青汁や野菜ジュースの類にいろいろな批判がおこってくるのはこうした理由からです。

このほかにも、いろいろ副食物のとり方のうえに注意しなければならぬ事項もありますが、折にふれてお話しすることにいたします。

ゴボウ

問五四 ゴボウは強精食品の最たるものであるということですが、どうでしょうか。

答 ゴボウは漢方では、強壮、強精剤として知られています。しかし、その食べ方が問題です。ゴボウは、ダイコンやニンジンとちがって、赤土のような土壌の固いところにできたものが、香気が強くて美味なのです。やわらかい畠にできた太い材木のようなゴボウは香気もなく、まずくて食べられません。すべて香気の強い野菜は強精の効があるのです。筋が多くて、その質が固く、色が黒く、アクがきついのがゴボウの特徴です。ゴボウを食べると、腹が張ってガスがでるといわれるのは、その中に含んでいる酵素がいっしょに食べた糖質をよく消化してガスをだすからです。しかし、そのガスは肉や魚を食べすぎてでるガスとちがって悪臭がない。食べたものがよく消化してでる炭酸ガスですから勢いがよくブッと音をたてて放出されます。不消化の糞便からでる悪臭の強いのは、窒素ガスですから、その質が重いので、スウといって音をたてません。百十余歳の長生きをしたことで有名な天海僧正の養生に関する道歌に「養生は素食《そじき》・正道・日湯《ひゆ》・ダラニ、時折り下風《げふう》遊ばされかし」というのがあります。下風というのは、ブッと音も高らかに放出されるオナラのことです。しかし、きんぴらか、鉄火味噌につくって食べれば、そうむやみにガスはでません。鉄火味噌というのは、ゴボウと大豆とを純正な植物油でいためて、味噌を加えて練りあげたものです。

ゴボウを厚めに大きく斜め切りして、ゴマ油でよくいためてから、ゆっくり水煮して、ときどき塩を加えて二時間ほど煮ますと、飴色の糸を引くほどの、ねっとりとした汁がでてきて、上品な甘味のある煮ゴボウができあがります。ゴボウにこんなに甘味があったのかと驚くほどです。野菜類には砂糖を用いなくとも甘くなる糖質が豊富に含まれていますから、煮ものに砂糖を加えるのは邪道です。

漢方では、ゴボウの根と実とを薬用として利用しています。根は乾燥したものと、生とを用います。乾したものは一日量八グラムから十五グラム、種子は一日量三グラムから七グラムぐらいをトロ火で煎じて食後に服用します。根の煎じ汁は、これで皮膚病(特にヒゼンによい)を洗います。内服すれば浮腫《むくみ》によく効きます。種子の煎じ汁は便秘をなおします。生の種子一グラムぐらいをよく嚙んで食べると腫物《はれもの》の膿の排出をよくします。耳の腫れ痛み、歯痛、切り傷、ネブト、婦人の陰部の腫れ痛み、ただれには生の根をすりつぶして、そのしぼり汁を患部につけます。ノドに痰がつかえて、でにくいときには生の根のしぼり汁をそそぎこめば奇効がえられます。また生のゴボウの根のしぼり汁は、急性の盲腸炎(虫垂炎)の妙薬で、手術するより方法がないといわれたものが、この生汁の服用でケロリとなおった例が多くあります。若い生の葉は「よもぎ」(餅草《もちぐさ》)の代用として、格別の風味があります。

問五五 ゴボウと大豆製品とを用いた強精料理があるというお話ですが。

答 ドジョウ汁と鯉コクをあげることができましょう。ドジョウ汁も、鯉コクも、かならずゴボウを入れて作らねば意味がありません。漢方では魚類を薬用にしていますが、そのほとんどが淡水魚です。消炎、解毒、利尿、強壮などの効があるのです。コイの生血《なまち》は現代の化学療法剤や抗生物質のなかった時代には肺炎の妙薬として用いられましたし、ドジョウを割《さ》いて骨と頭を去り、皮を下にして、湿布のように胸に貼れば肺炎の妙薬になるのです。ドジョウの皮は、瘭疽《ひょうそ》やリウマチに貼っても実によく効きます。打ち身、打ち傷には、ドジョウをすりつぶして、黒砂糖を加えてすりあわせ、紙にのべて貼ると、驚くほど早く痛みが去り、熱がとれます。他の海の魚や四足の動物の血とコイ、フナ、スッポンの血を比べるとコイ、フナ、スッポンの血には、イオンカルシウムが倍以上も含まれているということが柳沢文正博士の研究によってわかりました。昔の人の直観と経験とが正しかったことがみごとに証明されたわけです。

血液の中のイオンカルシウムは体の中でももっとも活発に毒を消すために活動しているミネラルですから、コイやフナやドジョウに解毒、利尿、消炎などの作用のあることは当然です。ドジョウ汁が強精料理として用いられ、鯉コクという料理が、産後の肥立ちをよくし、乳をよくだすのも、またひじょうによく肉食の毒を排泄する力をもっていることも、昔の人はよく知っていたのです。

ドジョウはウナギとともにタンパクを多く含み、ビタミンAが多量にあります。ことにその卵にはビタミンAが多く含まれています。ウナギとドジョウを成分のうえから較べると、脂肪はウナギのほうが勝っていますが、タンパク質も灰分もドジョウの方が多いのです。ドジョウやウナギになぜ強精の効があるかというと、護身のために皮膚から分泌するヌルヌルとした粘液が問題とされていますが、その正体はまだわかっていません。ウナギは静岡地方で大量に養殖されていますが、ドジョウは養殖が困難で、天然産のものばかりです。したがって土地によって味覚的に質のちがいがあります。ゴボウを入れた赤味噌仕立てにして食べるのが、強精食としてもっともすぐれています。柳川鍋といって、太いドジョウを割《さ》いて、骨や頭を去り、ゴボウを敷いたうえにドジョウを並べて、酒と醬油で味をつけて、卵とじにしたものは、うまい食べ方ではありますが、頭や骨や内臓を去ることは強精食としては感心できません。

鯉コクも、即醸の味噌を用いたものや、ゴボウの入っていないものや、砂糖を加えたものは効果がありません。またじゅうぶん煮てどんな大きい骨でも、コイの身と同じように軟らかく食べられるようにすることが必要です。ただ苦玉《にがだま》といわれるコイの胆ノウだけを除いて、他の内臓はそのままにして、ブツ切りにして調理します。

ニンジン

問五六 ニンジンについてお話しください。

答 ニンジンは中国には中央アジアから元の時代(十四世紀)に渡りましたが、わが国には約三百年ほど前に中国から渡来しました。すこぶる栄養価の高い食べものです。浜防風《はまぼうふう》やみつばと同じくサンケイ科の植物で、薬用にする朝鮮人参とはまったく別種です。長い根のニンジンは晩秋にできますが、西洋種の三寸ニンジンは、春から夏にかけてできますので、これも一年中、新鮮なものが食べられます。根の赤いところは、カロチンという色素によるものですが、これはビタミンAのはたらきをします。ダイコンよりも水分が少なく、ショ糖とブドウ糖がたくさん含まれているので、甘味が強く、灰分の中にはカルシウムや燐が多く、脂肪もあります。調理したものより生《なま》でとるほうが、はるかに消化がよいので、これもできるだけ生でとるように工夫すべきです。

ニンジンはダイコンにくらべるとビタミンCは半分しか含まれていませんが、カロチンが断然多く含まれているところから、例えば腎臓病には欠くことのできない野菜です。というのは、腎臓病にかかると視力がひじょうに衰えますが、視力の衰弱にはビタミンAがもっとも必要です。それにニンジンの種子は利尿の効果が絶大で、古くから腎臓病には、この種子を煎じて用いていたくらいですから、ニンジンや大根のような野菜は、毎日食べることが必要です。

(二) 雑穀をみなおす

雑穀とは

問五七 雑穀といいますと、どういうものを食べたらよいのでしょうか。

答 雑穀というのは、米のほかに、麦、ヒエ、アワ、キビ、ソバ、豆類、いろいろの木の実などです。このうち、現在では、ヒエ、アワ、キビのような優秀な食べものがなかなか手に入らなくなりました。大麦や、はだか麦の類も、最近では、牛馬の飼料を必要としない農村では作らなくなりました。農村が機械化し、人造肥料を用いるようになったからです。しかし、わが国では、貧乏人ばかりでなく、もっと雑穀の類を食べるようにしなければ、国民の健康は保持されません。

わが国の歴史をみると、国民精神のもっとも発揚した鎌倉時代は、武士階級の人びとだけが玄米を食べ、一般庶民は雑穀を主食にしていました。謡曲の「鉢の木」がはっきりとそれを伝えていますし、南北朝ごろにできた童話の「桃太郎」が、鬼ヵ島へ出征するときには、おばあさんは、桃太郎に食料として、キビ団子を作って与えています。これが実状であったのです。

東北地方は、「ヒエッキ節」でもわかるように、近年までこれを主食としていました。ヒエやアワは、土質をより好みせず、肥料も少なくてすみ、手入れも簡単で、冷害にも、旱害にも強く、米や麦がよくできないようなところにもでき、栄養価も高く、長寿の食物でもあります。

雑穀の食べ方——雑炊、カユ、あつもの

問五八 雑穀を食べるには、どのようにして食べるのが、いちばんよい方法でしょうか。

答 それは、その種類によっていろいろです。毎日食べるのですから、第一に手数がかからないで、うまく食べなければなりません。第二には経済的であることです。しかし、国民全般の食生活が向上している現在では、この二つの条件のほかに、栄養があって、保健の目的に適うことが、さらにたいせつな条件でなければなりません。穀食のもっとも贅沢な食べ方である白米食を乗りこえて、雑穀を食べようというのですから、もっとも栄養的な食べ方をしなければならぬと思います。

雑炊は、お正月の雑煮のように、まず神仏への供物のおろしを食べる方法で、残飯の処理法とも考えられますが、雑穀の食べ方としてもっともよい方法です。本格的な食べ方は、はじめから、玄米、ヒエ、アワ、トウモロコシなどに、野菜などを豊富に炊きこんで食べるもので、現在でもこれを食べている習慣のある地方もあります。

「一合雑炊《ぞうすい》、二合カユ、三合飯《めし》、四合香煎《こうせん》、五合牡丹餅《ぼたもち》、六合団子《だんご》、一時《とき》ソバ」

ということばがあるように、雑炊は穀物のもっとも経済的な食べ方で、栄養的でもあります。禅宗のお寺では、朝は天井のうつるような薄いカユ、昼だけがご飯で、夕食(薬石という)は、雑炊というのが建前になっていますが、実際には、これが不老長寿につながる食べ方です。

米穀の類を一合入れた雑炊は、経済的にもこの上なく、これにナス、ダイコン、ニンジン、里芋、切干しダイコン、干菜などの、四季おりおりの野菜をたくさんまぜて炊き、時に屑米《くず》の団子や小麦やトウモロコシの粉団子なども混ぜて食べます。お正月の雑煮は、白米食になった江戸時代に、この習慣を儀式として残したものと思われます。正月七日に食べる「ななくさガユ」も同様で、やはり江戸時代からはじまっているようです。ななくさガユの起源をもっと古くみる説もあるようですが、これは江戸時代の中国かぶれの文人が、中国の六朝時代に、正月七日に七種の菜を入れた「羹《あつもの》」を食べるという『荆楚歳時記』の記事からヒントをえて、『万葉集』の春の七草をカユに入れて食べるという儀式をつくりあげたものと思われます。「あつもの」というのは、お汁(スープ)のことで、カユとはちがいます。

しかし、昔からの年中行事というものは、実に保健に適した仕組みになっていますのでお正月のなずなを入れた「ななくさガユ」などは、ぜひ保存したいものです。なずなが手に入らぬばあいは、アブラナを代用すればよい。厳寒の霜をかぶったアブラナほど、やわらかで、美味なものはないからです。寺院では、正月の七日には赤小豆《あずき》のカユを炊きます。

赤小豆は、古来から、七種のカユ料として貴重されました。七種のカユ料は、「延喜式」に、大嘗祭のときには親王以下五位以上のものに、各三斗を塩とともに賜わることが規定されています。

七種のカユ料というのは、コメ、アワ、キビ、ヒエ、ゴマ、アズキなどの穀物で、寺院では赤小豆で代表させて、お正月の七種のカユ料としたものでしょう。お正月の十五日に、あずきガユを食べる習慣のある地方もあります。

なずなは雑草の中にまじって、白い小さい花をつける可憐な野草です。その花の咲く直前が食べごろで、花が終わると初夏のころに扁平な三角形の実をつけ、名前もペンペン草と変わります。三角形の実が、ちょっと三味線のバチに似ているところから、三味線草とも呼ばれています。路傍や垣根のあたりに生えます。芭蕉の句に、

よくみればなずな花咲く垣根かな

というのがありますが、目立たない雑草の一つです。これが蕪村になると、

妹《いも》が垣根三味線草の花咲きぬ

という艶麗無比の句になっています。ともに俳聖といわれるこの二人の作風のちがいが、これほどつよく感じられる句はありません。なずなは、実を結ぶと自然に枯れて行きますが、そのこぼれた実が秋になると、再びまた新芽が生えて、きのこ汁にはかかせない添えものとなり、早春には、

七草の代表としてカユに入れられるというわけです。

年中行事と食物―屠蘇

問五九 お正月にお屠蘇を酌み、お雑煮を祝い、年賀状を送る風習は中国から伝来したといわれていますが、お屠蘇は漢方と関係があるのでしょうか。

答 わが国の年中行事はお正月に限らず、そのほとんどが中国の年中行事に由来しています。元旦に若水を汲み、屠蘇を飲み、お雑煮を祝い、知人や親戚に会えばおめでとうをいい交わし、来賓には屠蘇を供し、遠方の人には年賀状を送る風習はみな中国から伝来したもので、わが国では奈良朝時代から始まっています。この風習は、中国でも現在、同じように行われています。

屠蘇の起原は漢の時代の名医華佗《かだ》がこれを創製したといわれ、「延寿屠蘇散」という名称で知られています。このお屠蘇が一般に普及され、年中行事として行われるようになったのは唐の時代で、孫子《そんし》邈《ばく》という名医によるとされています。中国の古い本に「唐の孫思邈という人、道術あり、毎年除夜に、薬袋を井中に浸し、元旦にこれを取りだし、酒樽に入れる。これを屠蘇酒となす。これを飲めば疫病(流行病)に染まず」とあります。またある本には「昔、人あり、屠蘇という草庵の中にあり。毎年除夕、薬一帖を作り、袋にして井中に浸し、元旦にいたってこれを取り上げ、酒樽に投ず。全家これを飲めば温疫なし」とある。要するに屠蘇は邪気を払い、鬼気を屠絶し、人魂を蘇《よみがえ》らせるという意味とされています。処方はいろいろありますが、一般に用いられているのは、桂心、防風、山椒、桔梗、大黄、烏頭《うず》の六味に赤小豆十四粒を加えて三角の袋に入れたもので、これを除夜に井戸の底にかけ、元旦にとりだして、酒にひたし、煎じること二〜三沸して用います。薬のカスはまたこれを井戸に戻し、この井戸の水を飲めば、その年は家中のものが流行病にかからないという信仰からきています。

わが国では江戸時代に屠蘇を飲むことが大流行しました。ところが、この薬の中に入っている烏頭という強壮剤は大量を用いると中毒をおこす劇薬であるために毎年多数の中毒患者がでたところから、当時の名医片倉鶴陵《かくりょう》が、この烏頭を白朮《びゃくじゅつ》に代えることを主張しました。現在用いられている屠蘇酒は中毒の心配はありません。

中国の正月と日本の正月

問六〇 それでは、わが国のお正月も、中国のお正月も、まったく同じだというわけですか。

答 いや、それがたいへんなちがいがあるのです。中国のお正月は徹底してお正月を楽しむというところがありますが、わが国のお正月はきわめて儀礼的なのです。そこで、わが国ではお正月にお屠蘇をのむなどという風習はほとんどなくなってしまいましたが、こうした風習がまったくなくなってしまうということは淋しいことです。

中国では陰暦の十二月八日を臘八《ろうはち》といって一般の家庭では、寒さにあたらず、また災難をまぬかれるように臘八粥を作って食べる習慣があります。この臘八がすむと、どこの家庭でもいよいよお正月の準備にかかります。臘八はいうまでもなく、釈尊の成道の聖日を祝うことに由来する行事です。

臘八粥は乾いた果実を用いて作ったお粥です。大棗《なつめ》、葡萄《ぶどう》、胡桃《くるみ》、松の実、蓮の実、巴旦杏《はだんきょう》(アーモンド)、落花生、菱《ひし》の実、西瓜《すいか》の種子、南瓜《かぼちゃ》の種子などを入れて煮た粥で、これを仏前に供え、朝早く親戚や知人に届け、客人に供し、一家中で食べるのです。十二月に結実した草木の種子を粥に作って食べるなどということは、心にくいばかりの年中行事ではないでしょうか。栄養価も満点です。この粥をたくさん作っておいて「凍《こご》り粥」として保存し、時に応じて正月まで、これを切ってあたためて食べるのです。

お正月は五日までが一家だんらんの儀礼日で、六日から十五日の元宵節《げんしょうせつ》までが会年茶といって互いに親戚、知人を招いて、カルタ、棋子をしたり、酒肴をとってお正月気分を楽しみます。そして七日には七草粥を食べます。七日を人日《じんじつ》という。これは中国では元旦から六日までを六畜の愛護の日としているからです。六畜というのは、六種の重要な家畜で、平素これらの家畜の肉を食べたり、お世話になって生活しているので、お正月にはそれぞれに一日ずつご馳走をして恩返しをするというのです。六畜は馬・牛・羊・鶏・犬・豚のことです。わが国では平安朝の時代にこれらの六種の肉を食べることを禁じましたので六畜を愛護する日はなく、七日の七草粥を食べる行事だけが行われます。

粥に入れる春の七草は、古歌によまれた「せり、なずな、ごぎょう、はこべら、仏の座、すずな、すずしろ、これぞ七草」です。正月の食べすぎで酸性になった血液をアルカリ性に戻すように心がけた古人の生活の知恵はたいしたものといわねばなりません。

セリは漢名を水芹《すいきん》といいます。わが国ではミズバのこともセリといい、セリの一種としてミツバゼリと呼び、普通のセリをミズゼリと呼びました。「せりはよく精を養って血を保ち、小腸を利し、身熱を去る」というのがその薬効とされています。強精、浄血、消化、解熱の効があります。

なずなは、「ぺんぺん草」のことです。「目を明らかにし、風邪の気を去り、五臓を利す」というのがその薬効とされています。

ごぎょうは「ははこ草（母子草）」のことです。キク科の多年生の植物で、わが国にはいたるところに自生しています。草餅の材料に用いられていましたが、母と子をつきつぶすのは縁起がよくないというので、しだいに用いられなくなり、ヨモギがこれにかわって用いられるようになったといわれています。「嘔吐《おうと》をとどめ、痰《たん》を除き、熱を去る」というのがその薬効とされています。

はこべらは「はこべ」のことです。庭園、路傍・原野・林地など、いたるところに自生する野草です。前年の秋から春にかけて茎上に白色で、深く二裂する弁の小さい花をつけます。はこべと称するものには「ウシハコベ」、「サワハコベ」、「ミヤマハコベ」などの種類があり、「尿を利し、血塊を下す」というのがその薬効ですが、民間薬としては盲腸炎の特効薬として用いられています。急性のばあいはハコベ二〇〇グラムぐらいを塩でもんで、そのしぼり汁を飲みます。慢性のばあいには毎日煮て食べるか、副食物として食べます。漢方では「ハコベ塩」というのを作って歯ミガキとして使っています。歯を丈夫にするのみならず、歯の根を固め、口臭を消し、口内炎を治する効があります。また、この「ハコベ塩」は打身の特効薬で、患部をこれでよくもみ、つけておきます。漢方では歯ミガキとして、ハコベ塩のほかに、茄子《なす》のヘタの黒焼きに塩を加えて用います。口中が実に爽快になります。市販の薄荷《はっか》の入った歯ミガキは使用した直後は物の味がわからなくなってしまうので、わたしは平常ナスのヘタの黒焼きを用いています。ハコベ塩の作り方は、生のハコベを炮烙《ほうろく》でいり、水気がなくなったところへ塩を加えて少しいり、これをよくすり混ぜて作ります。

仏の座はキク科の一年生の草で、「タビラコ」のことです。わが国では全国にみられ、タンポポによく似た葉をもっています。ただ深緑色でやわらかく、葉毛がありません。円座のように地上に丸く葉を開くので「ホトケの座」というのでしょう。「歯を丈夫にし、歯痛を去る」というのがその薬効です。

すずなは「カブラ」のことです。カブラは種類も多く、いろいろ呼ばれています。原産地はイランその他の西部地方らしく、李時珍の『本草綱目』には古名を「胡菜」というとあり、わが国の深江輔仁が撰述した『本草和名』にも「蕪青＝和名、阿乎奈《あこな》」とありますから、われわれが今日見るような改良を加えたカブラではなく、もっぱら葉を食べるために作られたので、七草の中に入れられているのでしょう。煮て食べれば「宿食を治し、気を下し、嗽を治す。また時疫(流行病)を除き、酒毒を消す」というのが薬効です。その種子は「目を明らかにし、黄疸を去り、虫にさされたときにつけてよい」という効能があり、その根を常食すれば声がよくなる。すずなというゆえんでしょう。

すずしろは大根のことです。現在は改良に改良をされて、もっぱら根を食べる根菜になりましたが、千数百年前のダイコンは、現在「日野菜」と呼ばれる滋賀県地方に産する種類のダイコンではなかったかと思われます。李時珍の『本草綱目』には、ダイコンの食べ方について、「根菜みな生にて食すべく、熟（煮）すべく、菹（塩づけ）とすべく、醬（しょうゆづけ）とすべく、鼓（みそづけ）とすべく、飯とすべし。すなわち蔬（菜）中のもっとも利益あるものなり」とあって、その薬効は「生にて食すれば気を升《のぼ》す。熟して食すれば気を降す。よく麵毒（ソバやうどんの中毒）及び豆腐の毒を制し、あるいは烟にむせて（ガス中毒）死せんと欲するものは、汁をかみて嚥下せしむれば蘇《よみが》える。衄血《じゅくけつ》（鼻血）やまざるものは汁をつきて酒を少し入れて熱服すれば、すなわちやむ。つき汁はよく消渇《しょうかち》（糖尿病）を止め、打撲や湯火傷《やけど》に塗ってみな効あり云々」とあり、種子は「風痰を散じ、痰喘咳嗽を定め、下痢を調え、痰を治す」といっています。ダイコンの効能は広大無辺で、わが国には「ダイコンがでると医者が青くなる」という諺があるぐらいです。ダイコンがでまわるころになると病人がなくなって医者が青くなるというのです。

ダイコンはカブラとともに、アジアではもっとも古い栽培植物です。伝えられるところによると原産地はコーカサス地方であり、エジプトでは六千年前ピラミッド建設当時の労働者の食糧であったといわれています。中国ではすでに周時代（三千五百年前）に栽培されていた記録があり、わが国での初見の文献は『日本書紀』の仁徳紀にある「おほね（於朋泥）」がそれであるといわれています。

春大根、夏大根、秋大根があり、秋大根がもっとも美味で形も大きく、産出量も断然多い。大きい点では九州鹿児島の桜島ダイコンは一個二十キロに達するものがあり、岐阜の守口ダイコンは二センチ太さで長さ一メートル以上もあり、カス漬や丸干しにされています。お正月料理にかかせない「ダイコンなます」に使うダイコンを「千六本」というのは、中国のルウオ・プオ(羅蔔)を繊《せん》切りにするので、セン・ルウオ・プオがなまって「千六本」といわれたものとされています。

ダイコンの根茎の成分は水分が大部分ですがタンパク、ブドウ糖、少量のデンプンやデキストトリンがあり、灰分にはカリ、石灰、塩素が多く、硫酸も含まれています。特に消化酵素として知られているジアスターゼに富み、グリコシダーゼがあるので、消化を助ける効が多い。ビタミンCを多く含み、特に皮の部分に肉質部の二倍もあるので、ダイコンを料理するときは皮をむかずに調理したほうがよい。葉の部分には多量のビタミンAおよびB、Cを含み、無機塩も相当に含んでいますから、かならず葉を捨てずに料理します。軽くゆがいて、ゴマ油でいためるか、油あげと煮るのが理想的な食べ方です。ご飯にたきこんだ大根飯や、ミオ粥に作ってもおいしく食べられます。

ダイコンをもっとも効果的に食べるには、いうまでもなく皮ごと大根おろしにすることですが、これに純正なゴマ油を滴《た》らして毎食たべるとよい。わたしは冬になると、しばしば雪鍋というのを賞味します。出しコンブを敷いた土鍋に大根おろしを満たし、塩をほんの少し入れて火にかける。おろしが煮えたって、ブスブスいいはじめ、しばらくすると半透明になります。そこへ豆腐を杓子で適当な大きさにすくい入れ、まわりからおろしを豆腐のうえに盛りあげるようにします。豆腐の芯《しん》に火が通ったときに、小皿に移して、ネギや七味唐辛子、その他、湯豆腐のばあいと同じような薬味をかけて食べるのです。禅味にあふれた精進料理の一品です。

ダイコンの辛味は硫青化アリルを含んでいることから、ダイコンをおろすばあいには金属性のおろし金を用いるより陶磁製のものがよい。辛いのが好きな向きは、やや気短に力を入れておろします。あまり辛くないのを好む向きには少しゆるりと静かにおろすようにすれば甘味の多いおろしができます。暮れにお正月のお餅をついたとき、からみ餅といって、つきたての餅に大根おろしを和えますがおいしくもありますし、餅を食べる理想的な食べかたといえましょう。うんと辛いダイコンのおろしは、ソバを食べるときの薬味として最上級で、特殊の細いダイコンが栽培されています。

民間療法としてのダイコンの利用を少し述べておきましょう。①ダイコンのおろしを食べると胃弱による吐水、小児のノドの塞《ふさ》がり、過食、二日酔い、魚介、酒、豆腐、麺類の中毒をなおします。②ダイコンを細かく方形にきり、これを水飴にひたしておくと二〜三日で薄い水飴汁ができます。これを飲むと声音のかれを治し、咳を鎮め、喘息、百日咳に奇効がえられます。③流行性耳下腺炎(おたふくかぜ)にダイコンのおろしを布につつんで罨法《あんぽう》をします。④餅やダンゴがノドにつまったときにはダイコンのおろし汁を鼻の穴から注入するとよい。

ダイコンのうまい食べ方に切干しダイコンがあります。いうまでもなくダイコンを切って干したものですが、千切干し、輪切干し、割切干しなどと、切り方によっていろいろな名称があります。切干しダイコンは、秋にとれる肉質が緻密で、甘味に富むものがえらばれます。よく乾燥して、色が白く、甘味の強いものがよい。生ダイコンとちがった風味があって捨てがたいものです。ビタミンB_2とCとがあり、カロリーも高く、ミネラルも多い。重要な保存食として、随時これをとることはきわめてよいと思います。

おせち料理

問六一　お正月の食べ物というと、おせち料理がありますが、このおせちについてお話し下さい。

答　お正月の料理が、不老長寿に直結していることは、前にも述べましたが、このごろデパートあたりで売っている「おせち料理」は、お世辞にも、不老長寿とは、ほど遠いものといわざるをえません。市販のおせちは、かまぼこ、きんとん、ちくわ、ぎせい豆腐、なると、しのだまき、などをはじめとして、黒豆の甘煮、コブ巻、照りゴマメ、カズの子のかかしょうゆ、コハダの酢漬け、川魚の甘露煮など、いずれも極端な加工食品で、人工甘味料、化学調味料、着色剤、脱色剤、防腐剤がふんだんに使われています。業者の打ち明け話によると、毎年十一月のなかばになると作りはじめて、冷蔵庫に入れて保存し、年末にいっせいに売りだすのだそうです。これらの調味料、着色剤、脱色剤、防腐剤は、いずれも法律でその使用を規定している劇毒物で、人間の生命保持には危険物です。それに近ごろは、ハムやソーセージ、いろいろのクン製、カン詰めが、お正月料理に加わってきましたが、常温でいつまで放っておいても腐らない食品などをたべて、長生きができるなどいうことは、とうてい考えられないことです。しかも、これらの着色剤や防腐剤は、法定の分量だけを使用したのでは、その効果がないので、過量に用いられる恐れがあります。注意しなければなりません。

科学の進歩は、人類に幸福をもたらしましたが、その半面には、ひじょうに人類を不幸におとしいれています。例えば、電気冷蔵庫などは野菜や魚類の鮮度を保つには、実にありがたい存在ですが、過度に冷やした飲料や季節はずれの果物を保存しておいて、たらふく食べることは、ひどく健康を害する結果になります。また機械によって過度に加工された食品、化学肥料によって栽培された疏菜《そさい》、農薬で消毒された果物を毎日食べることは、しらずしらずに自殺に等しい生活をつづけていることになります。

尊い生命を企業家の提供する有害食品で養わなければならない現代生活ほど不幸なことはありません。

こうした不合理は、企業家の良心と、自粛に待つことがいちばんですが、そうしたことは、現在の情勢下では望むべくもありませんから、これは需要する側にあるわれわれが、市販の食品に対する教養を身につけて、不安と思われる食品は絶対に買わないようにすることが、殺人的料理を追放するいちばん早道です。

ところで、「おせち」という名称は古くは「節会《せちえ》」ということからおこっているようです。五節といって、陰暦の一年中の季節のかわりめに、神仏に供えた食べものを節供《せつぐ》といい、これをすべて「おせち」といったことからきています。正月七日（人日）、三月三日（上巳《じようし》）、五月五日（端午《たんご》）、七月七日（七夕《たなばた》）、九月九日（重陽《ちょうよう》）の五節句です。神仏に供えた料理ですから、正月の節供は、ニンジン、ゴボウ、ダイコン、コンニャク、ヤツガシラ、コンブ、シイタケ、レンコンなどの煮しめをさし、これをおせち煮といって、各家庭独自の配合と味とが生かされている精進料理をさしているのが本来なのです。それが江戸時代に、正月の三ヵ日の保存食である「食積料理《しょくつみ》」と混用され、正月三ヵ日を祝ういろいろなとりさかなを盛りこんだ重詰め《じゅうづ》までが、おせちとよばれるようになったものらしい。ですから、現在のおせちは、正月の三ヵ日にたべるとりさかなが主体となっているものので、ほんとうの意味のお節料理ではないわけです。

こういうわけですから、各家庭では、ぜひとも、ほんらいの正月料理の精神に帰って、ぜいたくな、中毒のおそれのある重詰め料理を買わないで、だれにも容易に手に入る材料で、楽しい一家の祝い料理を作るべきだと思います。石塚左玄翁は、お餅には、カズの子、ゴマメ、おせちの類を食べることが、もっとも消化吸収されやすく、餅と併用しないときは、その意味がないと説いています。

いろいろの野菜類を醬油や酢で料理することは、鎌倉時代に禅僧によってもたらされた中国の宋朝風の料理です。お餅をたべるときは、酢で調理した緑葉や根菜をとることが理想的です。肉類をとることは不適当です。お正月料理のつきものは、ナマスです。ダイコン、ニンジン、カブなどを主材とした酢のもので、お餅の消化吸収をよくするには、ぜひ必要な副食品ですが、大根、人参、椎茸、フ、蓮根、油揚げ、干柿を主材とした七色ナマスはその代表的なものです。手軽なものにはオキナナマスといわれる大根を白髪《しらが》のように細くきったものを主材とするナマスがあります。味もよく、ちょっと風変りな煮ナマスをおすすめします。大根、人参、コンブを短冊に薄くきり、ゴマ油でよくいためて、いりゴマ、酢、醬油で煮つけた簡単なものです。

問六二　お正月の重詰め料理には、なにか方式があるものでしょうか。

答　島台《しまだい》にのせて食積する重箱料理には、二重、三重、四重、五重の種類があるようですが、本格的のものは、四季にかたどった四重のものだといいます。一重には、春として青菜の類を盛り、二重には白色の長イモを配します。長イモは強精長寿薬で、これが夏です。三の重には、人参《にんじん》を用いて秋色をあらわし、四の重には黒豆を盛って冬をあらわします。ニンジンも、黒豆も、ともに長寿のシンボルとされています。

問六三　黒豆を上手に煮るにはどうしたらよいでしょうか。

答　黒豆にも数種類あるようです。あまり美しくピカピカ光った種類よりも光らない種類のほうが味がよいようです。また普通のものは丸い形をしていますが、東北地方の特産に「雁喰《がんく》い豆」と呼んでいる隠元豆のように平たい種類の黒豆があります。この種類の黒豆は煮豆にするよりも、少し固めにゆでて、酢醬油によくつけておいて食べるのがうまい食べ方のようです。

丸い黒豆は、昔、徳川将軍家へ献上したという丹波古市在から産するものが全国一の黒豆とされていましたが、現在では産量が少ないので手に入らないと思います。内地産のよいものを選びます。

冬なら一昼夜、夏なら一晩水につけておいて、水をたっぷりにして二〜三時間煮ます。それをザルにあけて冷水を二〜三パイかけて豆を冷やし、それから再び水を入れて三〜四時間煮ます。豆がやわらかくなったら、黒砂糖を一升の豆に対して六〇〇グラムの割に入れて、その汁がほとんどなくなるまで煮つめます。いよいよ煮つまったところへ、純正醬油を豆の一割入れて、五分間ぐらいで豆に醬油がしみた途端に火から下ろして、そのまま蓋をしてむらします。それで煮豆はできあがります。

(三)　大豆の効用

大　豆

問六四　あなたは大豆を玄米食のタンパク源として推奨されますが、大豆の効用についてお話くださ い。

答　大豆は豆類の代表で、五穀《こく》の一つに数えられます。五穀は人類の主食を指しています。もと もと大豆はアジアを原産地として、わが国および中国大陸で、上古の時代から栽培されました。その品種は数百種にのぼりますが、平豆と丸豆に大別され、色も黄、緑、黒などがあります。品種によって多少の差はありますが、良質のタンパクと脂肪に富んでいて、肉食をしなかったわが国の食生活の重要なタンパク給源の役割を果たしてきました。

大豆のタンパク質はグリニシンを主としています。普通豆類のタンパクはレグミンですが、グリニシンは栄養価の高いタンパクでトリプトファンやリジン、グルタミン酸などを多く含んでいて、魚や肉に少しも劣らない効をもっています。他に灰分としてカリおよびリン酸に富み、石灰は少なく、マンガン、銅なども少し含んでいます。ビタミン類はBが多く、AとDを少し含み、Cはありません。ところが豆のときにはゼロであったビタミンCが、マメを発芽させてマメモヤシにすると一〇〇グラム当り三〇ミリグラムの大量のビタミンCができます。

五穀は一般には米、粟《あわ》、麦、豆、黍《きび》の五種をいいますが、これにはいろいろの異説があります。けれども、どの異説にも豆だけは入っていますから、いかに豆類が人類の食べものの主要な位置をしめているかがわかります。しかも、他の四種の穀物は、ほんの僅かしかタンパクを含んでいませんが、大豆には一〇〇グラム中に三四・三グラムのタンパクを含んでいて、食べもののうちではタンパクの王者です。主要食品、例えば肉類(鯨、豚、鶏、牛)や魚類(かつお、あじ、さば、まぐろ)、および鶏卵、牛乳、他の穀菜類(落花生、ささげ、えんどう)などのタンパク含有料は、科学技術庁の「日本食品標準成分表」や、栄養学に関する専門書を調べればすぐわかりますが、大豆の中に含まれているタンパクは肉や魚などよりもはるかに多いのです。大豆が「畠《はたけ》の肉」といわれるのももっともです。

大豆タンパクと動物性タンパク

問六五　でも、肉や魚のタンパクと大豆のような植物タンパクでは、その品質のうえに、ちがいがあると思いますが。

答　たしかにちがいます。タンパクは、すべての食品に大なり小なり含まれていますが、このタンパクにはひじょうに種類が多く、米のタンパクと、魚のタンパクではみなそれぞれ種類がちがっていて、そのはたらきもさまざまです。それはタンパクを構成しているものを調べてみますと、約三十種のアミノ酸というものからできていて、このアミノ酸の組み合わせのちがいから、さまざまなタンパクができるのです。

人間のからだも、内臓から爪や毛までタンパクでできています。それは、わたしたちが食べものを食べると、魚や肉を食べても、そのタンパクは消化吸収されると、肉や魚のタンパクではなくなり、分解されてアミノ酸という形になって、それが体内に運ばれて、わたしたちの必要な細胞や血液など、それぞれの役目をもったタンパクに作りかえられるわけです。いろいろな実験の結果、現在ではこの約三十種のアミノ酸のうち、人間のタンパクにどうしても必要なものと、体の中で合成できるものがあることがわかりました。そして、次の八種類のアミノ酸だけは、どうしてもなくてはならないアミノ酸で、体内で合成ができないことがわかったので、これを必須アミノ酸と呼んで、タンパクの優劣は、食品中に含むこの八種の必須アミノ酸の組み合わせによってきめられることになったわけです。

八種の必須アミノ酸というのは、①イソロイシン、②ロイシン、③リジン、④フェニールアラニン、⑤含硫アミノ酸（メチオニン、シスチン）、⑥スレオニン、⑦トリプトファン、⑧バリンです。

最近では、食品中の必須アミノ酸の含有量がわかってきましたので、これによって食品の栄養価値を判断する目安とするようになっています。これをタンパク値というのです。ですから今日では必須アミノ酸のもっとも高い鶏卵を一〇〇として、すべての食品中のタンパク値が数字であらわされるようになりました。主要食品のタンパク値は次のとおりです。

鶏卵一〇〇　牛乳七八　牛肉八三　豚肉八六　魚類八七　小麦五九　大豆七三
ゴマ五九　米七三　ソバ七一

この数字によると、動物性のタンパク値が断然優秀で、はるかに植物性タンパクに優れているというように印象づけられます。しかし、この数字だけをみて、食品の栄養価を判断してはいけないのです。なぜかというと、人間の食事はいろいろのものを組み合わせて食べるので、鶏卵だけを単独にとらないからです。そこで、この数字は、ある食品の必須アミノ酸の含有量が少ないものに、そのアミノ酸を多く含んでいる食品を組み合わせるとタンパクの栄養価がひじょうに高くなるという事実を示すものとして活用しなければならない筈のものです。たとえば米のタンパク値は七二で、牛乳の七八とくらべると劣りますが、これはトリプトファンと、リジンというアミノ酸が少ないためにそうなっているだけの話で、この米に大豆を組み合わせれば、タンパク値は七八となって、牛乳と栄養価はまったく同じことになるのです。

現代の栄養学では、神話的に動物性タンパクの優位性が強調されていますが、けっして一般に印象づけられているほど一方的ではありえないのです。食品の組み合わせいかんでは、牛肉や豚肉よりも、大豆やゴマのほうがはるかに優位になる可能性が多いことがわかります。

食べものの組み合わせ

問六六 そうしますと、食べものの栄養価というのは、個々の食品だけで判断してはいけないので、食べものの組み合わせということのほうが、たいせつということになりますね。

答 そうなのです。組み合わせということを考えないような栄養学などは、むしろナンセンスです。それと同時に食事は全体的の性質を考えなければなりません。たとえば、動物性の食品と植物性の食品では、その性質がひじょうにちがっています。動物体のすべての細胞には、コレステロールというものが含まれています。ことに脳神経組織に多量に含まれているのですが、このコレステロールは子どものときには、大事なものですが、大人になってからは、血液の中にその濃度が高くなると、血管壁にしみついて、血管の壁を厚くします。そのために血管の内部が狭くなり、血管の弾力性が失われてしまうのです。そして、これがもとで動脈硬化を引きおこします。動脈が硬くなれば、血管の血流に対する抵抗力が高くなり、これが高血圧となり、同時に流れの悪くなった血管のすみずみまで血液を流す必要から、心臓の負担が過重になって、これが心臓病をおこすもとになります。また固くもろくなった血管に強い圧力が加わったりして、そこが破れて出血をおこすという重大事にもなるのです。これが脳卒中です。そこで、われわれは、青年になるまでは動物性の食べものを多くとることはよいけれども、中年からはコレステロールの多い動物性の食べものはなるべくさけるか、どうしても好きでしたら少量をとることが必要なのです。動物性タンパクの余剰分からもコレステロールが変成されますから、なおさら注意が必要となってくるわけです。

このコレステロールは、水にとけず、油にもとけません。そして消化剤によっても変成しないものですが、植物性の油の中にあるリノール酸という不飽和脂肪酸に接触すると、簡単にこれと結合して、これが肝臓に運ばれて胆汁酸となって排泄されてしまいます。そこで、このような脂肪酸を多く含む植物性食品をとれば、コレステロールが不必要に血管壁に付着するのを予防することができるのです。こうした観点からすれば、栄養価の高いといわれる肉や魚を食べるより、栄養価の低いといわれる大豆やゴマをとることが、むしろたいせつになってくるのです。実際には植物性の食べものをとったからとて、栄養価は少しも低下してはいないのです。ゴマや大豆には優秀な必須アミノ酸を多く含むタンパクがあると同時に、コレステロールの沈着を防ぐ不飽和脂肪酸が豊富に含まれているのです。

大豆の漢方医学的効用

問六七　大豆の漢方医学的な効用はどんなものでしょうか。

答　漢方では大豆や大豆のもやし、豆豉《とうし》といって一種の乾燥した「納豆」を薬に入れて用いています。漢方では陰陽五行説のうえから黒い色は腎（生命の根元）に作用すると考えていますので、黒大豆を用います。李時珍の『本草綱目《ほんぞうこうもく》』には、大豆には黒・白・黄・褐・青斑のあるものなど数種あるけれども、黒いものは薬に入れたり、豆豉を作るによく、黄なるものは、豆腐を作ったり、油をしぼったり、味噌や醬油を作るのに適する。余のものは、やはり豆腐を作ったり、炒って食べるのによろしいとあり、「水に属して、腎に入り、水（気）を治し、脹を消し、気を下し、風熱を補い、血を活《い》かし、毒を解す。塩を入れて常時にこれを食すれば腎を補う」といい、甘草を加えて煎用すれば百薬の毒を解して奇験があると述べています。

つまり、利尿を兼ねた強壮、強精、解毒剤であるとしています。

黒大豆のもやしを黄巻といって、これは、『本草綱目』には、神経痛・リウマチ・筋肉の痙攣、膝の痛みを治し、気を益《ま》し、腎によろしく、全身の麻痺を治すといっていますが、『金匱要略』に薯《しょ》蕷《よ》丸《がん》という薬方があって、この中に豆のもやしが入っています。

豆豉は大豆を蒸して、これに麹菌《こうじ》を作用させて作った一種の納豆です。その製法の詳細は、『本草綱目』にでていますが、古法による製法なのでたいへん面倒ですが、その製法は唐の『外台秘要《げだいひよう》方《ほう》』からきています。『外台秘要方』の製法は、遙かに上代の北魏（四〜五世紀）のころにできた『斉民要術《さいみんようじゅつ》』という農業全書にでている作り方と同じです。黒大豆の干《ほし》納豆で代用できますが、要するに、精神安定剤で、『本草綱目』には、「傷寒にて頭痛、寒熱、煩燥《はんそう》、満悶、懊憹《おうそう》して眠られぬもの、発斑、嘔逆、血痢、温瘧《うんぎゃく》などを治す」といっています。

漢方最古の原典である『傷寒論』では、豆豉のことを香豉といっていて、この香豉にいろいろの薬を組み合わせて梔《し》子《し》豉《し》湯《とう》類という一団の薬方を構成しています。極度に衰弱した病人や、大病後におこる精神の動揺、不安、煩悶、不眠などに応用されるいろいろの薬方が述べられています。

大豆のモヤシとヤマイモ

問六八 大豆のモヤシを薬に用いるのはどういうばあいでしょうか。

答 漢方では、黒大豆のモヤシを乾燥して薬の中に入れて用います。これを「豆黄巻《ずおうかん》」といっています。胃熱を去り、元気を補うというのが、その薬効で、『金匱要略《きんきようりやく》』の薯蕷丸《しょよがん》に、これが入っています。体質が虚弱で、年中カゼばかりひいているような人や、体がひよわくて、疲れやすい体質のものが、疲れると顔に浮腫《むくみ》がきて、腰が痛み、食欲が減退して、下痢しやすく、手足が冷え、下腹部が痛むといった名状しがたい各種の悪症状を治すのによく効くといわれています。けれども、この薬方は、その薬味が二十一種もあるので、わが国の先哲は、あまりこれを使いませんので、わたしも実は使用した経験がありません。したがって、どのくらい効くかは保証できませんが、この薯蕷丸の主薬であるショヨというのは、俗にいうヤマイモのことで、古来から強精、強壮薬の第一に数えられています。そして、特に腰以下の冷えるものを温める効があり、腰痛を治し、小便を調える力が強いので、これらの薬が配合されているこの丸薬も相当に効くのではないかと思われます。ショヨは、別の名を山薬《さんやく》ともいい、山野に自生する「自然薯《じねん》」のことです。その粗皮を去って乾燥して用います。禅門では、眼蔵家《げんぞうか》として有名な西有穆山《にしありぼくさん》禅師が、炒《い》りゴマと炒り黒豆と山薬とを等分に粉末として合わせたものを常用して、すこぶる健康で、長生きをされたと、わたしの先師が話していました。ヤマイモの薬能については、内藤尚賢の『古方薬品考』に、「味わい甘く、温にして滑沢、故に元気を調え、精を益《ま》し、虚損を補復するの能あり」と述べています。

大豆はモヤシにしますと、大豆のときにはなかったビタミンCなどが豊富にできますので、古人は経験的に、その薬能にちがいのあることを正確にとらえて応用したものだと思います。『古方薬品考』に、「案ずるに、これ発動する生気をうけるところなり。その味、甘く温、故によく虚労不足を補い、元気を益《ま》す」といってあって、大豆そのままを用いないのは、大豆が芽をだす際に発動する生気を利用するのであると述べています。ビタミンCは、人体を構成する細胞と細胞とをくっつけるはたらきがあるので、これをとると、血管や筋肉や骨がじょうぶになり、血液を浄化して、皮膚が細かに美しくなります。皮膚が美しくなることは、内臓全体が強化されることです。したがって、皮膚に寒さがあたると、ビタミンCが、ひじょうに消費されて、これが不足するとカゼを引きやすくなります。山薬にも、このビタミンがたくさん含まれています。

ヤマイモは、とろろにして食べると、もっとも消化がよく、「麦とろ」、「とろソバ」といえば、お茶づけなどと同じように、日本的な庶民生活がしのばれます。ただスリおろしただけでは分量を食べすぎて、腹がはる嫌いがありますが、あたたかいご飯にとろろ汁をかけて食べると、何杯でも食べられますが、おなかにもたれることがないのは、ヤマイモのなかには、ジアスターゼが豊富に含まれているからです。ジアスターゼは、糖質に対してもっともすぐれた消化剤です。

ヤマイモには、野生の自然《じねん》薯と、栽培品のやまといも、いちょういも、ながいもなどの数種類がありますが、薬に入れるのは野生の自然薯でなければいけません。ところが市販されているものは、栽培品を用いれば上等のほうで、ひどいのになると、サツマイモを漂白剤で白くしてまぜてありますから注意しなければなりません。ボールのように丸い種類のやまといもは、関西地方に産しますが、質が滑らかで、真っ白く、味もすぐれています。自然薯の代用品になります。ヤマイモには、ジアスターゼのほかに、ウレアーゼ、オキシターゼ、グルコーターゼ、カタラーゼなどという複雑な酵素を含んでいます。タンパク質も少量ですが良質です。すると手がかゆくなったり、生で食べると、口のまわりにかゆみを覚えたりするのは、ヤマイモに含んでいるシュウ酸の結晶が皮膚に突きささるためです。熱い煮だし汁で、煮えない程度に処理したとろろ汁は、古人の心にくいまでの発明品です。また、あのねばねばしたものは、グロブリンとマンナンの結びついたもののためだといわれています。マンナンは、こんにゃくにも含まれているノリの成分で、グロブリンというのはタンパク質の一種です。

古来、ヤマイモを食べると精がつくといわれ、植物性の強精食の第一にあげられます。それはなぜであるか、現在の科学的な研究でははっきりしていませんが、生卵を入れて青ノリをふりかけた「月見」や、まぐろとわさびを加えた「山かけ」などは、きわめて栄養価の高い、強精的な食べものであることは疑うべくもありません。

山薬を配合した有名な薬方では、『金匱要略』に八味丸というのがでています。腎臓炎や、糖尿病などによく用いられますが、古来、強精薬として有名で、その目的のために使用するばあいは、少量の酒で、一回量三グラムを通常一日二回用います。ただし、この丸薬には、附子《ぶし》という劇薬が配合されているので、注意しなければなりません。

㈣ 香豉《こうし》の入る薬方

香豉について

問六九 香豉には、どういう薬効があり、またこれを配合した薬方は、現在でも利用する価値があるものでしょうか。

答 香豉を配合した薬方は、『傷寒論』に六方あり、それぞれ現在でも大いに利用の価値があります。また『金匱要略』には、各種の食中毒に、黒豆や香豉を用いていますから、現在でも利用の価値は十分にあると思われます。そして、香豉の薬能というのが「心中の懊悩」を主治することになっています。つまり、胸中がモヤモヤしたり、気分がイライラして、胸に不安感がわいて、どうしようもない状態をなおします。したがって、精神の不安や、不眠になやまされたりするノイローゼ(神経症)などは、香豉を配合した薬方を用いますと、簡単になおってしまいます。現代病の代表が、ガンとノイローゼだといわれている現在、多くの人びとは、多少とも不安と焦燥のうちにその日を送っているわけですから、将来、これらの薬は、現代人の必需品になるかもしれません。

漢方では薬物は天然品をそのまま用いています。したがって、その薬効も単純でなく、配合の仕方によって、薬能もいろいろとちがってきます。そこで、吉益東洞の『薬徴』には主治と旁治に分けて、その薬能が論じられています。主治というのは、主薬として用いたばあいの薬能で、旁治というのは、いろいろの薬物と配合したばあいの薬能です。それに『薬徴』という書物は、『傷寒論』の中にでてくる薬方を運用するために作った薬能論ですから、東洞が論定した薬能論をよく検討すれば、『傷寒論』にでてくる薬方がどういうわけで、そのような組織になっているかがわかるようにできています。幕末にでた尾台榕堂先生は、この『薬徴』を校訂して、『重校薬徴』を作りましたが、「旁治」というのを「兼治」ということばになおしています。旁治より兼治というほうが合理的だからです。

香豉の薬能は、『薬徴』には、「心中の懊悩を主治するなり。旁ら心中の結痛、及び心中満ちて煩するものを治す」といっていますが、尾台先生は、「主治、心中の懊悩。兼治、心中の結痛、心中満ちて煩するもの」と端的に書いています。

幕末の名医浅田宗伯翁の『古方薬議』には、「味苦寒、煩躁、満悶《まんもん》を主《つかさ》どり、気を下し、中を調え、薬毒に中《あた》るを治し、並びに犬咬《けんこう》を治す」とあり、多紀《たき》桂山《けいざん》の『薬性提要《やくせいていよう》』には、「苦寒、汗を発し、中を調え、煩を除く」といっています。要するに、香豉は、①精神不安をなおし、②胃腸を調え、③薬物や食中毒の解毒作用のあることがわかります。

香豉をふくむ薬方

問七〇 香豉が配合されている薬方について、具体的な解説をお願いしたいのですが。

答 『傷寒論』には、次の六つの薬方がでています。①梔子豉《ししし》湯《とう》、②梔子《しし》甘草《かんぞう》豉《し》湯《とう》、③梔子生姜《ししししょうきょう》豉《し》湯《とう》、④枳実《きじつ》梔子《しし》豉《し》湯《とう》、⑤枳実《きじつ》梔子《しし》大黄《だいおう》豉《し》湯《とう》、⑥瓜蒂散《かたいさん》です。いずれの薬方も比較的簡単な組み合わせですが、その薬効のすばらしさは、これらの薬方を実際に使ってみなければ理解されぬものばかりです。このほかに、『金匱要略』に、⑦黒豆または香豉だけを煎じて用いるばあい、⑧香豉と杏仁《きょうにん》とを蒸してついて食べるばあい、⑨香豉だけの濃煎汁を用いるばあい、⑩香豉を水に漬けて、その絞り汁をのむばあいなどがあげられています。

第一の梔子豉湯というのは、山梔子と香豉の二味からできている簡単な薬方です。山梔子というのはクチナシの実のことで、初夏のころ、美しい真白い、いい匂いのする花をつける灌木です。これに二種類あって、やや大きい細長い実をつけるものと、丸いコロコロした実をつけるものとあります。割ってみると細長いほうは中が真黄ですが、丸いほうは真赤です。どちらも、ひじょうに苦いものですが、大きいほうは、昔、黄色の染料に使ったもので、丸いほうが薬に入れるクチナシです。

余談になりますが、昔は赤ん坊が生まれると、かならず、このクチナシで染めた木綿の肌着を用いました。というのは、初生の赤ん坊は小児性黄疸といって、いちどは体が黄色くなるものです。丈夫な子どもは、この黄疸が早く消えますが、弱い子どもほどいつまでもなおらないものです。ところが、このクチナシは、体熱を去り、黄疸をなおす妙薬で、これで染めた肌着を用いると、早くこの黄疸が消えるわけです。古人の叡知には驚くべきものがあります。科学が進歩したなどといっても、吸水性のない人工繊維の肌着に、とうてい内服などのできない劇薬の化学染料を用いた産着の類をきせている現代生活とどちらが文化的であるか、わからなくなります。

さて、この山梔子の薬能は、『薬徴』には「心煩《しんぱん》を主治するなり。旁ら発黄を治す」とあり、『古方薬議』には、「味苦寒、胸心大小腸の大熱、心中の煩悶《はんもん》を療じ、小便を通じ、五種の黄病を解し、大病後の労復《ろうふく》をおこすを治す」といっています。労復というのは食べすぎたり、早く働きすぎて、病気をぶりかえすことです。つまり、山梔子は、香豉と同じように胸中の煩悶を去ることが主体で、さらに内臓にこもった熱を去り、黄疸をなおします。そこで、この二つの薬物が協力すると、どういう症状の病気をなおすかというと、『傷寒論』には、

「発汗、吐下の後、虚煩して眠ることをえず、もし劇しければ、必ず反覆顛倒し、心中懊悩するものは梔子豉湯これを主《つかさ》どる」

といっています。すなわち、発汗剤を用いたり、吐下剤を用いたりした病人で、その症状はよくなったが、ただ疲労の結果として、胸中に不快感がのこって、気分がおちつかず、イライラして、不眠症をおこすようなばあいはこの薬方を用いるというのです。

①よく流行性感冒や肺炎や、肺結核をおこした病人は、このような症状をおこすものです。②また発汗剤や下剤をかけると特異体質のものは、体が熱っぽくなったり、体に発疹がでたりして、胸

がモヤモヤして、どうにもやりきれなくなることがありますが、そういうばあいにもよく効きます。③高血圧、ノイローゼ、婦人の血の道、更年期障害などで、自律神経の失調から、精神の不安を感じたり、のぼせ、不眠などをおこし、夜分ことに烈しいもの、④口中の出血、鼻血、吐血、喀血、痔出血などで、局部に熱感を覚えて、出血に対して、ひじょうに不安を感じるもの、⑤性的神経衰弱で、体に熱感があって、息切れするもの、⑥胃腸性の疾患で、胸やけがして、腹部に力がなく軟弱なもの、⑦各種の皮膚病で、赤発し、熱感があり、かゆみ、痛みが強く、安眠ができぬもの、⑧黄疸で発熱し、小便が赤く、胃部が軟弱のもの、⑨夏になると手足がほてって、安眠できぬもの、⑩不眠症で、睡りが浅く、睡れば夢多く、空腹を覚えても、食べものに味なく、体力がやや衰えたものなどに応用して奇効があります。

第二の梔子甘草豉湯は、前条の梔子豉湯に甘草を加えたもので、梔子豉湯を用いるばあいの、いっそう症状のはげしいものに用います。『傷寒論』には、「少気のもの」といっていますが、少気というのは、俗に息切れのすることですから、その症状のはげしいばあいと心得ればよい。たとえば、肺炎や喘息ならば、その症状がいっそうはげしく、息切れが強く、呼吸が急迫するものに用います。各種の出血や、肛門掻痒症などに応用して、ひじょうに効きめがあります。

第三の梔子生姜豉湯というのは、梔子豉湯に生姜を加えたものです。梔子豉湯を用いるばあいの病人が、むかついたり、吐きけがあるばあいです。つまり、食べすぎてもたれたり、消化不良をともなうときに用います。

第四の枳実梔子豉湯は、梔子豉湯を用いるばあいと、少し様子がちがって、みぞおちの胃の部分が固くなっているばあいです。枳実《きじつ》は、ミカンの早落ち、またはダイダイの未熟果をほしたものです。大小さまざまで、ひじょうに固いものですから、刻んで売っているものの中には、水につけて切り、再び乾かしたものがあるので、これを煎じると腐臭を放つものがありますから、枳実だけは、信用のある薬店で求めなければなりません。苦味が強く、その薬能は、胃や腹部に病邪がこり結んで、固くなって、はり痛むばあいを主治します。そこで、この薬方は、食べすぎたり、胃酸過多、胃酸減少などで、胸や胃部に苦悶を感じ、どうにもやりきれないときに用います。もし大便が秘結して快通しないときは、第五の枳実梔子大黄豉湯を用います。黄疸、二日酔い、胆石症、肝炎、不眠症その他で、胸腹部がつかえて、はり痛み、どうにもやりきれぬときに用いて奇効がありま す。

第六の瓜蒂散は吐剤です。瓜蒂(マクワウリの未熟果のヘタ)と赤小豆《あずき》との粉末を混和して、香豉の煎汁でのむもので、食べものが胃部につかえているようなばあいに、これを吐かせる薬です。漢方では、この薬を用いて、頑固な喘息や癲癇のような病気をなおす方法が考えられていますが、吐法を用いることは、止むをえない逆療法ですから、この病気は吐法を用いるとかならずなおるという確実な判定がつかなければ用いてはなりません。その判定がつかずに用いて失敗すると一命にもかかわります。この吐法だけは、経験のないものが用いてはいけません。急性的な病気で、食傷《しょくあたり》や、食べものが胃につかえて痙攣をおこしたようなばあいは、ハリを用いて「吐針《としん》」を行えば、実に簡単に吐かせることができます。吐針の手技は別の機会に詳しく述べることにしましょう。

香豉や黒大豆には、いろいろの中毒症を解毒させる効果があります。『金匱要略』には、馬肉を食べて中毒したときは、香豉と杏仁とを蒸して、ついて食べればよいということを書いています。またタヌキの肉や、乾肉《ほしにく》や、毒矢にあたった鳥獣肉を食べて中毒したときは、黒大豆の濃い煎汁をのめばよいということや、山椒の実や、いろいろのキノコ（菌）を食べて中毒したときは、香豉の濃い煎汁をのめばよいと書いています。また六畜、鳥獣の臓物を食べて中毒したときは、香豉を水につけて、しぼった汁をたくさん飲めばよいといっています。六畜というのは、牛・馬・羊・鶏・犬・豚の六種の家畜のことです。

①梔子豉湯　梔子三・〇　香豉一〇・〇

水三〇〇ccをもって、まず梔子を煮て二〇〇ccをとり、香豉を入れて、再び煮て一〇〇ccをとり、一回に温服する。

②梔子甘草豉湯　梔子　甘草各三・〇　香豉一〇・〇

用法は前条に同じ。

③梔子生姜豉湯　梔子二・五　香豉一〇・〇　陳生姜六・〇

用法は前条に同じ。

④枳実梔子豉湯　枳実二・五　梔子一・五　香豉一〇・〇

食酢四〇cc、水三六〇ccをもって、空煮して二〇〇ccとし、まず二味を入れて煮て一〇〇cc

とし、後、香豉を入れて五分間煮て、カスを去り、一回に服用す。

⑤枳実梔子大黄豉湯　前条に大黄一・〇を加える。煎法も同じですが、大黄は香豉と同時に入れること。

⑥瓜蒂散（略す）

問七一　香豉の配合された薬方は吐剤であると書いた漢方の本がありますが、事実でしょうか。

答　そんなことはありません。その本は、多分、香豉の配合された薬を用いたことのない人が書いたものでしょう。ときどき漢方の書物には、自分で使用したこともない薬のことを書いている無責任なものがありますから困ります。香豉には吐剤として作用する成分はなにもありません。かえって、胸がムカムカして気持のわるい状態を鎮静するのが香豉です。もし香豉が吐剤ならば、前述の梔子生姜豉湯が『傷寒論』にあることは間違いでなければなりません。尾台先生なども『類聚方広義』のなかに、梔子豉湯類は吐剤ではないとはっきり書いています。

香豉を配合した薬が吐剤と間違えられる理由は、瓜蒂散を香豉の煎汁でのむことからおこったものと考えられます。なぜ、吐剤である瓜蒂散を香豉の煎汁でのむかという理由をはっきり説明した人に、宇津木昆台があります。吉益東洞は、「万病一毒」を唱えましたが、この論がひじょうに高尚な議論であったために、これを理解できない人びとが非難したので、嗣子の南涯は、『傷寒論』にしたがって、すべての病気は体をめぐる気・血・水の調和の乱れからおこるということを説きました。けれども、『傷寒論』に説かれている気血水説もひじょうに高級な理論であるので、なかなか当時の人びとには理解できなかったのです。それを整理し、体系づけて、八つの要目にわけて気血水説を世人にわかるように説いたのが宇津木昆台でした。先生は『古訓医伝』二十五巻を著わし、その中に『薬能方法弁』という薬物書四巻を収めて、『傷寒雑病論』にでている二百二十種の薬物の薬能を論定しました。そして、香豉が吐剤でなくて、なぜ瓜蔕散に用いるかの理由をはっきり説明して、

「香豉の薬能は、ただ胃気(生命力)の上迫するものを下降して、虚煩を治するところにある。瓜蔕散を香豉汁でのむわけは、病毒を吐したばあいに、胃気が吐によって上逆しようとすることを恐れたからで、あらかじめ、それを防ぐのが目的で、吐を助けるためではない。香豉を吐剤だと考えることは誤りも甚だしいもので、古人にも、このような誤解があった」(取意)

と述べています。

宇津木昆台(一七七九―一八四八)は、幕末に近いころにでた学者で神・儒・仏・老・医の学問に通じ、自らこの五つのものについて自得するところがあったとして、五足斎と号しました。『古訓医伝』は、医学における先生の見識を述べたものです。先生の著書として有名なものに『荘子』の註があり、『解荘』二十五巻がでています。雪堂興禅師に参禅し、五山の僧徒で、先生の教えをうけたものが千余人あったといわれています。

民間薬としての大豆の効用

問七二　民間草としての大豆の効用には、どういうものがありましょうか。

答　①黒豆甘草湯としての応用が第一でしょう。黒豆一二グラム、甘草三グラムを煎じて用います。肉類や魚類、エビ、カニ、タコなどの中毒によくききます。タバコや芋類の中毒、中風、脳卒中、脚のつかれ、からだのしびれ、酒の二日酔、水腫、食あたり、狂犬の毒、水銀やヒソの中毒などにもよく効きます。わたしはまだ経験がありませんが、近ごろ問題になっているスモン病に用いてみたらどんなものでしょうか。

②大晦日や節分の夜には福茶というものを飲んだものでした。黒豆・番茶・山椒・梅干し・玄米・こんぶなどをまぜて、お茶として飲みます。

③黒豆・氷砂糖・甘草を煎じて用いると声のかれ、ノドの痛みによく効きます。桔梗根を加えればさらによい。

④腰痛には黒大豆を焙《い》って焦がし、酒にて飲む。

⑤豆のもやしは胃熱を去ります。

⑥フケの多いものは、黒豆を酢で煎じて洗えばよい。

(五)　食養としての大豆

大豆の食べ方―豆腐、オカラ、納豆等

問七三　では、大豆はどのようにして食べるのが、いちばんよいでしょうか。

答　大豆にはいろいろな食べ方がありますが、第一には、機械で加工して、細かくして食べることです。生大豆粉、脱脂大豆粉としたり、煎《い》って黄粉《きなこ》として、いろいろ利用すればよいでしょう。ゆでたり、いり豆として、そのまま食べるより、消化率がグンと増加します。

第二には、モヤシとして発芽させて食べることです。生《なま》の大豆にないビタミンCができて、栄養がグンと強化されます。小粒の豆でよく揃ったものを選んで用いるといいモヤシができます。ただ大豆モヤシは芽がやわらかく、実の部分が堅いのが欠点ですから、芽と実とを切り離し、まず実の部分を植物油でよくいためて、少し煮てから芽の部分を加えて調理します。この点、大豆の親類である緑豆（分豆ともいう）のモヤシが、いちばん上等品です。緑豆は大陸から南方に産する小豆《あずき》ぐらいの豆で、近ごろ市販されているモヤシは、この輸入緑豆から作ったものです。茎が純白で、よく肥え、モヤシ特有の香気のあるものが良品です。色がかわって、臭気のあるものは用いてはいけません。くさみを嫌うものは熱湯をくぐらせるか、植物油でいためて、いろいろなものに組み合わせて料理するのが栄養的です。なるべく生《なま》料理で用いるようにしたいものです。

この緑豆は、中央アジアから中国に渡来したもので、李時珍の『本草綱目』には、「まことに済世の良穀である」とほめていますが、李時珍が救世の穀物だと礼讃したのももっともで、すぐれた食物であると同時に、利尿の効が絶大な薬物でもあるところから、腎臓病のものには欠かせないものです。そしてまた、中国では緑豆を粉末にして麺《めん》を作っています。わが国では春雨《はるさめ》といっていますが、中国料理には欠かせない食べものの一つです。

第三は豆腐として利用することです。豆腐を作るために、前から水につけておいた豆を石臼でひくと、どろどろした汁ができます。これが生《なま》の豆乳で、幼児や病人、体の弱い人は、少し味をつけて毎日二〜三回ずつ食べると、牛乳にまさるほどの栄養があります。青臭いという人は、ざっと煮て臭味のとれた程度で食べてもよい。また大豆を一夜水に漬けておいて、これをスリ鉢でつぶし、サトイモ、ニンジン、ゴボウの味噌汁に入れ、ひと煮たちしたらすぐに火を弱め、うきあがった大豆の皮をすくいとったのが呉汁《ごじる》で、栄養豊富な食べものです。

さて、豆腐ですが、軟らかくて消化しやすく、牛乳の二倍のタンパク質があり、味が淡白でくせがなく、四季を通じて、冷暖ともに自由自在の調理ができ、しかも安価で、肉や卵や牛乳にくらべても、タンパク含量の割にすれば二分の一から三分の一の安さであるこの魅力に富んだ食品は、中年以後のタンパク補給にはまったく打ってつけの食べものです。しかし、その加工過程のあいだに失われる成分も多いので、大豆の全成分を利用するには、納豆や味噌として利用するのがよいでしょう。

豆腐は、今から約二千年前の漢の時代に『淮南子』を編纂した淮南王《わいなんおう》劉安が発明したものといわれ、わが国にはすでに奈良朝時代に伝わっていますが、ひろく一般に普及したのは、豊臣秀吉のとき、朝鮮陣の兵糧奉行岡部治郎衛門がその作り方を覚えてきてからです。それで、豆腐のことを「オカベ」と呼ぶ地方もありますが、本場の中国や朝鮮の豆腐は、わが国のようなものではなく、縄でしばられるような堅い灰色をしたものです。純白のデリケートな芸術品に仕立てたのは日本人で、水のよいのがその理由であるようです。

中国では豆腐を固めるのに、ニガリと石膏を用いる方法をとっていましたが、わが国では昔は石膏が中国からの輸入品であったところから、主としてニガリで固めていました。しかし戦後はわが国でも石膏がえられるようになったので、現在ではこの方法をとっている業者が多くなったようです。ニガリは塩化マグネシウムで、その名のとおり苦いというよりもエガライ味がしますが、石膏は硫酸カルシウムで、ほとんど無味です。近ごろの市販の豆腐には、防腐剤を加えたり、石膏を使ってかためたものが多いので注意しなければなりません。石膏を使った豆腐は、独特の風味がまったくありませんからすぐわかります。豆腐の生命は、作りたての、いうにいわれない香気と、後味の残らない禅的な淡白さにあります。いつまで置いても腐らない、風味のない豆腐などを食べることは、まったく無意味です。また石膏はヒソを分離するおそれもありますから、実に恐るべき食品といわなければなりません。

豆腐の詳しい作り方を書いたよい本に、村井米子氏の『薬になる食べもの』(創元社)というのがあります。ぜひ一読をすすめたい。豆腐料理については、江戸時代の天明年間に出崎金兵衛という人が出版した『豆腐百珍』というのが有名です。初篇百珍、続編一三〇余の豆腐料理をおさめていて、豆腐好きには一種の宝典とされていますが、すぎたるは及ばざるがごとしで、とるべきものは少ない。明治時代には菊地氏の『豆腐の御料理』二百品、最近では、京都辻留主人辻嘉一氏の『現代豆腐百珍』一二四種などがあります。

豆腐の副産物としてできる食べものには、豆乳とユバと高野豆腐とオカラ(卯の花)があります。高野豆腐は、寒中六十日を製造期間として、近畿地方のひなびた山村の特産物として発達し、東北地方の寒いところで作られます。豆乳を直接氷結させて乾燥したものですが、捨て難い風味があります。このごろは、人工冷凍法が発達したために、年中どこでも作りだされますが、風味はもちろん天然品にかないません。煮つけ、酢のもの、味噌汁、その他いろいろのものと組み合わせて料理すると、栄養満点の食べものとなります。

オカラは、豆乳をこしたときに袋の中に残ったカスですが、ひじょうにおいしいもので、豆腐料理を食べるときには、かならず食べなければならぬのが食養道の原則ですが、近ごろの若い人たちには、オカラを食べることを知らないばかりでなく、相当の年輩のものも滓《かす》のように考えてこれを卑《いや》しめ、その真価を知らないのは認識不足です。オカラの消化吸収率のよいことは、タンパク七八・八パーセント、脂肪八四・三パーセント、含水炭素九三・三パーセントで案外によいことがわかります。健康保持のためにも、ときどきオカラの野菜いためやオカラずしを食べることが必要です。

昔からオカラを調理することを炒るといって煮るとはいわない。炒ることは、水分を加えないで煮ることですから、はじめから水分の少ないオカラを食べると、口中の唾液を全部吸収してしまわないとノドにつかえてのみこむことができないので、胃は多量の唾液の供給をうけることになります。不消化と思われるオカラが案外に消化吸収されやすい理由はここにあります。そして、胃から腸にゆくときは、このオカラはほとんど量が減らないで、腸壁についている宿便を全部掃除しておしだすことになります。すなわちオカラは、口から胃までは唾液の運搬人の役目をし、胃から腸にかけては腸壁の掃除夫の役目をはたします。そして、ニンジンやネギの細かい繊維は完全に大豆の堅い芽を包んで腸壁をいためないように保護します。このような食べ方を発明した古人の叡知には、まったく驚くほかはありません。

卯の花ずしは、右のオカラの野菜いために酢を加えて軽く握り、それを油揚げの味つけしたものに包んだものです。例の稲荷《いなり》ずしと同巧異曲のものですが、これを食べる目的はまったく違っています。腸壁と血管の大掃除をすることが主なる目的です。腸壁の氈毛《せんもう》には宿便がたまり、血管にはコレステロールという脂肪が沈着して硬化がおこります。大豆の脂肪が血管壁についたコレステロールを排除する力のあることは科学的に証明されています。現代の栄養学は、ただ栄養物を体内に送りこむことばかりを考えて、体内の不浄物を清掃することを忘れています。オカラの野菜いためや卯の花ずしは食べることが必要なのです。

人間は栄養のある、消化のよいものばかり食べればよいというものではありません。ときには不消化な固いものも食べることが必要です。フランスでは、フランス人は、すでに第三臼歯と第四臼歯がないものが多いと報告されています。それはフランスでは、何世紀も前から料理法が発達していて、やわらかい、食べよいものばかり国民がとっていたので、歯が退化して、そういう結果になりつつあるのです。日本人も第四臼歯(俗にいう親知《おやし》らず歯)が生えない人が多くなっています。固い不消化物をよくよく噛んで食べれば、歯が丈夫になり唾液がたくさんでて、胃腸の活動もよくなるのです。ただ固い不消化物の選定がむつかしいだけです。

豆乳は前述のように、豆をひいた汁を飲料にしたものですが、これには良質のタンパクと脂肪を含むほかカルシウム、鉄分、ビタミンB_1、B_2、ニコチン酸などを含んでいて、その量も牛乳に劣るものでなく、これに玄米の重湯《おもゆ》を添えれば、どんな母乳不足の乳児にも牛乳などの必要はありません。母乳不足の乳児に牛乳を与えると、ときとしてアレルギー症状をおこすばあいがあります。これは牛乳のタンパクの粒子がひじょうにこまかいので、分解されないまま直接に腸壁から血管にはいりこむからだといわれていますが、豆乳にはこうしたことは絶対におこりません。米食の東洋民族は牛乳の代わりに豆乳をもっと利用すべきではないでしょうか。

第四は、納豆や味噌や醤油として大豆を利用することです。納豆といえば、現在では糸引納豆に限られており、味噌や醬油といえば単なる調味料としか考えられておりませんが、上古の時代から約百年前までは、納豆は食生活のアクセサリーでもなければ、味噌や醬油は単なる調味料ではなく、主食品だったのです。肉食をほとんどしなかった日本人は、その生命保持のタンパク源を味噌や醬油に依存していたのです。日本人は同化力の強い国民で、食生活の面でも、従来の日本食のほかに、中国料理、朝鮮料理、イギリス料理、フランス料理、ロシア料理、インド料理というように、あらゆる世界の国々の料理を取りいれていますが、従来の主食であった納豆や味噌や醬油を食生活のアクセサリーや調味料に格下げしてしまいました。こんな食生活をつづけていては、健康な日本人の生命の保持はむずかしい。

幕末にオランダの医官としてわが国にきた名医シーボルトは、長崎において、筑前の黒田侯から医術の極意を問われたとき、「医術はその風土に従うべきものであって、西洋には西洋人に適する医術があり、日本には日本人に適する医術でなければ治効をあげることはできない。これが医術の極意である」と答えています。そして、江戸では、当時の幕府の侍医であった法眼《ほうげん》石坂宗哲と、互いに医学の交換をしています。宗哲はシーボルトにハリ・灸の実技を教授するとともに、『ハリ灸十二条提要』というものを書いて、門人にオランダ語に翻訳させて彼に示しました。ハリ・灸が西欧に紹介されたのは、実にシーボルトの力によるものです。

食生活もまたこれと同じことで、ほんとうに正しい基準をたてるためには、従来のわが国の食生活のあり方を科学的に正しく検討して、これを改善する方法をとらなければなりません。「貧乏人は麦を食え」式では、健康な日本の「人づくり」はできるものではありません。

ユバと大豆

問七四　豆腐の副産物として、ユバができるというお話ですが、ユバというのは、どういうものでしょうか。

答　戦後に生まれた方には、ユバをまったく知らない人もあり、また知っていても、現代人の感覚にマッチしないと、頭から卑しめてかかる人もあるようですが、この栄養価と消化率の高い食品を、取りあげないことは、残念なことです。

豆乳を水でうすめて、浅い鍋に入れて徐々に火熱を加えると、薄い膜が表面にできます。これを竹の串でひきあげて、水気をきると、生《なま》ユバができます。舌ざわりがやわらかで、独特の風味があって、ひじょうにおいしいものです。できたての生ユバに、生《き》醬油をたらして食べると実にうまい。煮つけにしても、油であげて食べてもよいものです。市販されているものは、蔭《かげ》干しにして乾燥し、保存ができるように工夫したもので、干《ほし》ユバといっています。味の点では、とうてい生ユバに及びませんが、十分間ほど水につけて、もどすだけで、味噌汁の実《み》にしてもよし、いろいろな煮合わせたものに、自由自在に使用できますから、一般家庭では、常備しておくと、ひじょうに便利です。タンパク質と脂肪の含有量が多く、その消化率も大変よいユバは、肉にまさる食べものといえます。

作るとき一枚を引きあげると、次にまた薄い膜がはってユバができるという具合で、だんだん時間をかけてユバができあがってゆくわけですが、やわらかく、白いユバは、はじめに引きあげたもので、鍋の豆乳が残り少なくなるにしたがって、色も濃くなってきます。品質は、むろん白いユバのほうが優れています。そこで、色が濃くなったユバには、黄色く人工着色をして売っていますから、ユバを求めるばあいは、着色したものは買わないほうがよろしい。ユバはグリシンという大豆だけにしかない良質のタンパクが凝固したもので、これが固まるとき脂肪を吸収するはたらきをするので、初めにできたユバのほうが、脂肪が多いということになります。最後に残ったカスのようなすたりものが、「とゆ」で、油であげて食べると、まったく肉と区別がつかぬ深い味がします。

中国ではユバを「豆腐皮《トウフウビ》」といって、これで、いろいろなものを包んで、料理をつくっています。関東地方では、現在、ユバをあまり作っていませんが、京阪地方は、ユバが名物で、たくさん作っていますから、ユバ屋に頼めば、生《なま》ユバが手に入ると思います。わたしの郷里は栃木県ですが、日光では有名な松皮ユバという厚いうまいユバをつくっています。開山の勝道上人以来、今日まで三百年の長きにわたって名物とされていて、良質の大豆を材料としているのと、よい水があるのとが、名物日光ユバの生まれる絶対条件だということです。

大豆油

問七五 脂肪は、動物性のものよりも、植物性のものがいいと聞きましたが、大豆油はどうでしょうか。

答 その通りです。脂肪には、動物性の固まるものと、植物性の固まらないものとがありますが、動物性の脂肪は、飽和脂肪ですから、不飽和脂肪の多い植物油にくらべて消化吸収がわるく、これをとっても体に組織化することが少なく、皮膚を通じて排泄されます。したがって、動物性脂肪をとったときは、翌日顔がテラテラしているのはこのためで、体からは異様な体臭が発散しますが、植物油では、そのようなことがありません。直ちに脂肪酸とグリセリンに分解して吸収され、中性脂肪となって体内をめぐり、体組織化してエネルギーのもとになります。大豆油にはオレイン酸とか、リノール酸という栄養価の高い不飽和脂肪酸をたくさん含んでいますから、食用油としては実に理想的です。

戦前には、わが国の一流メーカーの天ぷら油やサラダ油などは、たいてい満州から輸入した大豆からとっていました。ところが戦争のおかげで、——戦争のおかげというのは妙ですが、兵器の焼きを入れるために純粋の植物油が大量に必要だったので、アメリカで製油技術がひじょうに進歩して、いろいろな材料から純粋に近い油がとれるようになりました。そこで、現在、一流の天ぷら屋で用いている油は、アメリカの製造技術による綿実からとった油に、ゴマなどの香りをつけて用いています。この油は、ひじょうに純粋に近いので、従来のネバネバした油とちがって、さらりとした無味無臭の油なので、これが現代人の趣向に合い喜ばれています。しかし、食品という立場からは、純粋のものが必ずしも栄養価があるのではなく、栄養の点からいっても、消化吸収の点からいっても、現在の綿実油は、従来の「白絞《しらしぼ》り」の菜種油や大豆油には、くらぶべくもありません。食用として使うには、この菜種油か大豆油を用いるほうが、ずっと体のためになります。

食用油は、俗にいうつかれたもの、すなわち、酸化したものを用いないようにすることが絶対条件です。調理には、かならず新しい油を用い、調理したものはすぐに食べるようにしなければなりません。油であげたものを空気にさらして、湿気を含んだような感じのするものは食べないようにしないといけません。見た目には変化がなくとも、酸化、変敗した油をとると、それが内臓諸器官や筋肉に蓄積され、とくに肝臓では、いろいろの酸素に作用して、不活性化します。反対に新しい植物油をとることは必要で、体内の邪熱や炎症を去るばかりでなく、身体に活力を与え、潤滑油的な作用を発揮します。ことに大豆油には、血管に沈着したコレステロール（動物性脂肪の一種）を除去する作用のあることがわかってきたので、いろいろな名称で輸入されているコレステロール除去剤は、その主要成分は大豆油から抽出されたものだと報告されています。したがって、大豆油は動物性脂肪を厳重に制限されている高血圧の患者でも、これを用いてさしつかえないばかりか、適量をとることは、むしろ必要です。

それでは、どのくらいの食用油をとったらよいかというと、それは人種的な体質や習慣もあって、的確なことは、現代の栄養学ではなにもわかっていません。しかし、わが国は四季の変化がはなはだしく、夏は高温多湿でむし暑く、冬は低温乾燥期で、底冷えのする土地柄です。したがって、夏は油脂類をとることを極度にひかえ、そのかわり、冬は十二分にこれをとることが必要です。油の防寒保温の力には驚くべきものがあるからです。

ただ脂肪をとるときに気をつけなければならないことは、ビタミンAと密接な関係があって、脂肪のとりすぎは、ビタミンA欠乏症とまったく同じような症状を発生することと、創傷《きず》のあるものが脂肪の多い食べもの（肉、魚、卵など）をとると化膿しやすくなって、治癒がおくれることです。ビタミンAの欠乏症というのは、成長期の子どもでは、発育がまったく停止し、下痢がおこり、痩《や》せてくることです。成人では夜盲症、角膜軟化症、眼球乾燥症をおこし、結石症がおこりやすくなります。近ごろ、胆石《たんせき》症がめだって増加したことは、夏冬の区別なく油脂類を多くとりすぎる結果ではないかと考えられます。

菜種油とベニバナ油

問七六　ひきつづいて大豆のお話をうかがいたいところですが、その前に、植物性脂肪のことがでてきましたので、植物からとれる油についてお話し下さい。

答　植物からとれる油というと、前述の大豆油のほかに、ベニバナ油、菜種油、ゴマ油などがあげられます。

健康に必要なことは、栄養物をたらふく食べることではなく、バランスのとれたいろいろの栄養素を含む食べものを最少限にとることです。日本食の欠陥については、すでに述べましたのでくりかえしませんが、その欠陥を補うためには、穀類のようなデンプン質やタンパクの二・二倍以上のエネルギーをだす脂肪をとることが必要で、脂肪のうちでも、動物性の吸収のわるい脂肪よりも、不飽和脂肪酸をたくさん含んでいる植物油をとることが理想的です。それには、アブラナを作って、純良な菜種油をとって食糧とすることが、もっとも経済的であり、栄養価も満点です。

アブラナは、その名称が示しているように、その種子から油をとるようにできており、ベニバナと違って、畑にも水田(二毛作の)にも作ることができます。この油を使って、野菜を調理することの必要な理由は、野菜に含まれている栄養素の中には、水によくとけるものと、油でなければとけないものがあるからで、油を二〜三滴加えただけで、味がグンと引きたってくるのは、油に野菜の栄養がとけてでるからです。毎朝の味噌汁に、純良な菜種油を一〜二滴たらして食べてみてください。味がずっと引きたつばかりでなく、栄養価がグッとあがります。

それに菜種油は、それ自身にビタミンEを豊富に含んでいます。バターやマーガリンにもビタミンEはありません。このビタミンは生殖力をさかんにし、心臓や筋肉を強くし、喘息、糖尿病、更年期障害にきき、皮膚を丈夫にします。正しい性生活にも、ぜひ必要なビタミンで、これが不足すると、女性は生理障害をおこします。

わが国で、アブラナを栽培して菜種油をとり、これを食糧にすることをすすめている人に、鈴木食糧研究所長の鈴木忠治郎氏がいます。氏は押麦《おしむぎ》の発明者で、食糧改善を叫ぶこと三十余年で、改良玄米、菜種油などを食べることが、わが国民の健康の革命であると同時にわが国の農業革命でもあることを提唱しています。そして各種の機械を発明製作し、アブラナから、その栄養素を減じないで油をしぼる機械を製作しています。その著の『健康の奇蹟』や『健康の革命と農業の革命』には、「菜種栽培と菜種油の食用奨励による米麦の自然減量」という論文をのせています。同氏の作った菜種油は、罐入りで市販されていますから、簡単に入手できます。

紅花油は、ベニバナの種子からしぼった油ですが、近ごろは、このベニバナ油が血管に沈着したコレステロールを除去する作用があることがわかって、血圧降下剤として認められてきました。ゴマ油では、「無量寿」という優良品がありますが、これについては別の機会に述べることにします。

血圧降下剤としてのベニバナ油

問七七　ベニバナ油が、血圧降下剤として利用されているということを、少し詳しくお話しください。

答　ベニバナは中央アジア原産のキク科の植物で、アザミによく似ています。中国には前漢の時代(前一世紀)に渡来したといわれ、わが国では、古名を「すえつむはな」とも「くれのあい」ともいって、古く万葉の時代から衣・食・住の生活の全般に利用していました。

紅《くれない》の花にしあらば衣手に染めつけもちていぬべくおもほゆ
紅の深染《こぞ》めの衣の下に着ば人の見らくに匂い出でむかも　(万葉集)

ことに、近世以降は、口紅や紅色染料をつくるために東北地方で多く栽培されました。出羽の国、尾花沢から山形市にかけて大いに栽培されたので、紅花商人が京阪地方から往来し、そのために山形市が栄えたといわれています。俳聖芭蕉も『奥の細道』の中に、尾花沢をたずねて紅花商人・鈴木清風の家に宿って、紅花の句をよんでいます。

まゆはきを俤《おもかげ》にして紅粉《べに》の花
行末《ゆくすえ》は誰《た》が肌ふれむ紅の花

現在では、当時のようにベニバナを用いて紅色を染めたり、食紅《しょくべに》や口紅《くちべに》を作ったのでは、ひじょうに高価につくので使用されておりませんが、これを水で煎じて、口唇、ノド、乳頭の腫れや舌の荒れにぬるとよいことが知られています。これに対して、現代人がつけているベニの中には、コールタールから取った色素がはいっているので、肝臓がおかされる危険性のあることや、脾臓の機能障害がおこったりすることがわかっています。そしてこの口紅を人喰い人種のように真赤に常用すると、その人の唇は鮮紅色を失って、白くなってしまいますから、ますます口紅を用いなければならなくなります。こういう人は、思いきって、口紅の使用をやめて、ビタミンCとAとを含む、色のついた野菜類を多くとり、同時にベニバナを煎じて飲みますと、速やかに唇の色を回復することができます。

漢方では、これを瀉心湯《しゃしんとう》（黄連《おうれん》、黄芩《おうごん》、大黄《だいおう》）に加えて、赤ん坊が生まれると十六時間以内に与えます。「まくり」といって、すみやかに胎便を下す薬方です。これを用いた初生児はひじょうに元気に育ちます。また、『金匱要略』には、これを酒で煎じてのめば、産前産後にかかりやすい婦人の諸病をなおすということがでています。婦人はよく血気痛といって、これといった理由もなく、のぼせて頭痛がしたり、肩がこったり、下腹がチクチク痛んだりします。現代医学的にみるとホルモンや自律神経の失調症ですが、このベニバナを二～四グラムを少量の水で煎じてのめばよく効くものです。

余談が長くなりましたが、このベニバナに目をつけて、三十年ほど前に、日本からこれを輸入して、大量に栽培し、このベニバナから油をしぼったのはアメリカの化学者です。カリフォルニア州では、ベニバナを「一〇〇万ドルの作物」といって、これを塗料にすると、亜麻仁油《あまにゆ》や、大豆油よりはるかにすぐれた高級塗料となることを発見しました。カリフォルニア州は、大豆には適しませんが、ベニバナの栽培には、すこぶる適して、すばらしい成績をあげました。そして、これをニワトリその他の家畜の飼料として利用するほか、この油が血管に沈着したコレステロール（一種の脂肪）を除去する作用のあるのを利用して、血圧降下剤を作っています。

ベニバナのみならず、大豆や菜種やゴマのような植物油は、動物性の脂肪とちがって、不飽和脂肪酸を含んでいますので、すべてコレステロールを除去する作用があります。ですから、わが国では、いまさらベニバナを栽培して血圧降下剤を作らなくとも、アブラナをたくさん作って、純正な菜種油をとり、ハリ・灸を利用すると同時に、必要があれば漢方の薬をのんで、人生を楽しみながら高血圧症をなおすことが賢明でしょう。

元来、高血圧症というのは、一つの症状で、病気ではありませんから、高血圧だといわれれば、なんでもかんでも、血圧を下げねばならぬと焦慮《あせ》ることはまちがいです。つまり、高血圧症をおこすような体を、健康体に改造することがまず必要で、血圧だけを下げてみたところで人間の身心は健康にはなりません。真実の健康を獲得するには、身心の両面からの修練が必要で、真の健康がえられれば、高血圧などは自然に解消してしまいます。

一般の人びとは、病気になると、すぐに薬のことを考え、医者のところに行けば、医者は病気をなおしてくれるものと信じきって疑いませんが、真実の健康をえようと思えば、こうした安直な考え方を改めることが必要です。

というのは、効く薬ほど、その使用法が面倒で、深い専門的な知識がないと用いられないからです。日本人は薬の好きな国民だといわれていますが、薬の乱用ほど健康を害するものはありません。栄養剤と称するものでも、うかつに用いることは禁物です。人間は正しい食べものをたべておれば、たいていの病気にはかからないようにできており、たとえ病気にかかっても自然になおる能力、つまり自然治癒力をもっていることは確かです。栄養剤などの必要はいっさいありません。ここにわれわれは経験というものの尊さを知る必要があるわけで、漢方医学などは、何千年にもわたる経験によって、この自然治癒力を利用したり、これを補助していることを知ることができるわけです。漢方の特徴は、食と薬との間に、厳密な一線を引かないところにあります。食薬一如です。『仏説耆《ぎ》域経《いききょう》』には、「一切のものみな薬にあらざるなし」という尊い言葉があります。このお経は古代インドの名医ギバの言行録です。

手前味噌

問七八　大豆の食べ方に、味噌や醤油や納豆としてとることがよいというお話ですが、これらの食べものは、現在の食生活からいうと調味料的な存在にすぎないのではないでしょうか。

答　まったく仰せのとおりです。都会は別ですが、昭和の初めころまでは、これらの食品は、国民の食生活をささえてきた主要食品でしたが、ことに戦後になって、わが国の食生活がひどく変わってきて、これらの食品は食生活の全般からいえば、調味料的な存在となってしまいました。そして、戦後の味噌や醤油は、その品質がまったく変わってしまって、味噌や醤油という名称がつけられていますが、実質はけっして従来の味噌や醤油ではありません。しかし、醤油だけについてみても、現在、国民の一人当り、一年間の消費量は十五リットルだといわれていますから、この食べものの品質如何は、われわれの健康に重大な関係をもっています。

現在の醤油は、アミノ酸にカラメルで着色し、塩や人工甘味料を添加したものですから、醤油の価値はほとんどないものです。味噌も大豆粕(脱脂大豆)を煮て、塩となにやらをぶちこんだ即醸味噌ですから、こういうものをたくさん食べると、ひどく健康を害します。ことに胃酸過多症のあるものや、慢性胃炎のものが、毎朝一パイの薄い味噌汁を食べただけでも病状は悪化しますから注意しなければなりません。味噌はかならず、粒《つぶ》味噌の本格的に醸造したものを選ばなければなりません。

天然醸造と即醸味噌

問七九　天然醸造の味噌と即醸の味噌では、そんなにも、ちがうものでしょうか。

答　天然醸造の味噌は、大豆のタンパクが酵素によってすでに分解されていますので、消化吸収率がすこぶるよいのみならず、脂肪が適度に含まれていますので、比較的に濃い塩分も、胃や腸を刺戟することがなく、体に活力を与えますが、即醸の味噌は、全然そうしたことがないのと、含まれている塩分が、胃壁や腸壁をひどく刺戟して、食べたものの全体の消化吸収をわるくします。血液やリンパ液の塩分の濃度が高くなり、心臓のはたらきに変調をおこし、神経も筋肉も、あらゆる組織は正常にはたらけなくなって、高血圧症をおこしたり、肝臓、腎臓をわるくし、人間の寿命をちぢめる結果となります。

わたくしたちの血液やリンパ液は、一定の食塩濃度になっていて、人体では、ふつう〇・八パーセントですが、その塩分がわずかに〇・〇五パーセント高くなっても、少なくなっても、心臓のはたらきに変調がおこります。それが一日や二日のばあいなら、なんでもありませんが、毎日ともなると、ひどくわるい結果をひきおこします。杉靖三郎博士は、次のような具体的な例をあげています。

「長寿村として有名な広島県の向島の立花町では、七十歳以上の人は、元気で高血圧が少ないのだが、七十歳以下の人たちは、ほかのところと同じに、高血圧や動脈硬化が多いのである。なぜだろうと思ってしらべてみたところ、お年よりたちは、今でも〝自家製の味噌〟（食塩の少ない）をつかって、朝、昼、晩と多量に味噌汁をとっているのに対し、若い人たちは、配給のからい味噌を、それも朝だけ少量しかとらないことがわかったそうだ」（『続・間違いだらけの衛生』より）

こういうわけですから、即醸のものを味噌だというからいけないので、実質的には即醸のものは味噌ではないのです。脂肪のまったくない大豆粕（脱脂大豆）やイモの粉を煮て、これに塩を多量にぶちこんだような粗悪品を味噌だなどと称して、どうして人間の生命が養われるものだろうか。政府は血圧降下剤の製造に多額の補助を支出していますが、そんなことよりも、一日も早く、国民の基本食糧である純良な味噌や醬油に厳重な規格を立てて、これを安価で国民に提供するような対策を立てないのであろうか。即醸の味噌は一年中いつでもできますが、純良な味噌は、少なくとも八〜九ヵ月の期間を要します。岡崎の八丁味噌などは、三ヵ年たたなければできないのです。こうした簡単な事実に、どうして政府は気がつかないのでしょう。わたしはかつて、当帰芍薬散《とうきしゃくやく》に醬油を加えて、ひどい心臓病をなおした経験があり、また胃ガンだと診断されて形、容ともに衰えたものに、苓桂朮甘湯《りょうけいじゅつかんとう》に赤味噌を加えて奇効をえたことがあります。また味噌灸は、癰や疔や痔疾などに奇効があります。漢方は薬の中に、玄米を入れたり、小麦を使ったり、ネギを入れたり、酒や酢を用いたりしています。大豆ももちろん用いていますし、赤小豆や大麦のモヤシや納豆も用いています。韓退之《かんたいし》という中国の文豪は、今から二千年も前に、「良医というものは、破れた太鼓の皮や、牛の小便や馬の糞まで薬として用いる」といいました。

味噌の今昔談

問八〇 では、味噌についての今昔談を一つお願いいたします。

答 味噌は中国ではすでに三千年も前の周末戦国のころにありました。中国では味噌のことを「醬」といいます。野菜の味噌づけは「将菜《シャオサイ》」で、肉の味噌づけは「醬肉」です。『論語』の中に、孔子は、醬と姜とがなければ食わずといって、毎食かならず味噌を食べていました。わが国には応神天皇の十六年(二八五)に、今の韓国の百済から王仁《わに》という学者が、たくさんの工人をつれて帰化していますが、この人が味噌をもってきたという伝説があります。王仁は『論語』や『千字文』を朝廷に献上した人で、後には皇子の家庭教師にもなった学者でしたから、この伝説には根拠があると思われます。

味噌という言葉は中国にはなく、寺島良安という江戸の中期にでた漢方医の書いた『和漢三才図絵』によると味噌というのは「高麗醬《こうらいしょう》」で、和名を味噌というといっていますから、味噌はたしかにその製法を早くから朝鮮を通じて伝えられていたものと思われます。味噌という文字がはじめてでているのは『三代実録』で、延喜元年(九〇一)の記録ということになります。王朝時代の貴族たちは、味噌汁をさかんに食べていますが、一般の民衆はまだ味噌という貴重品は食べませんでした。一般庶民が味噌を作って食べるようになったのは鎌倉時代のころからで、中国へ留学したお坊さんがその製法を伝えてきて、これを民衆化したのです。わが国民の食生活がこれによって安定しました。長く貯蔵ができることと、野菜でも、肉でも、これに漬けて保存することができるようになったからです。そこで、各家庭では、その人員に応じて一年中に食べる味噌を確保すれば生活は安心だということになり、味噌を買って食べるようでは、家計がもてぬところから塩の分量を加減して、各自の趣向にかなったものを作るようになり、各自の味噌の味のよいことを互いに自慢しあいました。自分のことをほめるのを「手前味噌」といいますが、これは、自分の家の味噌こそ天下一だということからきています。うまい味噌を用いれば、野菜でも、肉でも、魚でも、調理しておいしく食べることができるからです。

わが国の味噌は、前述の寺島良安の『和漢三才図絵』では、①粉《こな》味噌、②赤味噌、③白味噌、④糠《ぬか》味噌、⑤ひしお味噌の五種としています。この分類は、現在でもあてはまります。このうち、現在で粉味噌に相当するものは、越後地方で作られているかと思われますが、味噌を団子のようにこねて、ワラ苞《づと》に入れて、軒下のようなところにつるしておく乾燥味噌です。用いるときは、スリ鉢で粉にしてからこれを水でとくので、粉味噌とよんでいます。

赤味噌は、仙台味噌で代表されるもので、大豆を蒸して作ります。麦コウジを入れるものと、米コウジを入れるものと、豆コウジで作るものとありますが。米コウジで作るものは信州味噌で代表されます。仙台藩主伊達政宗は兵食としてその製法に力を入れ、豊太閤の朝鮮の役に大いにそれが役にたちました。後、徳川期になってからは、江戸に工場を開いてこの味噌を作って市民にわけましたので、仙台味噌の名声があがりました。関東から東北、信州地方の味噌は多くこの製法によっています。醸造には八〜九ヵ月かかりますが、ひじょうにうまい味噌です。

白味噌は、まず大豆を一昼夜ぐらい水にひたして、ワラタワシで皮をもみ、三倍の水で煮て、浮きあがった皮を去り、さらに豆をやわらかに煮て臼でつき、一割六分の米コウジと一割三分の塩をまぜて作ったもので、すぐに食べられるようになりますが、長期間の保存はできません。四季いつでも作ることができます。茶の懐石料理にまずでてくるのがこの白味噌汁で、その味によって、料理人の腕前がわかるというほどのものです。日本の料理芸術の最高をゆくもので、味覚を云々するものは、まずこの懐石料理から堂にのぼらなければならない。

糠《ぬか》味噌というのは、つけもののヌカ味噌ではなく、モチ米ヌカをさらに細かくふるったもの一斗に塩二合の割であわせて固め、数ヵ月貯えて、酢または酒で練って食べるものです。甲州の陣立味噌などはこの種に属するものでしょう。

ひしお味噌というのは、俗にいう「なめ味噌」のことです。大豆と麦または小麦をあわせて蒸してコウジを作り、塩と湯冷《ゆざ》ましを入れて、炎天にさらして、毎日これをかきまぜて、十余日でできるもので、埼玉地方では現在でもこれを作っています。これと同巧異曲のものが径山寺《きんざんじ》味噌です。径山寺味噌は、中国で多くこれを作っていたもので、鎌倉時代の留学僧が習って帰って普及したものです。作り方は、ひしお味噌とまったく同じですが、これに塩おしの越瓜《しろうり》またはナス(や)生姜、木耳《きくらげ》、麻の実《み》などを入れたものです。わたしどもの小学校のときに、執権北条時頼は、ひじょうな倹《しま》約家《りや》で、味噌を下物《さかな》にして酒をのんだと教わったことを覚えていますが、実際は時頼が赤味噌をなめて酒を飲んだとは信じられません。おそらくは中国渡来のこのひしおで酒をのんだのではないでしょうか。というのは、越瓜《しろうり》は、宋の時代にはじめて南中国で栽培されたもので、宋の唐慎微《とうしんび》の『政和《せいわ》本草《ほんぞう》』にはじめて記載された瓜の珍種だからです。これを入れて作ったなめ味噌は、当時としては貴重な品でなければなりません。庶民の口などには、とうてい入らなかった贅沢品であったと思われます。

金山寺味噌と醤油

問八一　お話の中に径山寺《きんざんじ》味噌とありますが、金山寺味噌というのと、ちがうものでしょうか。

答　われわれ禅門では、金山《きんざん》寺と径山《きんざん》寺とは、はっきり区別して、金山寺はカネ金山、径山寺はケイ径山といっていますが、キンザン寺味噌に限り、この二つは古くから混同されていますので、はっきりしたことはわかりかねますが、現在、市販されている金山寺味噌は、本来のものとはすこぶるちがっていて、こういうものを食べては、保健上よくありませんので、本格的のものが残っている径山寺味噌という文字を使用したわけです。

　現在、市販されている金山寺味噌は、小麦に赤く人工着色をして、これに砂糖を加え、醤油その他のものを入れて煮たドロドロしたもので、本末転倒のまったくの偽《に》せものが多いようです。わが国の本格的なうまい醤油は、実は江戸時代に、この金山寺味噌から発達したもので、中国の「醤油」とは、まったくちがっています。この意味でも、キンザン寺味噌がいかなるものかを知っておくことが必要です。

謡曲「猩々《しょうじょう》」の文句にも、「これは唐土《もろこし》、金金山《かねきんざん》のふもと」とあるように、中国には二つのキンザンがあって、「金山寺」と「径山寺」とは別の寺です。金山寺のほうは、各地にありますが、径山寺は、有名な道欽《どうきん》禅師が開創した浙江省余抗県にただ一つある寺で、天目山の東北側にあって、中国で五山の一つに数えられています。この山のふもとの能仁興聖《のうにんこうしょう》万寿禅寺というのが、径山寺のことです。南宋から元にかけて、すぐれた禅僧が輩出しました。

この径山寺に、信州、松本在の神林に生まれた法灯《ほうとう》国師覚心禅師が、今から七百余年前に寓止して、その寺の「醤」の秘伝を持ち帰り、興国寺（和歌山県日高郡由良町）の開山となりました。臨済宗法灯派に属しますが、後に妙心寺の配下になりました。

この興国寺の秘伝が、御坊市の堀河屋に伝わって径山寺味噌として売りだされ、在田郡湯浅浦の大阪屋からは金山寺味噌として売りだされたというのが、キンザン寺味噌の由来になっています。そして、この金山寺味噌は、元和初年に「玉井醤」として、その醸造法を完成して、本格的の醤油ができたのがわが国の醤油のはじまりです。江戸時代には特に紀州藩の保護奨励をうけたので、年々産額を増し、紀州名物として、京阪地方をはじめ、遠く江戸まで輸送され、正保二年（一六六五）には、房州銚子方面に進出して、金山寺味噌と醤油が全国にひろまることになったといわれています。

こういうわけで、わが国では、金山寺味噌も径山寺味噌も、内容はまったく同じものです。米、麦、大豆でコウジを作って、これに塩と新鮮な真桑瓜《まくわうり》、ナス、シソ、ショウガを混ぜてつけこんだ「なめ味噌」がそれです。夏の土用に仕込んで、一月半で熟成し、年中保存されますが、もっとも美味《おい》しいのは、九月末から十月にかけてだといわれています。堀河屋の径山寺味噌は、現在でも古法によって作っているというので、先ごろ、京都の漬物専門店として有名な某老舗から取り寄せて試食しました。黄色く着色されていますが、醸造したものに間違いありませんでした。われわれには少し甘すぎますが、これが真桑瓜を漬けこんだ径山寺味噌の特徴かもしれません。

そして、金山寺味噌を仕込んだ槽底にしずんだ液が、すこぶる美味であったところから、ついにわが国特独の本格的な醤油が工夫されることになったわけです。ですから、わが国の醤油は、江戸時代になってはじめてできたもので、中国の醤油とはまったくちがっています。

中国の醤油

問八二　では、中国の醤油というのは、どういうものでしょうか。

答　中国の醤油は、文字通り、醤の油(液体)で、醤を水でとき、これをこしたものです。醤は前述の「ひしお味噌」のことで、その作り方は、わが国の大徳寺納豆(唐納豆《からなっとう》)とまったく同じです。中国では四川省の特産になっています。夏のはじめに大豆を煮て、その煮汁はとっておき、小麦粉のコウジを加えて、大豆にまぶし、煮汁には塩をとかして、前の大豆に合わせ、浅い桶に入れて真夏の炎天下にさらし、日に何回となくこれをかきまわします。こうして夏の強い日光にあててはかきまわして、硬くなったものをさらにこねて、およそ八十日間ぐらいで、秋になって醬ができあがるわけです。これが穀醬です。そこで、中国では「三伏晒醬伏醬秋油」といっています。朝鮮の味噌もまったく同じです。わたしは、昭和四年から二回にわたって、忽滑谷《ぬかりや》快天老師(駒大学長・文博・故人)のお伴をして、全鮮の山奥にまで入って仏教の調査をしましたが、朝鮮の奥地の大きい寺では、どこでも真夏の炎天下に、等身大の蓋のついたカメを並べて、味噌を作っているのは壮観でした。したがって、それからできる醬油の味も、わが国のものとはまったくちがっていて、異臭と渋味のあるものですが、食べなれると、忘れ難い味をもっています。中国料理に、「炸醬麵《ジャジャメン》」という味噌うどんがありますが、この醬油でないとほんとうの味がでません。

わが国の本格的な醬油は、前にも述べたように、金山寺味噌から発達したもので、大豆一斗、小麦一斗、塩一斗、水二斗、コウジもやし二〇グラムから、「もろみ」というものに熟成し、六〇リットルの醬油ができるのだそうですが、現在の醬油の大部分は、これとはまったくちがって、脱脂大豆と醬麦(これは小麦から六〇パーセントの小麦粉をとった残りのフスマ)と塩とアミノ酸とから作っています。いわば半化学醬油です。味は複雑になっていますが、調味料として使用する以外に、食品としての価値にかけています。

将来は、合成アミノ酸の類を水にとかして、適当な人工甘味料と、かつおぶし、コンブ、シイタケなどの匂いのするエッセンスを加えて、これを着色した純粋合成醬油(化学醬油)が出現することでしょう。科学の発達も、養生という観点からすると寒心に堪えません。

納豆について

問八三　なっとう(納豆)は、たいへん滋養があると聞いていますが、実際そうなのでしょうか。

答　納豆には、いろいろ種類がありますが、おたずねの納豆というのは、俗に江戸納豆とか、水戸納豆という、あの糸をひく納豆のことと思います。考え方によれば、糸引き納豆は製造が簡単ですから、製造過程に失われる栄養がもっとも少ないので、大豆の食べ方としては、いちばん合理的だということができます。

問八四　納豆には、いろいろ種類があるといわれましたが、どんな種類でしょうか。

答　「納豆」という名前のついている食品には、いろいろあります。お菓子の甘納豆は、まったく別として、納豆と名のついた大豆を材料にして作った食べものには、大別して二種類あります。第一は大徳寺納豆とか、浜納豆で代表される味噌納豆と、第二は糸引き納豆です。この二種類を一般に「納豆」とよんでいますが、その作り方はまったくちがっています。

第一の味噌納豆は、中国の「醬」(味噌)が伝来して作られたものであることは間違いありませんが、その伝来の根拠地が、いろいろと違うところから、多少その製法もちがっています。そのうちで、もっとも有名なのが、大徳寺納豆と、静岡の浜松で作られる浜納豆です。大徳寺納豆は、中国の四川省の特産である「醬（味噌）」とまったく同じですが、浜納豆は、中国の各地で作られる「豆豉《とうし》」とほとんどおなじで、その製法がずっと簡略化されたものです。現在の浜納豆は、わが国の納豆の元祖といわれる静岡県三ケ日の大福寺で作られる「大福寺納豆」がその本家だといわれていますが、作りはじめた年代がちがっており、したがって味もたいへんちがっています。大徳寺納豆、大福寺納豆、浜納豆の由来、製法、その食べ方については、梶浦逸外老師の『精進料理の極意』（大法輪閣発行）に詳しくでていますから省略しますが、大徳寺は文明年間に有名な一休禅師によって再興された寺で、この再興に大きな寄進をしたのが尾和宗臨という堺の津の貿易商であったところから、堺には多くの中国人が往来したので、これを通じて中国の醬の製法が大徳寺に伝えられたものといわれています。今日では、大徳寺の塔頭《たっちゅう》真珠庵の納豆が名高く、ここのものがすぐれているという定評があります。

この種類の納豆は、古く奈良朝時代にわが国に伝来し、東大寺や興福寺などでも作られて、僧房の主要食糧になっていましたが、のち京都にうつって、浄福寺で作ったものを浄福寺納豆、嵯峨の天龍寺で作ったものを天龍寺納豆といって、それぞれ僧房の副食にしています。

第二の糸引き納豆は、中国では「豉《し》」といって、これまた今から三千五百年前の戦国時代から作っていました。中国には、中央アジアから康伯という人がその製法を伝えたものということになっています。淡豉と鹹豉の二種があり、淡豉のほうは塩を加えないもので、主として薬に入れました。『傷寒論』には、「香豉《こうし》」といって、いろいろな病気に使っています。その作り方や使用の方法は後に詳しく述べましょう。これに塩を加えたものと、さらにサンショウ、キッピ、シソ、ウイキョウ、杏仁などの香辛料を加えたものは、主として携行食糧として利用されました。わが国でも平安時代に作って食べた記録がありますが、本格的のものは、その作り方が面倒なので、普及しなかったようです。

わが国に本草学を伝えたことで有名な鑑真和上が、総勢百八十五人で、第一回の日本渡航のとき準備した食料品の目録が『唐僧鑑真過海大師東征伝』に載っていますが、その中に「甜豉《てんし》三千石」というのが、麺五十石、乾餅類三種とともにあげられています。テンシというのは、どういうものであったかわかりませんが、『延喜式』の豉料によると、豉は大豆と海藻だけで作られていますから、塩の代りに海藻を入れた甘味の多い「乾燥糸引き納豆」だと思われます。餅とともに航海中の主要食糧であったことがわかります。中国で「餅《ピン》」というのは、穀類を粉にして、こねて蒸したものの総称で、わが国の現在の餅とは少し違うことを知らねばなりません。

糸引き納豆が一般に普及されるようになったのは鎌倉時代以後です。『精進料理の極意』には、納豆は後光厳天皇の発明品であると書かれていますが、発明ではなく、天皇は納豆の普及をされたお方だと思われます。天皇は梶浦老師もいっておられるように、天龍寺開山夢窓国師についてご修行なされたお方です。この夢窓国師は元《げん》僧寧一山について修行されたお方で、中国の豉の製法には、もちろん、通じておられたことと思います。

味噌と精進料理の普及は、鎌倉以後の禅僧の活躍によるもので、わが国民の食生活が味噌によって安定したことは前に述べたとおりです。室町時代になると、精進料理はまったくわが国民の間に圧倒的に普及されました。当時流行した童話に、有名な「猿蟹合戦」や「カチカチ山」や「桃太郎物語」などがありますが、これとともに「精進魚類軍物語」というのがあります。その内容は、わずか五千余騎の蔬菜《そさい》軍の大将納豆太郎糸重《いとしげ》が、二万五千余騎の魚獣軍を率いる鮭大介の軍を大敗せしめる物語です。こういう童話の中に納豆がでてくることは、当時いかに納豆が大衆の間に愛好されたかを示すものです。

納豆菌

問八五 納豆では、ときどき、中毒事件が、関東にも、関西にも、東北にもおきているということではありませんか。

答 とんでもないことです。納豆ができるのは、「ナットウ菌」の酵素によって、大豆のタンパクや脂肪が分解されるからですが、これによって、大豆そのものが、ひじょうに消化しやすくなるばかりでなく、納豆のもつ風味が食欲をそそり、これを食べると、他の食物まで消化がよくなるもので、絶対に中毒することはありません。納豆を食べて中毒したというのは、納豆を作るには、従来は、ワラについている「ナットウ菌」を利用しなければならなかったからで、かならず蒸した大豆にワラをかぶせて温室に入れたものです。ところが、そのワラにネズミの糞尿がついていたりしますと、大豆にサルモネラ菌というのが繁殖します。この菌は、実に恐るべきもので、これがついた食品を食べると猛烈な中毒症状をおこします。納豆を食べて中毒したというのは、全部この菌による中毒で、「ナットウ菌」による中毒ではないのです。したがって、新しいワラを使用すれば、絶対に中毒はおこらないものです。しかし、ワラを使用することは、この菌のほかにも農薬や放射能などがついていないとは保証ができませんから、ワラを使わないで、納豆を作ればよいわけです。ただ風味の点で問題があるだけです。

現在では「ナットウ菌」が純粋培養されていますから、この培養液をつかえば、重箱や折箱のようなもので、簡単にうまい納豆が作れるようになりました。現在、市販の納豆は、この液を使って、作られています。不思議な因縁で、中島顕三先生と懇意になり、戦時中には、いただいた液で、納豆を自製して、満喫しました。

納豆を作るには、どんな品種の大豆でもよいのですが、粒のよく揃った、水を引きやすい、新しいものがよい。水洗いして、まじりものを去り、冬ならば一昼夜、夏は一晩ぐらい水につけて、よく水気をすわせます。その豆の上面まで水を加えて、ときどきさし水をしながら、軟らかく煮ますが、腹がきれたり、皮が破れるようになるまで煮すぎることは禁物です。圧力釜を用いれば簡単で、さし水をしないで、十五分ぐらいで煮あがります。豆を蒸して作れば絶対に失敗はありませんが、時間がかかります。とにかく、やわらかで、皮が破れぬように煮ることがコツです。そうすると、一メートル以上も糸を引く納豆ができます。

大豆が煮あがったら、ザルにとって煮汁をきり、浅い鉢のようなものにとって、あらかじめ用意しておいた納豆菌を薄めた液を筆の穂先につけて豆全体にむらなくぬりつけます。たくさん仕込むときは、霧吹きで吹きつけるがよい。これを浅い箱に、できるだけバラバラにつめて、床に入れます。保温器があれば申し分ないが、コタツの中に入れてもよい。温度は四五度が理想的ですが、これより少しでも高くなると、臭気がでますから、四〇度前後で作るがよい。低いと糸を引かないし、高すぎると腐って悪臭がでます。こうして一定の時間がたてば、納豆ができあがります。途中で箱のふたをあけてはいけません。できあがったら、半日くらい、冷たいところにふたをとったままおくと、なんともいえぬ香気のある、うまい納豆になります。

納豆汁

問八六　納豆には特殊の食べ方がありましょうか。

答　納豆は、なんといっても、新鮮なものをそのまま塩味で食べるのが一番です。青のりをふりかけたり、きざみネギに、ときからしを加えるといっそう風味がでます。

関東地方の米作地帯である栃木県から茨城県にかけては、冬期の農閑期には、かならず納豆をねせて、塩を加えて「干納豆」をたくさん作っておき、農繁期の主要副食にしています。実に味のよいものです。水戸から笠間地方にかけては、小粒の味噌大豆の産地で、水戸納豆が天下の名物になっています。

禅寺や東北の雪の多い地方では、冬期に、納豆汁をつくるのが名物になっています。これには、納豆を庖丁で細かくきざんで作るのと、スリ鉢ですりつぶしてつくるのとの二種ありますが、コンブと煮干しでとっただし汁に、コンニャク、油揚げ、小芋、ササがきごぼう、大根、芋がらなど、適宜な野菜はなんでも入れて、しばらく煮て、味噌汁の味に仕立ててから、シイタケか、ナメコタケ、豆腐を加えます。煮えあがる寸前に、味噌汁でのばした納豆を入れ、すぐに火をとめて、熱いうちに、きざみネギやふきのとうを薬味に散らして食べるのです。納豆汁は、さめると味がぐんと落ち、納豆の臭みが鼻につきますから、熱いうちにいただくようにします。このほかの食べ方については、前記の『精進料理の極意』を参照ください。

雪割り納豆

問八七　雪割り納豆というのは、どういうものでしょうか。

答　糸引き納豆は、現在では、その風味の関係で、関東から東北地方で多く用いられていますので、「雪割り納豆」などといっても知らない方が多いでしょうが、山形県の米沢地方の農村では、たいていこれを自製して農繁期の常用副食品にしています。ひじょうに栄養価の高い、うまいものです。わたしの住んでいる茨城県地方では、雪割り納豆は作りませんが、その代わりに、糸引き納豆に塩を加えて、太陽熱にさらして乾燥した「干《ほし》納豆」をたくさん作っておいて、これを年中の副食品として用いています。カチンカチンに乾燥していますから、そのまま食べてもよく、これを熱湯でもどして用いますと、即席の糸引き納豆のように用いられて便利です。

雪割り納豆は、庄内平野に産する良質の米で作った雪のように白い麹《こうじ》と糸引き納豆を等分にまぜ合わせて、塩を加えて、瓶のようなものに二ヵ月以上も発酵させて作った一種の「なめ味噌」です。半年以上も保存がきくので、米を主食にするわが国の食生活には欠かせない副食物なのです。

糸引き納豆のうまい食べ方に、「納豆めん」のあるのを、ついでにお話しておきましょう。これは作り方は簡単で、干しうどんをゆでて、ゆであがったらこれを水にさらさないで、いわゆる「釜あげうどん」を作り、これを丼に盛り、納豆と、きざみネギ、七味唐辛子などを加えて、熱い濃い目に作った醤油のダシ汁をかけただけのものです。これを熱いうちにいただくので、納豆が熱い煮だし汁でやわらかくなって、たいへんにおいしいものです。

味噌納豆と現在の味噌

問八八　味噌納豆と、現在の味噌について、少しお話ください。

答　現在味噌納豆には、大別して浜納豆と西京納豆の二種があります。そのいずれも鎌倉時代にわが国の禅僧が中国からその製法を習ってきて、それぞれ僧房の副食物にしたのが始めですが、中国では遠く古代の「豉《し》」というものに由来しています。

浜納豆は、はじめ静岡県引佐《いなさ》郡三ケ日にある真言宗の名刹大福寺で作られたもので足利時代に創製され、足利、今川、豊臣、徳川の諸将軍の保護をうけて現在にいたっています。天正年間に、時の住職がこれを豊臣秀吉に献じたところ、秀吉が大いにこれを珍重して座右を離さなかった。朝鮮の役にも、これを兵食として朝鮮に持っていったのです。大福寺はそのために秀吉から七十石の朱印地を賜わっています。また徳川家康は、元亀元年に浜松城主になりましたが、ことのほかこれを好んで、五十石の朱印地を賜わり、「滋養があって貯蔵もでき、携帯にも便利で、そのうえ風味がよい。これは造り貯え、非常に備えよ」とすすめられたので、一般の人もこれを作るようになりました。浜納豆と呼ばれて、現在浜松地方の特産になっているものや、豊橋市で売っている「三河納豆」と呼ばれているものがこれです。大豆を蒸し煮してこれに熬《い》ったコムギ粉などを加えて麴を作り、塩水を加えて十六ヵ月も発酵熟成させたものですが生姜などの薬味が加えてあります。しかし、浜松地方で作られている一般の浜納豆と、大福寺で作っている本物の納豆では風味がまったくちがっています。大福寺のものは山椒の味付けがしてあり、その製法になにか秘伝があるものと思われます。

大福寺納豆に対して、浜松市富塚町に法林寺という禅宗の寺があって法林寺納豆を作っています。その由来記によると、宝暦のころ白隠禅師が法林寺に逗留されたときこの味噌納豆を作ることを当時の住職興道禅師にすすめられたのがはじめであると書かれていますが、大福寺納豆と系統は同じように思われます。

西京納豆は、昔、奈良の興福寺、東大寺などで作りはじめたものが、のちに京都に移り、浄福寺で作ったものを「浄福寺納豆」、大徳寺で作ったものを「大徳寺納豆」、嵯峨の天龍寺で作ったものを「天龍寺納豆」と呼んだものといわれています。製法は大同小異で、浜納豆がコムギ粉をまぶして作られているのに対して、大徳寺のものは大麦粉(はったい)をまぶして発酵させたものの違いがあります。したがって、風味もまたちがっており、大徳寺納豆には、山椒や生姜などの薬味が入っていません。それに大徳寺納豆は、盛夏のとき太陽熱の炎天下で、約一ヵ月で練りあげて、できあがるので、その風味がまったくちがってくるのでしょう。現在大徳寺では寺内の正受院で作られるほか、一休禅師から直伝の「一久」の名で知られている津田家が作っているものが、東京のデパートでも販売されています。

京都南郊の田辺にある一休寺で作られる一休寺納豆も、その味が捨てがたい。一休禅師自身が大徳寺の僧であったから、一休寺納豆も大徳寺系ですが、大徳寺納豆が大麦なのに対して、一休寺のほうは小麦で作られています。大徳寺納豆を犯さないように配慮されているところに別の風味ができたわけです。

元来、味噌納豆は、その起原が前述のように中国の「豉」からきています。中国では上古の時代(二二〇〇年前)に、すでに大豆に酵母を作用させて消化吸収をよくして、これを食用にしたり、薬用としていました。食用には塩を加えて鹹豉《かんし》を作り、薬用にはそのまま淡豉《たんし》を作っています。実に驚くべきことです。漢方は現代医学とちがって、薬を上、中、下の三品《ぼん》に分類するのが、その特長となっています。

①上品《ぼん》というのは、日常の食品が基準となっていて、これは生命を養う薬です。そしてこの中から適当なものを選んで、長く服用すれば長生きができることになるのです。米や大豆や赤小豆《あずき》のよ

うなものを基準として、そのうえに、いろいろな薬の薬能を規定しているのです。『神農本草経』に「上品百二十種は命を養う。もって天に応ずる。毒なし。多服、久服するも、人を傷《そこな》わず。身を軽くし、気を益す。不老延年を欲するものは、この薬による」といってあります。

②中品というのは、その人の性格を作るための薬です。病があればこれを去り、虚弱ならば強壮にして理想的な体質を作るという薬です。甲の人によくとも、乙の人にはよくない薬のことで、「中品百二十種は性を養う。もって人に応ずる。毒なきもあり、毒あるもあり、そのよろしきを斟酌す。病を遏《とど》め、虚羸《るい》を補わんと欲するものはこの薬による」といってあります。

③下品というのは、みな有毒のもので、久服することはできない。けれども病を救うにはこの薬によらなければならない。「下品百二十五種は、病を治することを主どる。もって地に応ずる。多毒にして久服すべからず、寒熱の邪気を除き、積《しゃく》を破り、疾を癒やさんと欲するものは、この薬による」といっています。

ですから、中国人の考えでは、食べものと薬との間には境界線がない。その人の生命に対してプラスになるものはみな薬で、その人の生命に対してマイナスになるものはみな毒と考えるわけです。そして、あらゆるものの薬能がこの考え方によってハッキリと規定されているのです。大豆は上品の薬ですから、だれが食べても害毒がなく、毎日これをとっていれば、ついには長生きができる薬となるというのです。

この大豆製品の「豉」は、わが国の景行天皇の時代に伝えられたという記録があり、ついで正倉院文書の「雑物納帳」には、淳仁天皇の天平宝字六年に味噌三斗、ソ一石《こく》がつくられたと記されていますから、西紀四四年から一〇〇年の頃には、すでにわが国に伝来していたことがわかるのです。

この味噌納豆が、わが国に伝来してからは、中国でも日本でもさらにいろいろと工夫と改良が加えられました。ですから、われわれが現在食べている味噌は、むしろわが国の発明品と考えなければなりません。江戸味噌、仙台味噌、田舎味噌、信州味噌、越後味噌、八丁味噌等いろいろ作られていますが、八丁味噌が中国の「豉」にいちばん近い。大豆に麹菌をつけて、これに塩水を加えて作ったものだからです。

普通に味噌は、大豆に米麹《こめこうじ》を用いるものと麦麹《むぎこうじ》を用いるものの二種に分けられますが、これは穀豉ともいうべきものです。価格の割に重量があって輸送に適さないところから、従来はその大部分が各自の家庭で作られるようになり、各地の風土、気候、趣向などの関係もあり、また同一地方でも各家の独特の秘伝などもできて、その風味をきそい、これを蔵味噌とか手前味噌といっていましたが、現在では、そのようなことは、もはや夢となりつつある時代になりました。原料の面からいっても内地産の大豆は三分の一となり、アメリカ大豆が三分の二とあっては、手前味噌どころではありません。ほんとうにうまい味噌さえ手に入らなくなりました。そして、市販品のうちには脱脂大豆を使った粗悪な即醸味噌が出廻って食生活に危機が訪れています。粗悪な味噌はひどい胃腸障害をおこしますから注意しないといけません。このような味噌は味噌汁を作ってみると味噌と水分が分離して鍋の底にザラザラしたものがたまりますからすぐにわかります。

第五章　漢方食物考

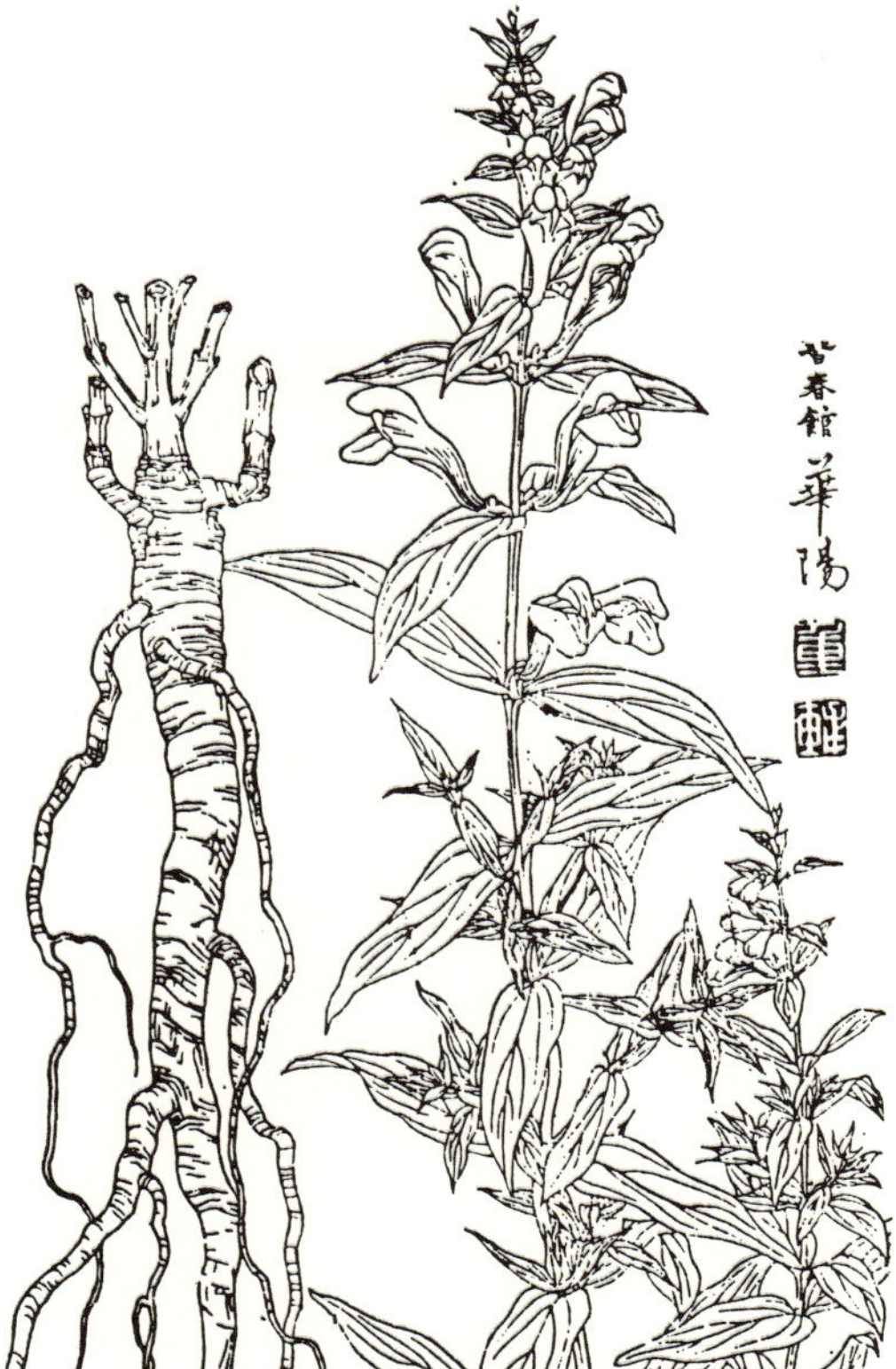

『古方薬品考』より黄芩

(一) 梅の効用

梅干しの栄養価

問八九　あなたは、梅干しが健康長寿を保つのに有用だと説かれているそうですが、梅干しにはそんなに栄養があるものでしょうか。

答　現代の栄養学は分析的で、食品を五大栄養素（タンパク、糖質、脂肪、ビタミン、ミネラル）に分類して、その含有量によって、カロリーを算出して、食品の栄養価をきめています。このような考え方からすると毎日、一個や二個の梅干しを食べても食べなくとも、栄養のうえに、それほどの違いはないと思われるでしょうが、漢方の栄養観からいいますと、そうした考え方ほど間違ったことはないのです。同じ材料を用いても、その組合せや調理の仕方によって、味もちがえば消化、吸収の状態もちがってきます。またあなたとわたしが、まったく同じものを同じ分量とったとしても体質や性格や嗜好のちがうあなたとわたしに対するこれらの食品の栄養価が同じであると考えることはできないのです。食べものの栄養価は食べる人の年齢や性別、職業、環境によってもちがってくるはずです。梅干しを毎日食べるのと食べないのとでは、その人の健康を左右するほどの相違があるのです。梅の中に含まれている植物酸の栄養的なはたらきには目をみはるほどのものがあります。

元来、カロリー説なるものは、一九〇〇年ごろ、ドイツの学者、フォイトとルブネルとが、ビールの産地で有名なミュンヘンという町に住む中等度の労働をやる指物師たちが、なにをどのくらい食べているかを調べたことからはじまっています。そして、このフォイトの学説は、ドイツ医学でなければ、夜も日も明けないように考えていたわが国の学者にひきつがれたのです。

しかし、フォイトの学説のようにカロリーを多くとらねばならないことが間違いであることを、身をもって実証したのが、デンマークの学者、ヒンドヘーデでありました。彼はドイツへ出てフォイトの学説を実行してみて、その誤りを知り、故郷に帰って、十数年間、自分一人でコツコツと研究をつづけました。これが有名なヒンドヘーデの栄養学説で、この説は、第二次大戦のとき、デンマーク国民の食糧不足をみごとに克服することになりましたが、わが国でも大正十年ころ宮入慶之助博士によって紹介されました。この学説は、古来の漢方とまったく一致しているところがあります。

東洋人——ことにわが国の人びとは米を主食にして、これを大量にとっています。このほか麦を食べたり、小麦などもパンやウドンに作って食べていますが、外国の人びととは比較にならぬほど大量にとっています。これらのいわゆる糖質は、体内で消化され、吸収されると、ブドウ糖という小さい分子になって、これが、血液の流れにのって全身に運搬され、体温を保ったり、労働のもととなって、つまりエネルギー供給源となっています。ところがこのブドウ糖は、直接そのエネルギーとなって、体温や労働のもとになるのではなく、いくつもの分解の段階があって、徐々にエネルギーとなるもので、その途中で毒性物質の乳酸ができます。この乳酸は人体の老化の原因となり、これが過剰にできると、人体を組織しているタンパク質と結合して、乳酸タンパクとなって沈着し、細胞や動脈硬化の第一段階になります。肩こりや疲労はこの危険信号です。日本人の死亡率のなかで、動脈硬化からくる脳出血がつねに上位を示すことや、外国人にはない肩こり症が日本人にだけある理由は、日本人が米や小麦を主食にして、これを過食するからにほかなりません。

ところが、こんなときにクエン酸などの植物酸をとるとオキザロ酢酸ができるため、乳酸の過剰生産が完全に押えられ、乳酸はうまく炭酸ガスと水に分解して無害になります。この糖質の分解にあたって、植物酸が存在しないばあいにくらべて、これが存在するときは、十倍以上におよぶ驚異的な活動エネルギーがでて、からだの活力がグンと向上することが最近科学的にわかってきました。そこで、糖質を主食とするわが国では、梅干しのようなクエン酸を含むものをどうしても摂《と》らなければいけないのです。現在わが国に生産される食品のうちで、もっとも良質なクエン酸やリンゴ酸を多量に含む食べものは、梅干しをほかにしては見当たりません。ですから日本人が梅干しを毎日、少しずつ食べることは、動脈の硬化を防いで、不老長生に直結する問題となるわけです。

ですから、疲れたときにクエン酸系統の飲料を飲むと、スーッとした気持ちになったり、妊娠時にすっぱいものを要求するのも、この疲労回復の自然現象の一つの現われであることもわかるのです。また砂糖やデンプン質の食べものをたくさんとると、体脂肪が蓄積されて、いわゆる肥りすぎの現象をおこしますが、この脂肪もクエン酸をとることによって体内で燃焼分解されて、肥りすぎ防止に役立つことになります。これは美容のうえからも、健康のうえからも、ゆゆしい問題といわねばなりません。

阪大薬学部の羽野教室の調べによると中等大の梅干し一個の梅肉平均一〇グラム中にはクエン酸二グラム、リンゴ酸〇・一五グラムが含まれているということです。そこで、梅干し一個をとることは、レモン、ミカン、夏ミカンなどをたくさんに使用するよりはるかに経済的であり、保存食として何十年もの保存がきくので、入手の点でも、もっとも便利です。

このレモンやミカンなどに含まれている植物酸が、からだの活力を増進させ、老化を防止することを科学的に研究して、これを証明したのは、英国のシェフィールド大学のクレーブス教授で、教授はこのクエン酸の体内における化学的変化の研究で、一九五六年にノーベル科学賞を獲得しています。

梅干しはアルカリ性食品

問九〇 健康な人間の血液はアルカリ性でなければならないということを聞きましたが、梅干しのようなスッパイものを食べても血液は酸性になりませんか。

答 健康な人間の血液は弱アルカリ性の反応を示します。ところが、梅肉などの植物酸は、化学的にはアルカリ性食品ですから、血液の中に入りますと、アルカリ性のはたらきを示します。ですから、健康な壮年者の血液反応であるアルカリ性が、五十歳ぐらいからボツボツ酸性に傾いて、老化がはじまっても、梅干しを連用することによって血液はアルカリ性になって、老化を防止するはたらきをしますから、安心して梅ぼしを食べることをおすすめします。

それよりも、もっとたいせつなことは、梅肉の大腸内におけるはたらきです。人間の健康な血液反応はアルカリ性ですが、大腸内の反応は反対に酸性でなければなりません。それが年齢とともにアルカリ性に変わると、乳酸菌のはたらきが悪くなり、口から食品としてはいるビタミンB類の自家製産と自家補給能力が低下すると同時に、老人の腸内の異常分解からくる有害なアミーン化合体が体内に吸収されて肝臓のはたらきを抑えてしまいます。肝臓は人体の生命を預かる宝庫のようなもので、栄養の生産、貯蔵、配給、解毒作用をつかさどるところですから、この肝臓のはたらきが抑えられると、血液はますます酸性化して、動脈硬化、脳出血、胃潰瘍、神経痛、リウマチをはじめ、いろいろな老人病を誘発する原因となります。

ところが梅肉のクエン酸をとりますと、これが乳酸菌の代用となって、ビタミンの生産補給を完全にし、糖質の代謝をよくし、腸内の悪い醗酵《はっこう》を抑えて、有害なアミーン体の発生をなくし、からだに活力を加えるだけでなく、老人病を未然に防ぐことになります。

それから、もっとも注目すべきことは、梅肉に含まれているクエン酸の効能は、人類の新しい悩みの種となっている原爆の放射能禍を防ぐことがわかったことです。東大薬学部の秋谷教授の研究によると、一番問題で、猛毒をもっているストロンチウム90を鼠に注射すると、投与量の五〜六割が骨の中に残ることがわかりましたが、この鼠にクエン酸ソーダを皮下注射したものと比較すると、クエン酸を注射したものはその残留量の五割ほど排泄率が上がったことが確認されました。ですから、梅干しを食べることは、放射能の解毒剤としても効果的であることがわかりました。

梅干しは、長年保存したものほど、長生きの薬だといって、珍重されます。五十年から、百年も保存されたものがあります。こうして長い間保存されたものは、塩が美しい透明の結晶体になっていて、とろりとした甘味があって、ひじょうにうまい。土鍋に少量の玄米を入れて、その真中にこの梅干しを落として、炭火で炊《た》きこんだ梅干し粥《かゆ》は、まさに美禄というべき珍味です。旧家の蔵には、この梅干し樽《たる》を「火伏《ひぶ》せ」といって土の中に埋めておくそうですが、百年もたったものが、おいしく食べられる食品などというものは、梅干し以外にまずなかろうと思われます。

また梅干しの殺菌力の強いことは驚くばかりです。夏のご飯の保存に、おひつの中に一つか二つの梅干しを入れておけば腐りません。赤痢や腸チフスなどの流行するときや、暑さに向かって体力が衰えているとき、毎日、梅干しをたべていると、腸内の殺菌力がつよまって、自然に抵抗力がつき、病菌におかされにくくなります。

梅干しには、玄米飯《めし》がもっともよく調和します。梅干しを入れて、海苔《のり》を巻いた玄米のおにぎりに、塩コンブの二〜三切れを添えて携帯すれば、早朝に家をでて、深夜に帰宅する一日の旅にも一向につかれを知りません。玄米が完全に消化吸収されて、絶大のエネルギーがでるものと思われます。

塩コンブは自家製に限ります。質のよい山だしコンブを小さく四角に切って醬油と酒を等分にした汁で長時間、煮詰《につ》めます。鍋の底に竹の皮をしいて煮ると、焼け付くことがありません。市販の塩コンブは、たいてい人工着色剤がつかってあるので敬遠すべきです。

このように梅干し自体は、まことにすぐれた食べものですが、現代のようなインスタント時代に市販されているものには、人体に有毒な人工着色剤などが含まれていますから、厳しい注意が必要です。その着色に用いられるローダミン色素は、ひどい毒物で、たとえ、その分量は少なくとも、毎日とれば、それが蓄積されて、ひどく肝臓をわるくするからです。せめて梅干しぐらいは自家製にしたいものですが、今日の都会生活ではそれもできませんから、主婦たるものは日常の食品に対して、しっかりした鑑識眼というものを養っておくことが必要です。内地産の梅で作った皮が紙のように薄く、肉の厚い、色のよいものを選びましょう。種子の大きいものもありますが、これは梅の種類によるものですから、必ずしも悪い品ということはできません。味は舌にのせてみて、塩からさを感じないで、甘味のあるものでないといけません。

梅干しの作り方

問九一　うまい梅干しを作るには、なにかその製法に秘訣でもあるのでしょうか。

答　梅干しの作り方にはいろいろありますが、一升の梅に塩三合といったものです。しかし昔の一升というのは梅のような大粒のものを計るには品物を山盛りにした分量で、現在の約一・五キロあります。それに対して塩を三合といいますと、約六〇〇グラムありますから少し多すぎます。四〇〇グラムぐらいでよいでしょう。それに昔の塩と現在の塩では製法がちがっています。昔のつけもの用の塩を用いる方が味がよい。現在の塩は純度が高くなって九五〜九六パーセントだということですが、従来の純度九〇パーセントの塩のほうが自然の味がでます。食品としては純度の高いものばかりが能あるものではありません。塩や砂糖はそのよい例です。

梅は完熟したものを選び、木からもいでから二〜三日放置しておく。それを水につけること一昼夜、取りだして軽く水気をきり、タルに入れて塩を加えて振り動かしてよく塩を梅にまぶし、軽い重しをしておくと、二〜三日で水があがります。そうしたら、よくふたをして冷暗所におき、土用のころまでそっとしておきます。土用になったら梅だけを取りだして、ムシロまたは簀子《すのこ》のうえに並べて日光にさらしますが、ときどきタルの梅酢につけては乾かす。また晴夜に梅干しをさらして夜露にあてます。この所の繰りかえしにコツがあって、これを親切にやると酸味がなれて、甘味のある、色のよい梅干しができます。こうして日光にさらしたり、夜干しをしたりすること約二〜三週間で、再び元のタルにつめて保存します。こうしてできた梅の漬け液は、白梅酢といって、いろいろの薬に用いたり、料理に応用されますから、たいせつに保存します。

梅干しにする梅の選択はどの種類の梅でもよいわけですが、よく粒の揃った中等大のものをえらびます。砂地にできた白梅が上等で、黒い土地に育った梅は苦味が強くてよくないようです。

梅の起源

問九二　梅が中国原産の植物で、奈良時代にわが国へ渡来したという記事を読んだことがありますが、ウメの語源などについて、少し詳しくお話し下さい。

答　ウメが中国の江南地方の原産植物で、奈良時代に、はじめてわが国に渡来したことは間違いないでしょうが、いつごろ、どうして伝わってきたかは、はっきりしません。薬用としてきたのか、観賞用としてきたのか、または果実を食用とするためにきたのかもわかりませんが、わたしはその果実が薬用としてはじめに渡り、次いでその樹木が伝えられたものと思っています。それはウメという和名がそのことを証明しています。

梅は中国音ではメイですが、ウメという日本名は『万葉集』に初めて見え、その当時の当て字には、烏梅、宇米、宇梅、有米、于梅、牟梅などがあり、また梅という漢名がそのまま用いられています。烏梅《うばい》は後で詳しい製法を述べますが、梅肉を薫《くん》製にしたもので、すでに中国では奈良朝よりはるか以前の漢の時代にこれを製造して薬用にしていました。烏梅は中国音ではウメイで、この烏梅がまずわが国に薬用として渡り、次いで、その原植物が渡って、梅苑として薬用にするための集団的な栽培が行なわれたものと思われます。牧野富太郎博士の『日本植物図鑑』には、

「和名うめノ語原ニ三説アリ。一ハ烏梅ニ基キ、一ハ梅ノ中国音ニ基キ、一ハ朝鮮語ニ基ク。烏梅ハ薫《くす》ベ梅ニシテ、ソノ乾品ヲ薬用トスル者ナリ。梅ノ中国音ハ mui 若クハ mei ニシテ、うめハソノ転化ナリト謂ヒ、マタ朝鮮語ノまいカラ来タリシトモ謂ハル」

といっていますが、他の渡来植物の多くがほとんど薬用として渡来していることから考えて、梅もはじめには、烏梅として渡り、次いでその樹木が輸入されたものと思われます。茶などもそのよい例で、茶は薬用として奈良朝時代に、はじめて、わが国に渡来していますが嗜好品として飲用されるようになったのは、はるかに後世のことです。

梅という漢名は『神農本草経』にはじめて見え、李時珍の『本草綱目』の釈名には、梅という字の古文は呆と書いた。果実が木のうえになっている象形文字である。梅は杏《あんず》の類であるから、杏の文字の反対に呆と書いて区別したのであるが、書家が誤って某と書き、その音から後に梅と書くようになった。

また梅は媒であって、いろいろな味(衆味)をなかだち(媒介)するところから、塩梅《あんばい》という言葉ができたので、梅の字は楳と書くのが本来であるという意味のことを述べています。

植物学のうえでは、バラ科に属する落葉喬《きょう》木で、原産は前述のように中国の江南地方ですが、温暖多湿の気候によく適するので、わが国の気候風土はよくこれを育てて、いたるところに植栽されました。春に魁《さきが》けて、花ばかりをつけた梅の清楚な姿は、まことに美しい限りです。

むつきたち春の来らばかくしこそ烏梅を折りつつ楽ぬしきをへめ

霜雪もいまだ過ぎねば思はぬに春日の里に梅の花見つ

(万葉集)

野生の状態をたもつ原種のウメが、九州の宮崎、大分県の一部の山間と、甲州冨士川の岸辺の岩間に自生していることが知られていますが、そのほとんどは栽培品種で、三〇〇種以上もあり、江戸末期には三五〇種に達したといわれています。明治以後には、植物学的な研究が進んで、分類法もいっそう科学的になり、コウメ、ブンゴウメ、リョクガクバイなどはその変種とされています。

(二) 梅干しの食べ方

梅干しの実際的な利用法

問九三 では梅干しの実際的な利用法をお話ください。

答 梅干しの利用は、実に広大無辺というよりほかありません。昔は各家庭で大量の梅干しを作ったので、あらゆる方面に活用しています。まず第一には薬としていろいろな病気に利用しました。①浄瑠璃《じょうるり》で有名な近松門左衛門の実弟に畑金鶏という漢方医があります。この人は昆布と巴豆《はず》と梅干しとみょうばんの四味を等分にして黒焼にし、舌瘡の妙薬として用いています。これは梅干しとみょうばんを黒焼にして歯痛にぬればよいとか、口中の荒れに梅干しの黒焼がきくという民間の伝えからヒントをえたにちがいありません。②村上天皇(平安中期)は、ご病気の折、梅干しと昆布入りのお茶で快癒されたといわれていますが、これは恐らく宿酔にお用いになられたのかと思います。③梅干し三、ほおづきの実五、よもぎ葉一の黒焼をゴマ油で練って痔ろうや痔核《かく》の痛みにはるとよいといわれています。④また梅干し肉に松ヤニを加えて水虫や田むしや白なまずなどの皮膚病にはります。⑤頭痛、指のはれ、乳房のはれ、とげの立ったとき、ネズミの咬傷などに梅干し肉をはります。こうしたことを数えると際限がありません。三省堂発行の斎藤、松島共著の『薬草漢薬民間療法』（昭和九年版）のウメの項をみますと、烏梅《うばい》（五項）、梅肉エキス（四項）、梅干し（十八項）、梅酢（六項）、梅酒（三項）その他があげられています。

傑作なのは茶室では練り香を焚《た》く習慣がありますが、その中に「梅ヶ香」というお香があります。これには梅干しが配合されていてこの香をちょっと水にぬらして炉の炭火の近くにおくと、茶室の中に幽玄な梅の香りがたちこめます。

近年まで大晦日《おおみそか》や節分の夜には福茶というのを飲んで越年を祝いました。福茶の内容は梅干し、昆布、炒玄米、お茶、山椒の実、黒豆などを混ぜたものです。

昆布と梅干しとはすこぶる合性がよく、昆布を煮るときに梅干しを入れて煮ればすぐにやわらかくなって味もよい。お正月の料理の昆布巻は梅干しを入れて煮ます。また昆布だしの清汁には一片の梅干しを椀種に加えれば画竜点睛で、味がぐんと引きしまります。主菜が濃厚だったときや、暑い日などには、もどしたわかめをぶつ切りしたものをひとつまみと梅干し半個分を椀に入れ、熱い清汁をそそいでいただきます。

また梅干しの薄皮を去って裏ごしにかけ、これにみりんと砂糖を加えたものを和《あ》えものに用いれば重宝です。千切《せんぎり》昆布、百合根《ゆりね》、山の芋、白味の魚類、鶏肉などもこれで和えます。またかつを節をけずって粉末にして、ほぼ等分の梅肉と合わせた「梅かつを」を作っておくのも重宝で、これを茶漬けその他に利用します。

料理の一品として

問九四 梅干しは調味料として用いるほかに、料理の一品として用いるそうですが、それはどういうふうにするのでしょうか。

答 梅干しは、それ自身が完成された食品ですから、梅干しを料理して食べるといっても、そういろいろの種類があるわけではありません。しかし、これを料理して、食事の一駒《こま》(献立)に加えて用いるところに、日本料理本来の特色が発揮されるのです。

わが国の料理は、戦後大幅に変化をつづけています。その大きい特色の一つは、日本料理の特色である料理の季節感というものがまったく失われてしまって、四季ともに同じ材料の肉や油の濃厚なものに変わってしまいました。料理のうえに漢方的な繊細さがなくなって、西洋の栄養学的な考え方のみが強く反映して、植民地的なわけのわからないものに変わっています。つまり、日本料理が国際料理に変わったといえば聞こえがよいでしょうが、わたしにいわせれば、日本の手打ちそばが忘れられてラーメンが喜ばれるようになったことで、これは国民の保健のうえからいって、決して喜ぶべき現象ではないと断言できると思うのです。

わが国は欧州やアメリカとちがって、温帯に位置し、夏の暑いときに湿度が高く、冬の寒いときに湿度が低いのが特色で、要するに四季の変化がひじょうにはげしいのです。したがって、四季とりどりの変化のある食品が、次から次に生産されて、世界に類のない季節季節のいろいろな料理が走馬灯のように作られるというのが特色になっています。ところが科学の進歩と経済の発展とがまったく人工的に食品の生産事情を変えてしまいました。

真夏にしかできないキュウリ、ナス、トマトの類が真冬の八百屋の店頭にならび、秋の野菜が一年中手に入るようになって、季節感がなくなり、四季まったく同じ料理がインスタントにいつでも作られてデパートの店頭にさらされているといったありさまです。従来の日本料理の特色はまったく消えさって、変哲のないものになってしまいました。梅干しを用いた料理などは、まったくその必要がなくなってしまいました。真冬にナスやキュウリを食べても、大自然のリズムに乗って生きている人間の命を養う糧《かて》とはなりません。化学肥料を使って栽培した材木のようなニンジンやゴボウは、人間という動物の飼料にはなるかも知れませんが、ほんとうの日本人を造りだす食べものとはならない。

森田たま女史に『ふるさとの味』という随筆があります。その中に女史が鶴見の総持寺の精進料理に招待されたときの感想が書かれていますが、たいへんよいことをいっていますので、その要所を引用しましょう。

「くるみ豆腐、たたきごぼう、お平《ひら》のひりうず、それぞれ実においしく出来ている。小鉢の春菊あへも、深皿の中華料理風なのもなかなかしゃれてゐたし、三の膳は全部料理屋のやうに繊細だといふことだった。……私が料理人でない素人の修行僧に期待したのはうまさよりもむしろ不味《まず》さであったかもしれない。さうして不味さの中に何か一つ、ぐっと人を惹きつけるもの、図太いもの、頑固なもの、さういふものの存在を期待したのであった。それは既に料理ではないかもしれない。料理はうまければそれが最上ではないかと人々は云ふであろう。だが私は敢へてそれ以上のものを求めたい。市場の料亭なればそれでよいけれども、禅家の修行僧には、それ以上の、あるひはそれ以外のものを望みたいのである。私は料理を人格の一つと思ってゐる。……総持寺の精進料理に、此処でなくてはならぬといふ一品を、創《つく》りだしてもらひたいとしみじみ思ふ。たとへば年ぢゅう絶えぬ卯の花をつかって、よそでは真似られぬ何かを——さうしてそれが代々伝へられてゆくやうな何かを、創ってもらへたらと思ふ。あるひはまた、すこし贅沢かもしれないが、梅干と昆布の砂糖煮をどの献立にもつけるといふ風なやり方も、他のすべての味をそれ一つでひきしめることになる。総持寺の伝統は、この若い人たちから創られて行ってよからう」

梅干し料理の特色は、それがビフテキに匹敵する栄養価があるというのではありませんが、日本人の人造りには、欠くことのできない料理であるというところにその妙味があるのです。わたしは梅干しの古漬けをさがし求めて、ただそれだけを下物《さかな》にして酒を愛好してやまない人びとを何人も知っています。八十八翁の酒仙西村文則先生などは、その雄なるものではなかろうか。先生はその著の『風韻味覚』の中で、「とりわけ深夜の酒は無下物がよい。八十歳近くなると醤油、砂糖で加味した煮つけものがいけない。枯れた塩分ならうれしい。枯れた塩分の中には、梅干しをふくむ。

即ち実の少ない、塩分の少ない二年以上の梅干しを賞味する云々」といっておられる。酒に徹すれば、そういうものでしょう。中国の料理にも、白い小石をゴマ油と塩で炒《いた》めたものを、ねぶりながら酒を飲ませる料理があります。料理の本質というものはそういうものです。

西村翁にいたる段階として、古漬けの梅干しを二時間ぐらい純正な醬油につけたものを肴として飲む酒もまた楽しいものです。二〜三年を越したものがよい。この梅干しを一ねぶりすると口中が洗われてスーッとします。一ねぶりしては一パイ、一パイやっては一ねぶりというわけで、その一パイ、一パイが口の中で新しく生きてくるのが梅干しの功徳というものでしょうか。

梅干し料理の双璧は、梅干しの甘露煮と、梅干しの揚げものでしょう。実に簡単なものですが、食事の一コースを引きしめて無上のものとします。

梅干しの甘露煮

梅干しを塩ぬきして、砂糖を加えて煮ただけのものですが、それをうまく作るには、道元禅師の「典座教訓《てんぞきょうくん》」に示されているような調理に対するきびしい心得が必要です。またそれを味わうには、命がけでの味覚の修練が必要となりましょう。紙のように薄い皮の古漬け梅干しの塩をうまくぬくには、少なくとも一日の時間と皮を傷《いた》めないための工夫とが必要です。そして、その塩のぬけ加減が、甘露煮の味をきめるポイントになります。少なくとも七〜八回の換水が必要で、梅干しの酸味を失ってはなりません。塩ぬきした梅干しができあがれば、それを覆う程度の砂糖を加えて煮ればそれでできあがりです。しかし、これを客に供するためには、その盛りつけがまたたいせつです。人間の食事というものは、栄養のあるものをただ食べればそれでよいというものではない。一日がかりで調理した梅干しの甘露煮をそのまま皿に盛ったのでは、煮汁の泥の中に土団子《つちだんご》が転がっているようで食味を損《そこ》ないます。そこで、俎《まないた》のうえに、ぬれた布巾を敷き、そのうえに二時間ほど甘露煮をのせておく。そして煮汁が自然に消えたところで、それを小皿のうえにただ一個盛りつけて客に供します。小皿のうえにのった毬《まり》のような美しい端正な姿の梅干しの甘露煮、これを味わうにも命がけでなければならないはずです。塩ぬきをインスタントにするには、割箸のまわりに数本の針をくりつけたもので梅干しに無数の穴をあけて水につければよい。

梅干しの旭あげ

塩ぬきした梅干しに、衣をつけて植物油で揚げたものです。あげるときに、丸く衣を残してあげると、朝日が黄金の光につつまれて昇るような感じにできあがりますので、旭あげというのです。これには季節の盛りあわせが必要となります。工夫をしてみてください。

このほかにも、梅干しを利用したいろいろの料理を工夫してみるべきです。中国風の精進料理として知られた普茶料理では、いろいろ梅干しを使った料理があります。脂肪の多い魚などを食べるときは、おだしの中に梅干しをちょっとおろしこむと風味がよくなります。酢の中におろしこんだ梅干し酢で、魚やその他をあえるのもよく、魚や野菜などは、梅干しで味づけするのもサッパリとして風味のあるものです。清《すま》し汁の中に、ほんの一かけ、二かけ梅干しを入れたものは、酒客を喜ばせることでしょう。

梅製品の利用法

問九五　梅を応用した製品と、その利用の方法をお教えください。

答　梅を利用した製品といえば、普通、①烏梅、②梅肉エキス、③梅酢、④梅焼酎、⑤梅干しなどがあげられます。これを順々に説明しましょう。

一、烏梅（ウバイ）

漢方では梅を薫《くん》製にして烏梅《うばい》というものを作って薬用にしています。烏梅というのは青梅か、成熟に近い梅の皮と実を去ったものを、煙突のようなところへつるして燻《くす》べたものです。青梅の薫製ですが、その色が漆黒なところから、これを烏梅といっています。また成熟に近い青梅を素焼《すや》きの器物に入れ、口を粘土でふさぎ、ワラ火で蒸し焼きにして作ります。深黒色で、味がきわめてスッパイものを良品とします。その収斂《しゅうれん》性を利用して、久しい下痢や嘔吐、タン、セキ、解熱、腹痛、蛔虫《かいちゅう》を下すに用います。その使用法は普通、一箇分をトロ火で煎じて一回分として服用します。『金匱要略』には、烏梅円という薬方がでていますが、これは酢漬けにした烏梅を主薬にしたもので、胃ガン、ノイローゼ、下痢、蛔虫下すのに応用します。幕末の大家浅田宗伯翁の『古方薬議』には、この烏梅の効能を説明して、

「味わい酸、平。気を下し、熱を除き、下痢、好唾、口の乾きを止め、タンを去り、渇、吐逆、蛔厥《かいけつ》を止《とど》むることを主どる」

といっています。船や車に酔ったばあいには烏梅をかませます。また医傑、吉益東洞は、梅肉散

というのを作って、梅毒、淋毒、ライ病、眼病などの治療をしています。梅肉散は、梅干しの黒焼が用いられています。

二、梅肉エキス

一般の家庭では梅肉エキスを作っておいて利用すると便利です。その作り方は、青梅のキズのないもの（成熟寸前のものがよい）を選んで、陶磁器のワサビおろしですりおろし、これを木綿の布に包んで強くしぼれば青汁ができます。この汁を浅く平たい鉢に入れ、毎日、日光にあてて、ときどきかきまわせば、蒸発して褐色になり、飴のようにねばったものになります。薄い水飴ぐらいの濃度になればそれでできあがりです。磁製の容器に入れて貯蔵します。十五〜六日ぐらいはかかります。水を一滴も入れてはなりません。青梅四升（七・二リットル）から約一合（〇・一八リットル）がとれます。

また日光で蒸発させると時日が長くかかりますから、火にかけて製してもよい。火で製するには汁液をセトモノかホウロウびきのナベを使って、トロ火にかけ、シャクでよくかきまぜながら煮つめます。できあがればビンまたは磁製の容器に入れて貯えます。

梅肉エキスを作るときに熟した梅を使うとエキスにねばりがなく、ききめも劣ります。またキズのある梅が混じっているとよい梅肉エキスはできません。市販のものもありますが往往混ぜものがあってききめが悪いのがありますから、市販のものを用いる場合は信用できる発売所のものを用いることが必要です。

使用法には、内用、外用、その他があります。服するばあいは、大人の一回量は〇・七〜一グラム（大豆粒大二つぐらい）で、オブラートに包んで飲むか、またはコップの水にエキスを溶してうすめ、砂糖を少量入れて飲めば楽にのめます。子どもに用いるばあいは年齢に応じて加減します。その効用は、①エキリようの疾患で、吐瀉のはげしいばあいや急性の胃腸カタルのばあいには奇効がえられます。②原因不明の発熱、③胃痙攣、暑気あたり、日射病、腸チフスなどの急性胃腸病、④大腸カタル、⑤カゼなどでノドの痛むばあいには、熱湯で薄めて内服すると同時に三十倍ぐらいの水で溶いてウガイをします。梅肉エキスのないときには梅酢を薄めてウガイをしてもよい。⑥肺結核、肋膜炎などの微熱には、梅肉エキス少量（アズキ粒ぐらい）を一日三回毎日連続して一週間もつづけて用いれば、たいていはとれてしまいます。梅肉エキスを外用するばあいは、インキンたむし、白なまず、水むしなどの皮膚病で、梅肉エキスをそのまま塗ると効があります。そのほかには、十倍に薄めた梅肉エキス液を性交の直前に膣内に注入しておくと何の副作用もなく避妊の目的を達することができます。梅肉エキスは強い酸性で、殺菌力があるからです。また性交後にもこれを行なうとさらに安全です。

わが国には江戸時代に梅肉そのままを使った目薬が作られています。京都の薮屋町にある井上清七薬房が作っているもので、ハマグリの殼の器に入れた練り薬で、きれいな紅絹に包んであって、これを水でふりだして、その水で目を洗うのですが、適応症は、ただれ目、はやり目、のぼせ目、やに目、かすみ目などです。成分は炉甘石が主薬で、カンフル、酸化亜鉛、梅肉、ハチミツ、氷砂糖を混ぜあわせたものです。現代薬の目薬も硫酸亜鉛を水に溶かして用いていますが、同じ亜鉛でも炉甘石（炭酸亜鉛）を用いるほうが、ぐっと刺戟が少なく、はるかにすぐれています。この炉甘石が梅肉のクエン酸にふれるとクエン酸亜鉛となり、単に炉甘石を用いるより、ずっと薬効が高くなります。このばあいの梅肉は、すりおろしたものを裏ごしにかけて用いています。わたしどもの小僧時代には、この目薬が江《ごう》州商人の醤油屋に取り次がれていて「山天の目薬」といってよく利用しました。当時の眼科医の治療をうけるより、はるかによく利いたことを記憶しています。

三、梅酢

梅の実を塩に漬けたとき、梅からでてくる汁を保存しておいたものです。その効用は①大腸カタルで、水瀉性の下痢のときは、梅酢を盃で一〜二ハイ飲むと奇効がえられます。②肺炎、気管支カタル、喘息などのとき蓮根をおろしてコップ半分ほど入れ、それに梅酢と砂糖を適宜に入れて、熱湯をそそいで飲みます。③カゼには、梅酢を盃一パイほどに砂糖を加え、熱湯をそそいで、空腹時にのむと、発汗してよくなります。④やけどをしたときには、梅酢をそのままぬります。⑤打撲には、梅酢を小麦粉でねって患部にはります。乾いたら新しいものととりかえる。消炎の効果があります。

梅酢の利用法

問九六　梅酢《うめず》の薬能はわかりましたが、その他の利用法を少しお話しください。

答　梅酢はいろいろの漬けものや料理に利用すれば、実に重宝なものです。例えばラッキョウや生姜《しょうが》の酢漬けに利用したり、さくら、菜の花、菊、春蘭《しゅんらん》、ぎぼうしなどの花漬け、しその実、まつたけのようなものの漬けものにはぜひ必要です。捨てないで、たいせつにびんに保存しておくべきです。菜の花漬けを一例にとりますと、この菜の花のつけものぐらい素朴で、風雅な味のいいものも少ない。よく蕾《つぼみ》のふくらんだ開花寸前の菜の花を四センチぐらいの長さにつみとり、容器の底に塩を少々ふって、菜の花を少し入れ、梅酢をふりかけて塩をふりこむ。この順序をくり返して全部をつけこんだら、おしぶたをして、軽い重しをのせておくと、一日で水が上がって、すぐにも食べられます。長く保存しようと思えば、二日ほどたってからとりだして、軽くしぼり、きれいな元の容器にもどして、梅酢をかけて花全体によくゆきわたらせ、元のように重しをしておけば翌日からでも食べられて、二〜三ヵ月は色も香りも変わりません。花の漬けものはこの要領でします。

梅酒の効能

問九七　このごろは梅焼酎（梅酒）が流行していますが、これも梅干しと同じような効能があるものでしょうか。

答　いろいろな薬材をアルコールの浸剤にして利用することのほうが、漢方の歴史のうえからは、むしろ早く開発されました。中国の医という文字は「醫」と書くのが本来で、太古時代の医者は、薬酒を造って病気の治療をしたことを物語っています。アルコールの浸剤は胃から直接に吸収されますので水から煎出したものに比較して薬の効き方がひじょうに早い。けれども浸出するのには時間がかかり、数十種の薬方を予《あらかじ》めつくっておくということはできません。したがって、限られた種類のものを、保健、強壮、強精の目的で利用するには、ひじょうに便利というわけです。

昭和の初年のころまでは、お正月には屠蘇酒《とそしゅ》というものを酌みかわして邪気を払い、一家の健康を祝ったものでした。漢の名医の華陀《かだ》という人の創方ということになっていますが、屠蘇という名称と、その内容から考えますと、恐らく中央アジアから仏教の伝来とともに中国に招来された薬酒であると思われます。

梅焼酎（**梅酒**）

普通一般には、はじめから砂糖を入れて作りますが、入れずに作っておいて、のむときに適量の砂糖またはハチミツを加えて用いるほうが、いろいろ利用ができて便利です。キズのない青くて堅い梅を洗って、一〜二日、日光にさらして乾燥し、少ししなびたときに瓶に入れ、梅がよく浸る程度に三十五度の焼酎を入れて密閉し、冷暗所におきます。三ヵ月ぐらいでできあがりますが、一年たくわえたものなら、ひじょうに美味です。暑気はらいには実によい飲みもので、体があたたまります。女の飲む酒といわれ、昔、御殿女中も、この梅酒ばかりは飲むことを許されたといわれています。暑気はらいに飲むばかりではなく、民間療法として、次のようなばあいにひろく利用されています。

①気管支炎や肺炎などで、セキのでるとき、ノドの痛むときには、梅酒をガーゼにひたして胸背

部またはノドに湿布をします。この方法は、医師に治療をうけながらでもできる支障のない補助療法で簡単ですが、ひじょうによくききます。②はれもの（腫癰）ができて、ひどく痛むときには梅酒をガーゼにひたして罨法《あんぽう》をすると、痛みが軽くなります。③リウマチ、神経痛のいたみには梅酒をガーゼにひたして罨法をすれば疼痛が楽になる。

次には梅の漬けものについて二〜三お話をしておきましょう。

青梅の甘露煮

青梅を砂糖づけにしたものは風味もよく、風邪や暑気あたりのときも梅干しと同じように用いられます。普茶料理（禅宗の中国風の精進料理）にもお茶うけとして用いられ、上手につけるには少しめんどうですが、一度作ると毎年作りたくなる漬けものです。

青梅の砂糖づけは、ばりっとした歯ざわりが身上ですから、六月の中旬ごろに、もぎたての堅い肉の厚い、種子の小さい青梅を選んで漬けます。たっぷりの水に四〜五時間つけてアクをぬき、ザルにあげて水を切り、まな板のうえで二〜三個ずつ、塩を加えて、力を入れて、ごりごりところがして、梅の肉をやわらかにして、種子離れのよいようにします。これを一個ずつ木槌《きづち》でぽんぽんたたくと実が割れて種子がのぞきますから、梅の形をこわさないように種子を除きます。全部取り終わったら塩けをさっと洗い流して、容器に入れて青梅の三パーセントの分量の塩をふって下漬けします。少したったら平均に塩がまわるように上下に返して一晩おく。翌日、梅を取りだし、ザルにあげてよく水をきります。よく洗った容器にこの梅を入れ、砂糖を上からかけて蓋をしておくと一週間ぐらいで砂糖がすっかり溶けて液状になって梅のうえにあがります。砂糖の分量は梅の実一キロに対して七〇〇グラムぐらい。この砂糖液をなべにあけて火にかけて煮立てる。浮かんだ泡をすくって捨て、この液が熱いうちに梅のうえからかける。すっかりさめてから蓋をして涼しい場所におく。週一回の割で同じことを繰り返すことと三回ぐらいで甘露漬けができます。若し漬け汁が不足したばあいは砂糖二、水一の割で作った砂糖水を作り、煮立てて漬け汁を補う。漬け汁がたっぷり梅の上にかからないと梅がやわらかくなって失敗します。

甘露漬けの漬け汁は、青梅のシロップですから、夏冬ともによい飲みものになり、またこの汁を利用して、ラッキョウの甘漬けを作ってもすばらしい。

梅漬け

これもかりかりとした歯ごたえを楽しむ梅の塩づけです。若い堅い青梅を選ぶことが条件です。四時間ぐらい水に漬けてアクを抜き、軽く水を切って、よく塩をまぶして容器に漬けこみます。梅一・五キロに対して塩四〇〇グラムぐらい。早く水をあげるためにときどき梅を上下にかえす。二日ぐらいで水があがりますから、軽い重しをしてそのままにしておく。赤じそがではじめたら、しその四分の一の塩でよくもんで黒い水をだして、この水は捨てます。今度はその赤じそに梅の漬け汁を少しずつ加えて赤い汁がでるまでもむ。その色のでたしそを梅のうえに被せて、元どおりにして保存します。土用になったら、その容器のまま日光にあてると、しその色がいっそう美しくなります。梅を取りだして日光にあてると、梅の皮がやわらかくなってシワがでますからいけません。

しそにはしそ油といって、砂糖の数十倍も甘い成分が含まれていますから、梅の酸味をやわらげて、なんともいえないうま味がでます。このしそを日光にさらして乾燥させて粉末にしておきますと、いろいろな料理の調味料として重宝します。

梅のかす漬け

これも堅い青梅を用います。新鮮なもぎとったばかりの青梅を三〜四時間水につけてアクを抜き、ザルにあげて、ぬれているうちに容器に入れて塩をまぶし、少し重いおしをします。塩は梅一キロに対して二〇〇グラムぐらい。十日ほどしたら梅を取りだして水で洗い、ザルにとって、よく水けをきります。酒のかすに砂糖とみりんを少々合わせて作った床に梅をうずめて密封しておけば約一ヵ月で食べられます。暑さまけをして食欲のないばあいなどには好適の食味です。

青梅の毒性

問九八　青梅の実には、これを食べると一命にかかわる毒性が含まれているといわれますが、青梅漬けや、これを用いた梅肉エキスにはなぜ中毒がないのでしょうか。

答　青梅の毒性は恐ろしいものと、わたしもしばしば聞かされましたが、それは梅の未熟果の種子にあるので、青梅の果肉にはありませんから絶対に安心できます。昔、そんな中毒があったのは、開花時に霜が降ったりしますと、四月ごろにその実が早落ちしますが、これを小児などが拾って丸のまま食べたりしますと猛烈な中毒をおこしたりすることがあったからでしょう。未熟な梅のやわらかい種子の中にはアミグダリンという青酸配糖体があり、それが種子の中に同居している酵素の作用で分解し、青酸を生じるからです。青酸は極少量でも死亡するような危険性があります。完熟したものならばその種仁を食べても中毒するようなことはありません。

食酢の利用

問九九 あの特殊なすっぱさをもっている梅干しを毎日用いなくても食酢《しょくす》をいろいろの調理に用いて食べたらよいのではないでしょうか。

答 梅干しを毎日食べるかわりに食酢を用いるという考えはたしかによいことですが、その食酢が問題です。食酢の歴史は梅干しのそれよりずっと古く、わが国では米を原料とした米酢(よねず)を古代から使用していました。ついで酒のかすを原料とした粕酢(かすず)が、日本古来のうまい食酢として知られています。けれども現在は、これがほとんど製造されておらず、純アルコールを主原料とした酒精酢がアルコール発酵の手数を省いた醸造酢という名称で残っているだけです。名称は醸造酢といっているけれども、酒精酢ですから、正しい醸造酢ではないのです。現在では、その醸造酢すらほとんどなく、化学的に合成したものが食酢といって市販されているだけです。この化学的な合成酢は、ただ氷酢酸に、水、有機酸、砂糖、サッカリン、ズルチン、食塩、タール色素などを混合しただけのもので、人間のとるべき食品にはほど遠いしろものです。こんなものを毎日たくさんとっているとかならずガンになってしまいます。サッカリン、ズルチン、タール色素は、いずれも発ガン物質として知られているもので、人間がとるべき食品ではありません。サッカリンやズルチンのような毒物を食べものに混入することを許している国は日本だけです。アメリカでは一九五一年にすでに禁止になっています。これはアメリカのF・D・Aという厚生省のようなところで、ズルチンをラットを使った動物実験をしたところ、ズルチンを入れた飼料で二年間ラットを育てると、肝臓にガンが発生することがわかったからです。

われわれの周囲にズルチンやサッカリンの入らない食品を数えてごらんなさい。ソースをはじめ、清涼飲料、飴、菓子類、ねり製品、つくだ煮、つけもの、果実のカン詰、アイスクリームなど、みなこの毒物が混入されているのです。国立衛生試験所の池田博士の動物実験によると、その経口致死量は体重一キロについて一グラム以上だそうですから、わが国のズルチンの使用量は実に国民にとって、恐怖に近い数字だといわなければなりません。一般市販のソース、醤油、食酢などの調味料には特にその選択に注意しないといけません。

それよりも、わたしどもは毎日一〜二個の梅干しを食べるがよい。そのまま食べるのが嫌なばあいは、調味料として使用したり、梅干しを材料として作った保存食品を利用すればよいのです。梅干しはただに食品であるばかりではなく不老長寿として愛好された漢方の医薬品でもあるのです。

(三) 塩

塩の摂取量

問一〇〇 食養家といわれる人のうちには、塩をたくさんとれというものと、食塩をあまりとってはいけないというものがありますが、どちらの説が正しいのでしょうか。

答 これはひじょうに重要なご質問と思います。塩はタンパク質や脂肪とちがって、栄養源にはなりませんが、これらの栄養素が体内で生理的に活動するにはなくてはならない潤滑油みたいな働きをするたいせつな物質です。したがって、人間は塩がなくては生きられません。上杉謙信が武田信玄に塩を送った美談でも知られるように、夏、行軍していて、ひどく汗をかき、食塩がいっしょに出てしまって、心臓マヒをおこすということもありえますし、それほどでなくとも塩が不足しますと、心臓に変調がおこって、神経も筋肉も、あらゆる組織が、まともに働けなくなってしまいます。

しかし、その反対にあまり多くとることもまた有害です。腎臓病のときに食塩を減らすことは、昔から行なわれていましたが、近ごろは、高血圧やそれが進んでおこる脳出血や心臓病、肝臓病、じんま疹、湿疹、喘息、その他、いろいろの病気に減塩療法が有効であることでもわかるように、食塩のとり過ぎは、いろいろ重要な病気の原因にもなります。

というのは、わたしたちの体液（血液やリンパ液）は、一定の食塩濃度になっていて、人体ではふつう〇・八五パーセントの食塩が含まれています。すなわち、わたしどもの血液は〇・八五パーセントの食塩水と同じ圧を示します。そこで、〇・八五パーセントの食塩水を生産的食塩水といっていますが、これより濃厚な食塩水の中に赤血球を入れると赤血球は縮小してしまい、これよりうすい食塩水の中に入れると、赤血球は溶けてしまいます。つまり、人間の血液は、食塩の量が〇・〇五パーセント多くなっても、少なくなっても、体に変調をおこすということになるわけです。

したがって、調味料としては、砂糖のばあいは、糖質すなわちデンプン質の食べものをとれば、いっさい必要はありませんが、食塩はどうしてもこれをとる必要があります。人間は、塩をとらないと、どうしても生きていくことができないのです。

調味料で、いちばん古い歴史をもつものは塩で、ほとんど人類の歴史とともに始まっていると考えてよいようです。おそらく人間の祖先は、山野でとってきた食べものを海水にひたして食べるとひじょうにうまいことを知ったにちがいありません。

サラダの語源はラテン語のサールで、塩をするという意味だそうです。すでにギリシア時代に野菜に塩を加えた料理がサラダという名前でよばれていたことがわかります。ギリシアの哲人プラトンの有名なことばに、「塩は健康のためになり、神を喜ばす物質である」(ティマイオス)というのがあります。食べものの味は、食塩の量が多いか少ないかによって、微妙に左右されますので、東洋でも、塩加減のことをアンバイ(塩梅)といって、調理の重要なコツになっています。これは、食塩の微妙な分量が、体内の組織や器官に重大な影響を与えるので、それを取り入れる舌が、鋭敏に感覚するようになっているのだと考えられます。

漢方では、味を五つに分類して、甘味《あまみ》、塩からさ、酸っぱさ、苦味《にが》、辛さを五味といい、この五味の調和をとることが、体を健康に保ち、調理をする上の基準とされています。

たとえば、甘いものをとることは、脾胃を養うことになりますが、度を過ぎて、甘いものをたべすぎると脾胃を破って胃を害し、脾の病(糖尿病)をおこします。逆に、甘いものが食べたくて仕方のないときは、胃が悪いか、脾の病にかかっている証拠であるから注意しなければなりません。その他も同じことで、肝臓のはたらきをよくするためには、適度の酸っぱいものをとる必要がありますが、酸っぱいものをとり過ぎると肝臓を害します。

また、むやみに酸っぱいものがほしいときには、肝臓が悪いのではないか、と考えることが必要です。塩を適当にとれば、腎臓を養うことになりますが、食塩のとりすぎは腎臓疾患をおこすもとになります。したがって、腎臓病にかかっているものは、食塩を制限しなければならないのです。肺結核の患者は、唐辛子やワサビ、コショウ、カレーのような刺戟性の食べものを好むものです。漢方と現代医学とは、この点でよく一致しています。

味の科学的な研究はヘニングという人によって行なわれました。ヘニングは味を四つに分類して、甘さ、塩からさ、酸っぱさ、苦《にが》さとしました。そして、その敏感さは苦さ、酸っぱさ、甘さ、塩からさの順であることをたしかめました。

味は温度によってもちがいます。塩味のばあいは、温度が高くなるほど舌にだんだん感じなくなります。冷たいスープを作るばあいに、温かいうちにちょうどよい加減にしておくと、さめて食卓にだすと塩からすぎて失敗します。

また四つの味は、組合せによって、強く（相乗作用）、あるいは弱く（相殺作用）なります。塩に酢を加えると、お互にその味を殺しあって弱くなります。すしの合わせ酢のばあいに、塩と酢の量はひじょうに多くないと味が薄く感じられます。もし、それを別々にして、同じ量でご飯に味をつけてみると、そのご飯は塩からすぎて食べられないか、酸っぱすぎて食べられなくなります。塩と酢の合わせ加減で、味がたいへんまるくなるわけです。これと反対なのは甘さです。砂糖に少量の塩を加えると、その甘味はいっそう強く感じられます。

人間の味の感覚はひじょうに微妙です。たとえば、ある分量の汁に、ある分量の塩を加えて、ちょうどよい塩加減であったのが、その汁の量を五倍にして、五倍の量の塩を加えると、とても塩からく感じるのです。これを味は味をよぶ、といっていますが、どうしてこうなるのか、その理由はわかっていません。

ところで、現代生活では、すべてに強い刺戟が用いられる傾向があり、食べものの味も刺戟の強いものが用いられます。五人分のおかずに、砂糖大匙二ハイ、塩小匙一パイ、化学調味料少々というのが、テレビ料理の常識になっています。食塩の必要量は、成人、一日量が約五グラムで、十五グラムぐらいまでは無害と考えられますが、実際には日本では都会でも一日二十五グラム、農村では三十グラムから四十グラムも食塩をとっています。このように食塩をとると腎臓が懸命に働いて、その余分の食塩を排出しますが、これが毎日ともなれば腎臓の負担が重くなり、ついに腎臓病がおこります。腎臓が悪くなると食塩が体内にたまって、体液が濃くなり、心臓も、胃腸も、肝臓も、すべての器官のはたらきがにぶくなり、いろいろの病気がおこります。これらの病気が日本人にとくに多いのは、白米を主食としているからで、白米は塩からいおかずさえあれば、いくらでも食べられるからです。

近ごろ厚生省では、ガン発生の原因が、著しく塩気の多い食生活をしている地方に多いという統計がでたので、都会でも塩からい料理を常用する傾向のものには、健康指導の面から警告する方針をとっています。そこで、われわれは、素朴な自然食をとるようにして、できるだけ塩は少なくしなければいけません。

特に近ごろの食塩は、製造方法が変わって、昔のような荒塩が少なくなりました。純粋に近い食塩になりましたが、昔のようにいろいろなミネラルを含んでいませんので、このような塩をたくさんとると、胃腸を刺戟して、結局、悪性の病気をひきおこします。

食塩の摂取基準

問一〇一　では、食塩はどういうものを、どういう基準でとったらよいのでしょうか。

答　食塩は化学的にいうと塩化ナトリウムを主成分としている白色の細かい結晶でさわやかな塩からい味をもっています。一名塩化ソーダとよばれ、ナトリウムという金属と塩素という気体元素とが化合してできています。

わが国の食塩はもっぱら海水からとったものですが、わたしの友人の食通は、焼鳥には中国から輸入されている岩塩を用いるのが味もよく、栄養も高いといっていますから、食塩が調味料として用いられる以上、塩は従来の荒い結晶のものを用いなければならぬと思います。海水からとった食塩には三十三種のミネラルが含まれていて、それが生理的に役に立っています。海水には、もともと二・五パーセントから三パーセントの食塩を含んでいますが、それを十分の一に濃縮すると食塩の飽和溶液がえられます。これが鹹《かん》水で、中国ではこの鹹水を料理に用いています。これをさらに煮詰めると、食塩が沈澱しはじめ、その大部分が沈澱し、そのあとに残った母液が苦汁《にがり》です。食塩が空気中の水分をすって、しめっぽくなるのは、この苦汁分、すなわち塩化マグネシウムが残っているためです。精製した食塩ほど苦汁分がなくなって、サラサラとした食塩になるわけですが、健康のためには、この苦汁を含んでいる塩をザルのようなものにあけて、その苦汁を自然に流出させて用いることが理想的なのです。

さて、それではどれだけの塩分がわれわれに必要かといいますと、原則的には人間は他の生物と同じように、本来とるべき食生活をしていれば、特に食塩をとらなくともよいのです。地上に生活している生物は本来の食べものさえ食べておれば、その食べものの中に生物が生きられるだけの塩分がじゅうぶんに含まれているのです。

ところが人類は他の生物とちがって、数万年前から火熱を利用することを知って、食べものを調理することを発見しました。そして今まで食べられなかったものまで食べるようになり、食べものの範囲がひじょうに広くなり、現在では、人間は本来なにを食べて生きる生物であるかさえ忘れて、ただただ味覚本位の生活をするようになりました。そこで、これを調理するために調味料が必要となってきたわけで、食塩は人類が発見した最初の調味料であると同時に、食べものを貯蔵する保存料でもあったわけです。

中国では約四千年前の殷の時代に井戸から塩水を汲みあげて塩を作っている模様をつけた磚《せん》が出土しておりますし、古代インドでも、釈尊が塩だけは蓄えることを許されたという戒律上の問題が議論されています。釈尊の教団では、明日の食べものを蓄えることさえ許されていなかったのです。

調味のときの塩のはたらきは、まことに微妙で、塩の使い方の上手下手が料理の風味を主配します。中国に「塩梅《あんばい》」という言葉がありますが、これは塩と酢《す》でほどよく味を加減することです。

われわれの体内には、体液の中にも、血液の中にも塩が含まれています。この体内に保有されている食塩の全量は、だいたい一定していて体重の四百分の一だといわれています。すなわち、体重六〇キロの人では一五〇グラムの食塩をもっていることになります。この量を維持し、毎日消費する分を補うには約一三グラムの食塩が必要だといわれますが、実際日本人は前にも述べたように、食べものといっしょに一〇〜二〇グラムぐらいの塩をとっています。これに食品の中に自然に含んでいるものが約五グラムから七グラムありますから、われわれは毎日一五グラムから二五グラムぐらいをとっていることになり、日本人は塩分過剰になって健康を害しています。高血圧、脳出血、腎臓病、心臓病、胃ガンなどの病気にかかる原因も塩分過剰からきています。

白米食が塩分の多い副食と結びつきやすいことは事実で、味噌汁、つけもの、塩鮭、つくだ煮等々、いずれも塩からいものばかりです。白米飯のおにぎりに塩をまぶし、つけものだけをおかずにして、けっこう満腹感を味わっているのが日本人の食事です。こんな食事は世界中どこにもない。しかし、こうした食事が基本になっている限り、いつか知らないうちに健康を害します。塩分の過剰は胃をあらします。多量の塩が胃に入ると、胃壁の細胞は水分を浸出してしまいます。これが毎日おこなわれると、いつのまにか萎縮性胃炎になります。亡くなったガン研所長の田崎勇三博士は、胃ガンは萎縮性胃炎に原因することが多いといっています。

ですから、われわれは食べものを調理するばあいにはできるだけ淡味にして、塩からく感じるような調味をしてはいけません。塩を加えて甘味を感じるような調理の仕方をすべきです。砂糖を用いて甘くすることは料理の邪道です。すなわち、「塩を加えて甘く感じる程度」に使うのが原則です。そして、毎日入浴して体から余分の塩分をぬき、また一週間に一日ぐらいは塩だちの食生活をすることも必要です。ただし、はげしい労働をして汗をかいたり、製鋼工場などで高熱作業に従事するような人や、夏の炎天下ではげしい汗をかく仕事に従事するばあいには塩分を補わねばならぬのはいうまでもありません。

われわれの血液の中には、タンパク質や糖質、脂肪の分解産物である強い酸を中和するために、ナトリウム、カルシウム、マグネシウム、カリウムの四種類の無機質が炭酸塩の形で恒常成分として存在しています。このうち普通の食生活をしておれば、マグネシウムとカリウムはじゅうぶんというよりはむしろ余分にとれますが、ナトリウムは食塩のとり方で調節しなければなりません。もっとも不足するのはカルシウムです。そして、ナトリウムとカルシウムの両物質が適量に存在してはじめて細胞の生活力が高潮となり、抵抗力も増し、組織臓器のはたらきも増進して、ほんとうに健康な生活が営めるのです。このたいせつなナトリウムは通常食塩、あるいは味噌、醤油、漬けもの、食塩を含む自然食品からその適量をとり、カルシウムは野菜、玄米、牛乳、海草類、丸ごと食べられる小魚などからとられます。ですから、酸性物質の多い白米や動物性の食品ばかり食べると当然血液は濁って酸過剰になり、酸毒症をおこします。野菜、果物、海草などを上手に組み合わせて、この四種のアルカリ性物質の平衡をはからなければなりません。

ただナトリウムとカリウムの関係ですが、食品の中に常に豊富に存在しているカリウムが体の中にたくさん入ると、もともと体内に存在するナトリウムをうばって外にでて、このために体液の中のカリウムとナトリウムの割合がくずれて、細胞の内外のバランスが破れて健康を害することになります。ですから芋類や、カリ分の多い野菜や、西瓜のようなものを食べるときには、かならず少量の塩を補うことを忘れてはなりません。また緑や黄の濃い野菜などは、かならず少量の食塩を加えた熱湯でゆでることです。食塩を加えるのは、単に色をよくするばかりではなく、カリウムを中和するたいせつな意味をもっています。昔から焼芋に塩をかけ、お赤飯にゴマ塩をふり、西瓜やトマトに食塩をつけて食べ、濃緑野菜を塩でゆでることは、われわれの祖先が長い間の経験からえた英知といえましょう。

食塩の薬効

問一〇二　漢方では食塩を薬として用いているそうですが、食塩にはどういう薬効があるのでしょうか。

答　漢方では食塩を薬として自由自在に運用しています。したがって、その薬効も一口には説明できません。『傷寒論』には茯苓戎塩湯《ぶくりょうじゆうえんとう》というのがでています。戎塩というのは内蒙古地方に産する鹹水湖《かんすいこ》が乾涸《かんこ》してできた天然の食塩のことで、岩塩といっているものです。青味をおびたものと赤いものとがあり、まれに純白透明のほとんど純粋の食塩に近い、正方形六面体の結晶をした石塩と称するものがあります。食塩は美しい正方形の六面体に結晶します。わたしの貯蔵している二十余年になる梅干しにはところどころにこの結晶を作っているものがあって、塩味が枯れてほとんどなく、甘味がひじょうに強くなっているものがあります。

薬能はわが国の多紀桂山の『薬性提要』に「食塩は、熱を瀉し、燥をうるおし、二便を利し、吐を引く効があるが、戎塩は味が甘く血熱を瀉する効が強い」という意味のことを述べています。わが国の正倉院の薬物の中にはこの戎塩が保存されており、その実に詳細な研究が益富寿之助氏によって『正倉院薬物を中心とする古代石薬の研究』の中にでています。

(四) 水

水の摂取量

問一〇三 水について、たくさん飲んだほうがよいという説と、飲まないほうがよいという説があり、また三十分おきにちびちび飲む法、一度に七合をのむ法という水飲み療法を説いている人がありますがどの説がよいのでしょうか。

答 人間の体は八〇〜八五パーセントまでが水分からできています。この分量は地球の四分の三が海であって、陸地にも地下水が絶えず流れている状態とまったく同じです。すなわち、体重が六〇キロある人ならば五〇リットル前後の水分をもっている計算になります。この五〇リットルの水は、体液として自由に流動している自由水と、体組織を構成している組織結合水にわけられますが、組織結合水と自由水の比率は七対三の割合になっています。それゆえ、五〇リットルの水分のうち一五リットルが体液をなして一定の流動をしています。そして一五リットルのうち、その約二分の一にあたる八リットル以上が食物を消化する消化液ですから、これに約二リットルの食物の水分が加わると、一〇リットルの水分が消化管内を毎日流動していることになります。しかし消化管内に分液された消化液は、食物中にある必要物質をとかして、再び体内に吸収され、循環している血液中に合流し、肝臓に入って解毒され、腎臓から老廃液すなわち尿となって排泄されることになります。血液の量は体重六〇キロとして約五リットルあります。腎臓から排出される尿のほかに、〇・五〜二リットルの水分が皮膚面からと汗腺から汗となって、その三分の二が蒸泄《じょうせつ》され、残りの三分の一は呼吸器から蒸泄されます。そして、いずれのばあいでも、水そのものの形で棄てられるのではなく、かならず塩類をともなって排泄されるのです。この事実がたいせつな事項であるのです。

これが人間の体における大体の水分のあり方なのです。ですから人体というものは、食べものなどは全然とらなくとも水分だけをとっておれば数十日間も生きておられますが、一〇パーセントの水分を失うと脱水状態になり、数日の命しか保持するができないことが実験の上でも証明されています。水こそ生命活動の基本といわなければなりません。

この事実がハッキリ理解されれば、水をたくさん飲むことがよいか、飲まないほうがよいかは自ら分明になると思います。結論をいえば簡単です。余分な水をとることは心臓や腎臓を疲労させる結果となりますから、できるだけ水分はとらない工夫をしなければなりませんが、必要量の水は絶対にとらなければならないということです。では、具体的にいって、そのとるとらないの基準はどこにおくかということになると、ここに漢方の知識が必要となってくるのです。

漢方では、人間の体質を陰陽と虚実に分けています。陽実証というのは、体形が一見して壮実で、身長のわりには横幅がひろく、ガッチリとした体質で、皮膚の色は赤味を帯びて黒く、首すじが短くて太く、栄養過剰の高血圧タイプの人をいいます。これに対して陰虚証は身長がヒョロヒョロとして高く、筋肉にしまりがなくて首が細長く、どことなく虚弱体質で、その性格に気力をかき、内向性の陰欝な栄養不良の体型の人をいいます。陽実証の人は、できるだけ水をたくさん飲んで、体内に蓄積している過剰栄養である食毒を尿にして排出すると同時に、運動や入浴によって発汗して血圧を低くし、体の正常化をはかる必要がありますが、陰虚証体質のものは、できるだけ水分をとることをひかえてとらないようにしなければなりません。陰虚証の人には体組織に不要な水分がたまり、そのために血圧が高いものと、その反対に血圧が低く、冷え症で、やせ型のものがありますから、塩類の加減をすると同時に体組織の水分の調整をしなければならぬものが多くあります。水だけを問題にして、たくさん飲めとか、できるだけとらないようにするとかいっても問題にはなりません。

普通われわれのとっている食塩は塩化ナトリウムです。これはクロールとナトリウムの化合物ですが、これをとると腸から吸収されて、クロールは胃液の中の塩酸(胃酸)になってできますが、ナトリウムは体の全体に送られて、組織の浸透圧や体液の中性保持に役立ちますが、困ったことにはナトリウムは水分を引きつけるはたらきがあるので、過剰の塩分をとると体内の塩分が完全に濾過されないで体内にとどまり、これが水分をひきつけて浮腫になったり、体組織に正常以上の病的な水分になって停滞するようになります。これを漢方では水毒というのですが、こうした傾向にある人は、塩分も水分もともに制限することが必要となるのです。ですから、体力や体質を無視して、水をたくさんに飲めとか水はとらないようにすべきだということはまったく意味のないことで、これを一方的に決めるというわけにはいかないのです。もっとも賢明なことは、きわめて簡単で、その人の体調に応じて、ほどほどにとることがよいのです。

あなたは汗腺の数が、外国人と日本人ではたいへんちがっていることをご存じでしょうか。日本人の汗腺の数は二〇〇万ぐらいだといわれています。南方の原住民はその約二倍の四〇〇万もあり、北欧人は日本人の約半分の一〇〇万程度です。その住んでいる土地の気温によって何千年、何万年の間にちがってきたのです。ですから、ちょっと汗ばむ程度の発汗で日本人では二グラム程度の塩が失われます。かなり激しい発汗をすると五グラムぐらい、猛烈な発汗をして流汗淋漓という状態では七グラムぐらいの塩類が失われます。こうなると失われた塩分はどうしてもこれを補給しなければなりません。

しかし、われわれ日本人は米食をしている関係で、欧米人よりはるかに多い塩分を無自覚のうちにとっています。欧米人の一〇〜二〇グラムに対し、日本人は一五〜二五グラムぐらい毎日とっていますが、われわれ日常生活においては、昔の人のように汗を流して働くような仕事をしていないのが現実ですから、できうるだけ塩分は、これをひかえめにしないといけないわけです。そして健康保持のためには毎日のように入浴して脱塩することが望ましいのです。

水を飲むとか飲まぬとかいうようなことは、健康保持のうえからは第二、第三の問題で、水は飲みたいときに飲み、飲みたくないときには飲まないほうがよいのです。そして現代人は汗をかくような肉体的な労働を忘れてしまっているのですから、塩分の摂り方はできるだけ最少限にしなければならないのです。もし塩分を極端に減らして、これを二ヵ月もつづけると、低塩症候群という全身の倦怠・頭痛・悪心・嘔吐・痙攣などの症状がおこりますから、実際には食事を七分目程度に減らして、少食を実行するのが、長生きの道というものです。

ただ肺結核や肋膜炎などで寝汗がひどいばあいは、清水を適度に飲み、野菜か果物に食塩をつけて塩分の補給をすることが肝要です。塩分の補給には食塩水を飲んではいけません。食塩水を飲むと下痢をおこすからです。なお、お酒を飲まなければならぬときにはかならず水っぽいものを肴《さかな》として飲むようにしなければなりません。そして飲酒のあとには、その二倍ぐらいの水を飲む習慣をつけておけばアルコール中毒にかかるようなことがなくてすみます。

水でも塩でも第一に品質ということを考えて、そのうえで慎重に分量を定めるようにしなければならぬと思います。

水質の問題

問一〇四　水を飲むばあいに水質を第一に考えなければならぬというお話ですが、ではどんな水がいちばんよいのでしょうか。

答　日本人は従来、あまりにもいい飲料水に恵まれすぎていたので、水の恩恵ということに無関心ですが、現在の社会生活では、第一に水質を問題にする必要があります。現在では水道、簡易水道、井戸水でさえ、生命の恐怖にさらされていることを知らねばなりません。都市水道には消毒用のカルキが入っていて、これを除去しないと健康のためにはよくありませんが、もっと恐ろしいことは中性洗剤の混入です。わたしたちは否応なしに毎日これを摂取して健康を害しています。実に由々しい問題でなければなりません。家庭や工場で使われた洗剤の廃液が分解されずに地下水を汚染し、それが河川に流れて井戸水に浸入したり、下水道に流されたものが、浄水場から上水道に廻ってきて、再び人間の口に入り、許容量の倍以上に達しているのは、ただ東京都だけではなく全国各地の大都市も同様です。このような水を一度に七合も飲むということは大変な問題でもあるのです。

わたしは先頃、わが国薬学界の最長老である朝比奈泰彦先生にお目にかかる機会をえましたが、さすがに先生は話が飲料水になると、直ちに「わたしは平生これを用いています。よいですね。いつまでおいても腐りませんから」といわれて富士山の霊水の瓶を示されました。世界いずれの民族にも、水は生命の基調でわれわれの衰えた生命力を回復させるという信仰がありました。キリスト教の洗礼、仏教の灌頂《かんじょう》、神道のみそぎなどの宗教的な儀礼はこの思想にもとづいております。古来わが国には結婚式のときに「水祝い」という儀式がありました。今日ではまったく廃止されてしまって、水祝いといってもほとんど知っているものはありませんが、江戸時代にはしばしば幕府では禁止令をだしています。

最近は「活き水」とか「霊水」というものが一部の人たちの信奉を集めてもてはやされています。

人工的に電気分解したミネラルウォーターや「信玄の隠し湯」として有名な山梨県の下部鉱泉や富士山や筑波山の霊水というのがそれです。下部鉱泉は分析のうえでは硫酸カルシウム、カリウム、ナトリウムおよびリチウムなどを含む、ごくありふれた単純鉱泉にすぎませんが、傷なおしの特効があることは事実で、まだ分析されない特殊な成分があるのだと思われます。とにかく皮膚の傷を速やかになおし、胃腸の粘膜に対してよい結果を与えることは事実です。富士山の霊水の分析値は次のとおりです。

リチウムイオン	一〇・〇
ナトリウムイオン	五〇三二・〇
カルシウムイオン	五〇〇・〇
マグネシウムイオン	三・五
塩素イオン	四六・〇
硫酸イオン	九六一・〇
炭化水素イオン	七一・〇
ケイ酸イオン	一五・六
無炭素二酸化物	八八・〇
その他	二三一・三

（一リットル中のミリグラム）

日本人にもっとも不足しているカルシウムイオンが断然多く、ケイ酸イオンが少ない、まことに天下の霊水というに恥じないよい水である、と断定することができます。

（森下敬一博士『水と生命』による）

カルシウムといえば、千葉県の館山地方の水にカルシウムの含有量と長寿の関係をもっともよく示すいい例があります。この地方は長寿者が多いことで知られていますが、千葉県衛生部の調査によると、飲用水や土壌にカルシウムがひじょうに多いことが報告されています。この地方の付近の地殻には第三紀の石灰層があって、ここから自然にカルシウムがとけて井戸水に入り、また土壌にもとけて、農耕地の土質にたくさん含むようになり、そのためにここで生産される野菜類にもカルシウムの量がひじょうに多くなっています。この土地の人は、六十年も七十年もここに住んでいて、その飲料水や野菜をとり、そこから自然にカルシウムがとられているのですから、長生きのできるのも当然のことです。館山市の西岬で七十歳以上の老人のいる家庭で二ヵ月間にわたって飲料水を調べてみると、一リットル中に最低六〇ミリグラムから最高九四ミリグラム、平均七〇ミリというカルシウムを含んでいました。これを千葉市の水道や井戸水に比較すると、千葉市の水道では一七・七ミリですから四倍半、一般の井戸水では三〇ミリですから二倍半です。野菜では一般の三寸人参のカルシウム量は一〇〇グラム中に三四ミリであるのに対し相浜や布良産のものはなんと四〇七・六ミリですから十二倍もあり、ワケギの三八ミリに対して二三九・六ミリですから六・三倍もあるのです。ですからこの地方に住む人は、その土地の水と野菜だけで一日の必要カルシウム量はほぼ十分ということになります。これに海岸でとれる小魚類や海草類を食べているのですから長生きできるのは当然ということになります。わたしも現在この地方に産するピーマンを毎日試食しています。群馬県のガン発生地とカルシウムの関係の調査でもカルシウムの多い土地に住むものにガンの発生の少ないことがわかっています。このように水質と人間の寿命には深い関係があるのです。

中国大陸は、中支でも、上海でも、南京でも、漢口でも、柳の美しい蘇州でも水がわるく、エビヤンというまずい罐詰《かんづ》めの水が売られてそれを飲んでいる状態ですが、これは二千年前の時代も同じであったようで、『傷寒論』には、薬を煎じる水の種類を厳密に規定してあって、新しく汲んだ井戸水でなければならないとか、潦水《りょうすい》といって雨水が地上にたまったものを用いるとか、甘瀾水《かんらん》でなければならないとかいっています。甘瀾水というのは、空気をじゅうぶんに含んだ水のことです。その製法は次のとおりです。

「甘瀾水を作るには、水二斗（わが国の二升にあたる。三・六リットル）を取って大盆の内に置き、杓をもってこれを揚《あ》げて、水上に珠子五〜六千夥《か》、相逐《お》うあらしめて取ってこれを用う」

水質を問題にすると、第一には味の点からいって、甘い水と苦い水の区別が必要で、第二には軟らかい水と硬い水、第三には軽い水と重い水の区別を知らねばなりません。

水の種類

問一〇五　水に軟水と硬水があることは学校で習いましたが、甘水と苦水、軽水と重水があることは知りませんが。

答 わたしどもの子どものときには、夏になると田圃へよくでて螢狩りをしたものです。そしてこんな謡《うた》をうたったことを懐かしく思いだします。

「ホウ、ホウ、螢来《こ》い。
あっちの水は苦《にが》いぞ。
こっちの水は甘《あま》いぞ。
ホウ、ホウ、螢来い」

甘い水、苦い水というのは、中国の「甘水」「苦水」からきた言葉だと思います。甘い水というのは甘味のあるうまい水のことで、良質の水のことを意味し、苦い水というのは質が悪くて飲むに堪えない水のことです。中国ではこの中間に「半口児《る》水」というのがありますが、わが国ではそれに相当する言葉はないようです。ほんとうにうまい水は高山の泉から流れでる味が甘く、軽い、錬《ね》れた軟らかい水のことで、これはお茶に適します。これに対して、お酒に用いる水はやや硬度の強い(一〇度ぐらい)重い水がよいので、灘《なだ》五郷のいわゆる「宮水」はこの条件にかなった吟醸水ということができます。

中国の清朝の乾隆皇帝は、中国全土の水を調査して三十六の良水を選びました。その第一を北京西郊の玉泉山下の湖畔から湧きでるものだとして、これに「天下第一泉」の称号を与え、その湖畔へ乾隆帝御筆の「玉泉山天下第一泉記」という石碑を建てました。その中には天下の良水を選ぶばあいの基準が示されているので、その大要を左に紹介しておきましょう。

「水の徳は人を養うことにある。その味は甘きを貴び、その質は軽きを尊ぶ。水を弁ずるものは、つねにその質の軽重をもって泉の高下を分ける。かつて銀斗（銀製の計量器）を製して比較したところ、玉泉の水は一両、塞上伊遜の水も一両、済南の珍珠泉は一両二厘、楊子金山の泉は十三厘、恵山虎跑の泉は、玉泉より重きこと四厘、平山の泉は玉泉より重きこと六厘、清涼山白沙虎邱および西山碧雲寺の泉は、玉泉より重きこと一分である。しかるに玉泉の水より軽きものがただ一つある。それは泉の水でなくて雪の水である。雪を煮て水にもどせば、玉泉より軽きこと三厘、しかし雪は常に得られぬから、これを水と同視することはできない。してみると山下より湧出する清泉は、玉泉に勝るものはない。故に玉泉をもって天下第一とする」

といっております。いろいろと水を計って目方の軽いものをもって良質の水としたのです。

水は通常 H_2O という化学分子で表わされていますが、実はこのように単純なものではなく、いろいろな化学分子の水があることが近代になってやっとわかってきました。一分子の水は H_2O のほかに、$(H_2O)_2$ や $(H_2O)_3$ という原子構成の水があることがわかったので、H_2O で表わしうる水を単水、$(H_2O)_2$ で表わしうる水を複水、$(H_2O)_3$ で表わしうる水を三水として三種に分けるのが現在の化学常識になっています。そしてその配分は温度によって変わってきます。温度が低いほど大になっていますから、雪の水が普通の水ではもっとも軽いのです。ですから水を煮て蒸溜すると単水が早く蒸発して逃げてゆき、重水が残るわけです。そこで、体内に重水が多く取りこまれると、生化学反応も緩慢になって、無用の消耗が防がれますので、人体では、なま水を飲用することが、かならずしも、もっともすぐれた方法にはならないのです。むしろ重水を多く取り入れて、不用な消耗を防がなければならぬばあいもあるのです。

ここでまたわれわれは古代人のものに対する考え方に戻って、ギリシアの医聖ヒポクラテスが水について指摘している重要なことがらや、漢方医学に範を求めて反省しなければならないのです。ヒポクラテスは、

「腸が硬くて、熱しやすい人は、甘くて、軽く、明澄な水を与えたほうがよい。とはいっても、雪や氷のとけた水は有害である。水が氷るときには、その甘く、軽く、そして明澄な部分は分離されてしまう。したがって、その溶けた水の中にはそれらのたいせつな成分が含まれていないので、身体によくない。最良の水は高地や丘陵から湧いてくる水で、甘味があり、透明で、しかも冬暖かく、夏は冷たい水である。このような水は、非常に深い水源に由来するものと考えてよい。なお、その水の流れが、太陽の昇る方角に向かって走っているものであれば理想的である」

といっています。水質の選択について心憎いばかりの観察です。太陽の昇る方角に向かって走る水といえば、東流水のことで、流れにしたがって走る間にじゅうぶんに日光を照らされるからです。日光と水と空気が人類のみならず、万物に生命を与えているのです。ヒポクラテスが硬い腸をもっているものというのは漢方でいうと、陽実証の体型の人やガンをもっているものを指すのです。

漢方では煎じ薬を三十〜四十分間も火にかけて煎出します。これは重水で薬を煮て、病人の消耗を防ぎ、薬をじゅうぶんに、ゆっくりと体の全体にゆきわたらせるためです。ですから急性病のばあいには武火をもって薬を煎じ、慢性病のばあいには文火をもって薬を煮よとやかましくいわれたものです。武火というのは強い火で煮ることです。強い火で薬を煮れば二十分ぐらいで水量は半分になります。薬を急に効かせるためには、こうすることがよいのです。文火というのは弱い火のことです。弱い火でゆっくりと時間をかけて薬を煮れば重水で薬を煎じたことになります。慢性病にはゆっくりと体の全体に薬をめぐらせなければならないのです。

よい水の選択の基準は古今東西その揆を一つにしています。中国人はよくお茶を飲みます。朝から晩まで驚くほどよくお茶を飲む。中国人を茶虫だといった人があるほどで、料理屋に行っても、旅館に泊まっても、汽車の中でも、家庭を訪問しても、人の顔さえ見ればすぐに大きい茶碗にお茶をだします。そして少しでも口をつければ、すぐにお湯を注ぎたしてくれる。お茶をうまく飲むには、お茶がよくなければならぬのはいうまでもありませんが、水が第一です。中国人はうまいお茶を飲むためには千里を遠しとせず、千金を惜しまずに良質の水を求めます。乾隆皇帝が全国に良質の水を求めたのも、お茶を飲むためだと思われます。中国は前述のように、ひじょうに水が悪く、水道以外の飲料水はすべて甜《かん》（甘）水といううまい井戸の水を買い求めています。そこで甘水のでる井戸を一つもっていると、それで商売ができるといった状態です。

茶の飲用は中国では太古の時代からはじまっていますが、唐以前はみな薬用として使っていました。茶を主薬としてこれに葱《ねぎ》、生姜、大棗、橘皮などを加えて煎用したものですが、唐代になって陸羽という人がでて、はじめて純粋に茶を用いるようになりました。ですからこれを煮る水質が問題となり、よい水がいろいろと求められるようになりました。陸羽の『茶経』には、水の選択が次のようにでています。

「煎茶に使う水は、山水を用いるを最上とし、川の水は中等で、井戸の水は下等である。山水といっても湧きでる泉や、岩間に湛えた水のゆったりと流れているものを選べば秀れているが、滝壺や早瀬の落ち口の水は汲んではならない。そのようなものを長い間飲んでいると頸の病がおこるものである。また山谷にしばしばみられる本流から離れてしまった水溜りの水は澄みたたえていて外に流れでないから特に三～四月ごろから十月末に至るころまでは、ひょっとすると竜が住んでいて、その中に毒を満たしているかも知れない。だからこれを飲もうとするものは、まずその水の落ち口をつくり、その毒を流して、新しく湧きでる水がちょろちょろと流れるようになってから、それを汲まねばならない。川の水は人里から遠く離れたところのものを汲み、井戸の水はひんぱんに汲んでいるものから取ったらよい」

といっており、水の煮方から水の分量、茶に塩を入れて調味する方法まで詳しく述べています。

硬水と軟水

問一〇六　硬水と軟水とはどんなちがいがあるのでしょうか。

答　天然の水には、いろいろな鉱物質が溶けていますが、その溶化の度合によって、硬軟がきめられるのです。鉄分やマンガンを多く含んだ水は、二〜三日放置しておくうちに濁りはじめ、その白い濁りが淡褐色から茶褐色にかわって沈澱していきます。それは、重炭酸鉄の炭酸ガスが放出されて、かわりに酸素が結びついて、赤褐色の酸化鉄にかわっていくからで、これを水垢《みずあか》と呼んでいます。

天然水の溶存物にはカルシウムとマグネシウムがいちばん多いものです。水中のカルシウムやマグネシウムは塩化物の形で溶存していますが、このうち重炭酸塩は、煮沸することによって炭酸塩の沈澱をおこし、いわゆる湯垢《ゆあか》を作ります。このような水質の硬度を一時硬度といい、カルシウムやマグネシウムの硫酸塩や硝酸塩は煮沸しても容易に沈澱物を析出することがないので、このような水質を永久硬度といいます。

水の硬さというのは、昔はマメの煮あがりの硬度で定められたといわれています。マメはタンパク質ですから硬水で煮れば固くなり軟水で煮れば軟らかくなりますから、水質の硬軟によってマメの煮あがり具合がかわってきます。古人はいいところへ目をつけたものと感心させられます。

水の硬度の単位は国によって異なっているのでめんどうです。わが国は従来ドイツ硬度を用いていましたが、戦後はアメリカ硬度が用いられています。ドイツ硬度の一硬度は、一立方メートル中に含まれている酸化カルシウムが一〇グラム含まれているもの、すなわち一〇万分の一の酸化カルシウムがあるものを一硬度の水といいます。水の硬度は次のように分類されます。

三〇度以上　強硬水
二〇度　　硬水
一五度　　中等硬水
六度　　　軟水
四度以下　強軟水

最近はアメリカ式PPM (parts par million) つまり一リットル中のミリグラム数による表示法を用いています。そして、これを測定するには一定の石けん溶液が用いられます。石けん液は軟水にはよく溶けますが、カルシウム塩やマグネシウム塩を多く含む硬水では不溶性の脂肪酸カルシウムを生じて容易に溶けにくくなるので、この原理を応用して正確な数字を割りだしています。雪解けの水や雨水は軟水ですから石けんはよく溶けて泡立ちますが、硬水で石けんを用いると、たちまち白濁を生じて、細かいカスや粗い沈澱物を生じて用をなしません。

いろいろな使途の水は原則としては溶存物の少ない軽い軟水がよいのです。保健のためにもそうです。前述のようにヒポクラテスは硬質の水は、一般的に催熱的であり、またそれに含んでいる鉱物は排尿や排便を抑制する作用があるので、内臓が軟らかで、水分や粘液の多い人、すなわち中等度から虚弱体質のものにはよいけれども、腸が固くて、熱を持ちやすい、いわゆる陽実証体質の人には、むしろ甘く、軽く、明澄な水を与えるほうがよろしいといっています。

仏教では『無量寿経』の中に八功徳水ということが挙げられていて、水の利益を説くことが完璧です。弥陀の報土の池には八つの功徳をもった水が湛えられているというのです。①澄浄、②清冷、③甘美、④軽軟、⑤潤沢、⑥安和、⑦除患、⑧増益の八つで、良質の水の条件を説くことは現代科学以上のものがあります。この八つの功徳は、読んで字のごとくで、説明の要はありませんが、第七の除患については一言しなければなりません。この水を飲むと病気の予防になることはいうまでもありませんが、すでに病む者には無量の治病効果があるということが含められています。それどころか、この水で水浴しても同じような効果があることを含めているのです。古代インドではガンジス河で水浴することが宗教的な行事の一つになっているのもこの意味があります。

漢方でも水浴や灌水法によっていろいろの病気を治療しています。わが国では吐方を創始した越前の奥村良筑や田中適所などがこの水浴によって重症な淋病や天然痘の治療を行なっています。田中適所は、その著『医治談』に、

「米泔汁（米とぎ汁）八升に酒八合を入れ、病人をもって槽中に坐せしめる。邪毒が汗にしたがって蒸発し、内気一転して諸痛とみに止むべし」

といっており、中神琴渓も『生々堂医談』の中で、

「痘瘡《とうそう》（天然とう）起脹しかねるものに、一盆の米泔汁に酒六〜七合、塩一つまみを和し、温めてこれに浴せしむれば、快く起脹すること百発百中なり」

といっています。

水浴法は日本ではかなり古い時代から行われています。太政大臣平清盛は腸チフスで六十四年の

生涯を閉じましたが、病中、養和元年には死ぬ一週間前から、高熱を治療するために比叡山の泉水を取りよせて水治療を行なっています。また陽実証の発狂には、灌水法といって、高いところから、水槽に盛った水を病人の頭上にそそいで治療するのがもっとも効があると幕末の名医尾台榕堂がいっています。『傷寒論』にも灌水法のあることをいっていますし、水を与えることが治病の一転機になることをハッキリ述べている次のような条文がでています。

「太陽病、発汗の後、大いに汗いでて、胃中乾き、煩躁して眠ることをえず、水を飲むことを得んと欲するものには、少々与えてこれを飲ましめ、胃気をして和せしむれば則ち愈《い》ゆ」

幕末の名医片倉鶴陵は、『傷寒論』の薬方の数は一般に百十三方だといわれているけれども、わたしが数えたところによると百十四方であるとその名著の『傷寒啓微』の中でいっています。鶴陵は水をのませるこの条文を一方として数えたのです。

(五) 砂　糖

食養としての砂糖—石蜜

問一〇七　つぎは砂糖について、漢方の食養的な立場から、ご意見をお聞かせください。

答　砂糖は現在では、もっぱら調味料や嗜好品として多量に用いられていますが、江戸時代までは、もっぱら医薬品として使用され、はなはだ貴重品でした。豊臣秀吉が天下をとって、聚楽《じゅらく》の邸に諸大名を招待して、ギヤマン皿に一かけか二かけの氷砂糖を入れて引出物としたときには、大名たちは目を見張って驚いたという当時の記録が残っています。わが国には、奈良朝の時代に、本草学をはじめて輸入したことで有名な鑑真和上が中国から千数百斤の砂糖を持ってきたのがはじめとされています。このときは、嗜好品というよりは医薬品として将来したもので、その薬については、唐の『新修本草《しんしゅうほんぞう》』に、

「石蜜《しゃくみつ》。味わい甘平にして毒なし。心（胸）腹の邪気と諸々《もろもろ》の驚癇《きょうかん》と痙《けい》とを主どる。五臓の諸不足を安んじ、気を益《ま》し、中を補い、痛みを止《と》どめ、毒を解し、衆病を除く。百薬を和し、脾《ひ》

気《き》を養い、心煩、食欲の下らざるを除き、疼痛をとどめ、口瘡《こうそう》を療じ、耳目を明らかにす。久しく服すれば志を強め、身を軽くし、飢えず、不老、延年ならしむ」と書かれています。石蜜というのは、高山の岩石の間に、蜜蜂が集めたハチミツのことで、砂糖キビからとった蔗糖《しょとう》(砂糖)の、さらに高級品と考えればよいでしょう。

古代インドでは、紀元数千年前から、砂糖キビから砂糖をとって医薬に用いていました。砂糖キビからしぼった汁を濃縮して作った蔗糖は、化学的にいうと、ブドウ糖と果糖とが結合してできたものですが、ハチミツは、蜜蜂が花から花へ飛びまわり、花の蜜を集めたものです。花の蜜は蔗糖と同じものですが、この蔗糖が、蜂の唾液の中にある酵素によって、果糖とブドウ糖に分解したものですから、ハチミツは果糖とブドウ糖が混合したものです。この糖類が約七十五パーセントほど含まれています。ブドウ糖は、蔗糖より甘味が弱く、蔗糖の甘味を一〇〇とすれば、五〇〜七四ですが、果糖は蔗糖よりずっと甘く、一〇三〜一七三ですから平均して約一・六倍の甘さをもっています。したがって、果糖とブドウ糖に分解しているハチミツは、砂糖よりずっと甘く感じられ、これを食べれば、砂糖より消化、吸収率も、ずっとすぐれています。それにハチミツには、タンパク質、無機質、各種のビタミン、蠟《ろう》、糊精、花粉、色素、芳香物、その他の未知の成分が約二五パーセントも含まれていますので、そのままこれを食べると天然の綜合栄養剤をとったのと同じになります。こんなところから、広告文などに「食欲増進、強精、増血、皮膚の若返り、体重の増加、幼児の発育促進、病後、産後の早期回復」などと書かれていますが、前述の『新修本草』の石蜜の薬能が、まったく実験の結果の適確な記述であることもわかると思います。
しかし、この石蜜の効能がそのまま、現在われわれが用いている白砂糖の医学的な効能と考えることは、まったくの間違いであることも知らねばなりません。

粗糖と白砂糖

問一〇八 では、現在われわれが用いている砂糖は、漢方の食養的立場からみると、どういうことになるでしょうか。

答 一般の人びとは、現在の精製した白砂糖を食品だと考えているようですが、その製造の工程や実質からみると、食品ではなく、化学薬品です。いつもいうように、食べものの第一条件は、生きている自然物でなければなりません。いろいろと加工しすぎたり、主成分だけをとりだした純粋なものは、活性を失って、酸性化し、食べものとしての条件を失います。

したがって、食べものに多量の白砂糖を用いて調理したり、白砂糖を多量に入れて作った菓子類を食べることは、血液を酸性化して酸毒症をおこす恐れがあり、体のたいせつな栄養素であるカルシウムを奪ってしまう恐るべき薬品を食べることになるので、絶対につつしむべきです。

つまり、砂糖は砂糖キビからその汁をとって濃縮した粗糖(黒砂糖)のばあいは、りっぱな食品ですが、その粗糖から糖蜜だけを洗って、これを活性炭やその他のものでこしたり、硫酸を加えて脱色したりして、もういちど純粋の糖分だけを結晶させた白砂糖は、もはや食品ではなく、化学薬品と同じものです。きわめて少量を他の食品に添加して、味をよくしたり、防腐剤として保存食品に利用したりするばあいは、まだよいとして、現在のように大量の白砂糖を用いた料理を毎日食べたり、これで作ったお菓子の類をむさぼり食うことは、はなはだしく健康を害しますから注意しなければなりません。

ほんとうの砂糖とは—白砂糖の害

問一〇九　しかし、現在の白砂糖は食品とは認められないから、ビタミンやカルシウムを豊富に含んでいる粗糖を用いるがよいといわれても、そんなものを用いた料理はまずくて食べられないのではありませんか。

答　われわれが反省しなければいけないというのは、その点なのです。わが国は欧米とちがって、糖質の米を主食としているので、砂糖から余計なカロリーをとる必要はないのです。白米を主食にしたうえに、大量の白砂糖の入った副食物をとることは、まったく有害無益で、国民の体質を低下させる以外のなにものでもないのです。

食品としての価値のない白砂糖が胃から腸に入ると、十二指腸はピタリとその運動をやめてしまって、血液の中に砂糖が吸収されていきます。すると三十分から四十分ぐらいは血液の中の糖分が多くなりますが、次には急にぐうっと糖分が下がります。それと同時にカルシウムがいっしょに下がってしまって、体はなんとなくやるせない気持になってだるくなってきます。このような食生活をつづけていると、血液が酸性化する結果として、筋肉や内臓が弱くなり、骨は細くなって、身長だけがヒョロ高い、歯の悪い人間ができあがってしまいます。こうしたことをなくするためには、お互いが反省して、白砂糖の消費を自粛自戒をするように努め、せめて、家庭からだけでも既製の料理を追放して、健康な栄養本位のわが国の惣菜料理の研究と復活とがなされなければいけません。栄養のある、ほんとうに味のよい家庭料理(お惣菜)は、砂糖のような濃厚な甘味料や、複雑すぎる味をもつ調味料を用いたのでは絶対にできないものです。

では、なぜわが国のお惣菜料理が忘れられて、ホテルや料理屋のまねをした料理が一般に喜ばれるようになるかといいますと、砂糖や人工甘味料、化学調味料をふんだんに用いると、味覚が麻痺してしまって、食べもののほんとうの味がわからなくなってしまうからです。「甘い」という文字は「うまい」とも訓《よ》まれるように、砂糖のような立体的な甘味をもつものの魅力につかれると、砂糖の入らない食べものはうまくないと感ずるようになります。つまり現代のわが国の人びとは、砂糖や人工甘味料や、化学調味料の中毒にかかっているわけで、恐るべき味覚の病的症状と言わねばなりません。これを救うには、砂糖や人工甘味料や化学調味料の使用に制限を加える一方、消費する側で努力してこれをやめる工夫をするより回復の途はありません。

活眼を開いてみればよい。魚でも野菜でも、すべて生きた新鮮な人間の食べものにはそれぞれに独特の味というものをもっています。同じ野菜でも、鮮度や種類や産地によって、それぞれに味のちがいがありますが、砂糖を加えると、その独特の風味は消えてしまいます。たとえば、紅茶とかコーヒーのような独特の香りや、微妙な味を味わうようなときには、クセのない甘味を加えなければなりません。角砂糖が用いられるのはこのためで、グラニュー糖が主成分になっています。グラニュー糖は砂糖のうちではいちばん淡白で、上品な味をもっています。わが国では甜菜《てんさい》（ビート）からこれをとっていますが、市販の角砂糖には加工がしてあって、通人になると本物のグラニュー糖と加工した角砂糖を味わい分ける人さえいます。おしるこのばあいは、グラニュー糖をいくら入れても、ほんとうの甘味がでないといわれるのはこの淡白さのためです。おしるこには白砂糖を用いてもなお不充分です。ほんとうの甘いおしるこを作るには、糖蜜をたくさん含んでいる少し赤味のある赤砂糖を用いなければいけません。糖蜜の味は濃厚でしつこい甘さをもっているからです。こうした事実から考えても、すべての料理に、白砂糖を入れたり、化学調味料を加えたりすることが不都合であることがわかります。

市販の白砂糖の中には、ブドウ糖を加えて、これに人工甘味料と量目を増すためのいろいろな加工がされているものがあることをご存じでしょうか。ブドウ糖は砂糖とちがった構造をもっていて、砂糖よりずっと甘味も薄く、味もわるい。そこで、ブドウ糖に砂糖の一〇〇〇倍以上の甘味のある人工甘味料を加えれば、当然いろいろな増量剤を加えて量目をごま化すより仕方がありません。近ごろ、ブドウ糖はデンプンに酵素をはたらかせて、ひじょうに安くできるようになったので、こんな不正が行なわれるわけです。

こんな不正が行なわれるというのも、あながち業者ばかりを責めるわけにはいきません。もし需要者に、どういうばあいには、どのような砂糖を選べばよいかという、ほんとうの味覚に対する感覚があれば、こんな不正はおこらないともいえるからです。

こうしたわけで、わが国民は、砂糖から二重にも三重にも、バカバカしい被害をうけているのです。そこで、われわれは家庭から白砂糖を追放して、健康な惣菜料理を復活し、嗜好品としてだけ和産の粗糖や、それから作った和三盆《わさんぼん》のような比較的糖害の少ない白砂糖やハチミツを利用したらよいと思います。

白砂糖の害②

問一一〇　家庭料理と嗜好品を区別して、正しい味覚の回復をはかるのは、誠に妙案と思いますが、嗜好品にはどの程度の白砂糖を用いたらよいものでしょうか。

答　それは嗜好品といえども、白砂糖の使用は制限しなければいけません。白砂糖と名のつくものは嗜好品にも用いないというぐらいの自制心をもたなければ、正しい食生活の実行はできないものです。杉靖三郎博士は、和菓子や子供のおやつの害について、

「和菓子にさんざん使われている蔗糖でできる砂糖は、近ごろ流行の長生きとか、若がえりということとには非常に敵である。

たまたま喫茶店でコーヒーにぶかぶかと砂糖をぶちこみ、さらに甘い菓子を食べている若い女性をみると、あーあ気の毒に、これでは早く年をとって老けるだろうと、つくづく思うこと

がある。しらずしらず、かんまんなる自殺行為をしているわけになる。

一方、終日重労働をしている大工や左官には、一日二回ぐらいの甘味のお茶菓子は当然必要になってくる。少々とりすぎてもたちまち消耗してしまうからである。

子どものお八つは必要であるが、砂糖とデンプンだけのアンコ風のものは、すべてが含水炭素なので、医学的にいって非常に危険である」(『医学の玉手箱』)

と書いていますが、まったく同感です。白砂糖の害をいうと、すぐにアメリカでは砂糖の消費量は日本の三・五倍であるが、それでもあまり砂糖の害が叫ばれていないという人がいますが、世界で砂糖の消費量の最も多いオーストラリアやアメリカでは、カルシウムを含んでいる牛乳をたくさんとっているので糖害が少ないのです。ところが、白米は糖質で、カルシウムを少しも含んでいませんから、それを主食にして、しかも牛乳をとることの少ない日本人はひじょうな糖害をうけることになります。栄養ということは、栄養のある食べものをたくさんとることではなく、栄養のバランスのとれた食生活をすることがたいせつなのです。

したがって、わが国では嗜好品として砂糖をとるばあいには、白砂糖をやめて、カルシウムやビタミンなどを豊富に含んでいる粗糖(黒砂糖)を利用するようにしなければいけません。そうすれば、菓子の種類も制限され、糖害をまぬかれることができます。黒砂糖には皮膚をなめらかにする要素や、ビタミンB_6があるので、若返りに大いに役立つともいいます。冬期に空気が乾燥して、肌の荒れやすいわが国では、皮膚の荒れを防ぐ意味からでもビタミンB_6を豊富に含む黒砂糖をとることが必要です。

ところが、わが国の人びとは案外に潔癖で、なんでも白いものとか結晶をしているものに魅力を感じて、黒砂糖を用いて作ったお菓子などは、「駄菓子」だといって一言で片づけてしまいますが、黒砂糖で作ったカリン糖や黒砂糖そのものを固めた菓子などを食べることは、むしろ必要です。ただ注意しなければならないのは、黒砂糖で作られた菓子でピカピカ光っているものは食べてはいけません。不純物が混入されているからです。

近ごろの菓子にはいろいろな不正が行なわれています。一例をあげると砂糖をもっとも多く用いるはずのヨウカンなどがその最たるものでしょう。和菓子には、米粉、小麦粉のほかにいんげん豆や小豆などが使われますが、需要が多いために、現在は東南アジアから輸入される雑豆がアンをつくる原料として多く用いられます。この雑豆には猛毒の青酸がふくまれていることが多いので、よく水に晒《さら》して製アンするように指示されています。そのような危険性のある豆を材料にしてアンを作り、ほんとうのヨウカンならば、これに七〇パーセントぐらいの砂糖を加えて二日も三日もかけてねりあげるので、砂糖の分子が集団的にはたらいて、ヨウカン独特の風味ができ、カビも生えないし、腐ることもなく、ほっておけば乾いて固くなるにしたがって、まわりから砂糖が結晶してふきだしてくるようになるものですが、ニセものは、この砂糖を人工甘味料におきかえるので、砂糖の一〇〇〇倍も甘味があるところから量目を増すためにCMC（カルボキシル・メチル・セルロース）やその他の増量剤を混ぜることになり、豆の成分が水分のために腐りやすくなるので防腐剤や防黴剤（カビ止め）を使用せざるをえなくなります。観光地の土産ものとして売られているヨウカンの中にはこの類のものが多いので注意しなければなりません。人工甘味料として用いられるサッカリンやズルチンの類は猛毒薬で、日本では無制限にその使用が許可されていますが、アメリカではその使用が禁止されているものです。砂糖そのものにはこのような毒性はありませんが、前述のように体内に吸収されてから、栄養素としてたいせつなカルシウムと結びついて下がってしまうので白砂糖をとることは危険なのです。黒砂糖を用いればその危険はないわけですが、黒砂糖の中にはダニが無数に巣食っているものがあるので注意しなければなりません。ほんとうにきれいに作られた黒砂糖にはダニはおりませんが、荒っぽく作られた南方から輸入されるものの中には、その心配がありますす。これを食べると腹痛をおこしますから、信用できるルートから手に入れたものでなければいけません。わが国の四国や九州で手工業的に作られた、やや緑色がかった黒砂糖や、それから作られた和三盆《わさんぼん》という白砂糖ならばその心配はありません。

和三盆は風味がもっともよろしいですが、熱を加えると苦《にが》くなる欠点があり、そのままを賞味するか、乾菓子《ひがし》の調味料としては推奨できる唯一の白砂糖です。

漢方で使うハチミツ

問一一一 漢方では、ハチミツをどういうふうに使っているのでしょうか。

答 唐の『新修本草《しんしゅうほんぞう》』における石蜜《しゃくみつ》の効能は、前に述べたとおりですが、『傷寒論《しょうかんろん》』では煎じ薬の中に入れたり（七方）、丸薬をつくるばあいにハチミツを加えて練ったり（二十一方）、これを煮詰《につ》めて棒のようにして肛門《こうもん》にさしこんで浣腸薬として用いています。宇津木昆台翁は、その名著の『薬能方法弁』の中に、浣腸のばあいは、スポイトで、そのままを射入するほうがよいといっています。そして、ハチミツの効能については、

「よく血分を潤《うる》ほし、血燥《けっそう》を潤ほし、血熱を清くし、血分を滑《なめらか》ならしむ。煎練して膠《にかわ》の如くして、大便秘を通ず。然れども、腸を滑らかにする故に、泄瀉《せっしゃ》と中満のものには用いることを忌《い》む。煉蜜は砂糖をもって煎練す。その功、白蜜《はくみつ》（ハチミツ）に同じ。よく中を和し、胃気を助け、熱を除き、燥を潤ほし、痰《たん》を消し、渇をとどむ。また酒毒を解し、二便を利し、嘔穢《おうえ》、反《ほん》胃《い》（胃ガン）、大便の燥結、蛔虫《かいちゅう》を治す。二蜜相通じて、大異なし。また百薬を和して、よくその功を導く」

と述べています。

ハチミツの入る薬方は、省略します。昆台翁は、この解説の中で、血分という文字を用いていますが、これは、気・血・水といって『傷寒論』の病理学における重要な術語ですが、『傷寒論』の病理説については、すでに述べました。（『漢方問答―東洋医学の世界』第三章参照）

ハチミツの種類

問一一二　ハチミツは、ミツバチが花から花へ飛びまわって、その蜜を集めたものですから、花

の種類によって、その品質にいろいろなちがいがあると思いますが。

答 それはもちろんです。その品質にも、香気にもたいへんな相違があります。ソバの花からえたものは暗色で強烈な香気をもち、白クロバーの花からえたものは淡白透明で、快い香気をもっています。ミカンの花からえたものはやや黄味をおびて、柑橘《かんきつ》類特有の芳香をもっています。オレンジ、リンゴ、アカシヤ、トチ、レンゲ、セージ、ナタネなどそれぞれの花からえたものは、みな独特の芳香と色とがあって、その品質もすぐれていますが、ナラやクリなどはやや劣ります。また有毒植物からえたものは、その毒成分の混入も考えられぬこともありませんが、その詳しい科学的な研究はまだできていません。

内藤尚賢翁の『古方薬品考』には、その品質を規定して、

「蜜に数品あり。大抵、色、白黄なるものにて、透明にして、味、甘美なるものを良となす。或いは朦濁にして酸味を帯びるものは下品なり。云々」

とあり、漢薬店で売られている当時(江戸時代)のミツの種類、品質、産地などを詳しく述べています。現在のように流行して、その需要が多くなりますと、ニセものがはんらんしていますから、信用のできるところから入手しないといけません。

ハチミツは水によくとける性質をもっています。そこで水の中へ落としてみてすぐにとけるものは純粋のハチミツですが、少しでもとけにくいものはニセものです。

ローヤルゼリーとハチミツ

問一一三　ハチミツに関連するものにローヤルゼリーがあると聞きましたが、これはどういうものでしょうか。

答　ローヤルゼリー（王乳）というのは、ミツバチが女王蜂を仕立てるときに食べさせるために、働き蜂がノドのところから作りだす食べもので、その主要成分はハチミツと変わりませんが、花粉とハチミツを食べると働き蜂ができ、このローヤルゼリーだけで育てられると女王蜂になるというところから、不思議な魔力をもつ食べものと考えられ、不老長寿の夢を実現する新薬としてアピールされました。自然界きっての働きものの作った傑作というわけです。

東洋の文明は、古代エジプト軍に追われたイスラエル人たちが、モーゼに導かれて、カナンの沃《よく》野《や》に逃れでたところに始まると伝えられていますが、モーゼがなにゆえに、この地を選んだかというと、カナンの土地が、有名な「ミルクと蜜があふれている国」といわれたからだそうです。古代エジプト人も古代ギリシア人も、ともにハチミツは、魂と生命を養う第一の食べものと考えていました。古代インドでも、数々の仏典にいろいろの種類の石蜜《しゃくみつ》が、諸薬の王として記述されており、この甘い蜜を、ハネムーン（蜜月）の祝福のために、感激と喜びをこめて、新婚者に贈る習慣をもつ民族もあります。現在では、ハチミツをローヤルゼリーと区別していますが、昔のハチミツにはこのローヤルゼリーが含まれていました。

女王蜂も働き蜂も同じ受精卵から生まれでたものであるのに、ローヤルゼリーだけで養われた一つの卵だけが女王蜂になるというのです。女王蜂は働き蜂の二倍以上の体をもち、寿命は働き蜂の四十倍で、そして、一日に二千個から三千個の卵を産みつづけるという、驚くべき生命力と生活力をもっています。このように、ローヤルゼリーだけを与えられると普通の蜂とちがったたくましい元気のよい蜂になるところから、「帝王のゼリー」といってローヤルゼリーが古くから注目されていましたが、以前、ローマ法王のピオ十二世が、この霊薬で起死回生をえたという報道が世界に広まったことがきっかけとなって、俄然、ローヤルゼリーが、保健、強壮、強精薬の花形として、不老長寿の王座に君臨することになりました。

また事実、アメリカのミネソタ大学のヘイダック博士は、自ら毎日一〇〇グラムのハチミツと一リットルのミルクだけで、三ヵ月間暮らしつづけてみた。ところが体重は少しも減らないし、仕事の能率もおちないで、つかれはまったく覚えなかった。ただ終りごろからビタミンCの不足だけが目立ってきたので、レモン汁を少しずつとっている。やはりハチミツはミルクとともに生命を保つのに重要な食べものであるという結論に達したといいます。

わが国でも、赤痢や消化不良の子どもにハチミツ入りのミルク（二〇パーセント入り）をのませた研究が発表されています。それによると、まず赤血球や血色素（赤血球を赤くしている色素）が増え、体重が増して消化不良がすっかりよくなるという。なぜそうなるかというと、腸の中には乳酸菌という細菌がたくさんいて、外からとびこんでくる大腸菌や赤痢菌の発育をおさえているが、なにかの原因でこの乳酸菌が減ってくると、とびこんできた大腸菌や赤痢菌がグングン増えて赤痢や消化不良をおこすが、ハチミツ入りのミルクをとれば、乳酸菌をつくるビフィズスやアンドフィルスといった細菌が増えてきて大腸菌や赤痢菌の繁殖をおさえてしまうからだといいます。

ローヤルゼリーの効用

問一一四　科学の進歩は、いろいろの活性ビタミン、副腎皮質ホルモンやグルクロン酸やパテトン酸、その他貴重薬を生みだしましたが、これらの性格のハッキリした化学薬品を尻目に伝説にすぎないローヤルゼリーが流行するのは、溺れるものはワラをもつかむ式の一種の心理的な影響にすぎないものではないでしょうか。

答　このご質問は、現代の化学薬品と漢方薬の根本的な効果の問題を論ずる焦点に共通するものと考えられます。しかし、この点は漢方薬の科学的研究が進められるにつれて、化学薬品と漢方薬のどちらが、保健、強壮、強精や治病の目的にかなうものか、次第にハッキリしてきたようです。

ローヤルゼリーは、ドイツの有名な生化学者（生化学というのは、生命現象を化学的に探究する学問）のプテナント博士たちをはじめ多くの人びとによって着々と研究がすすめられて、その大かたがわかってきたので、けっして伝説的な信仰によるものでなくなりました。

ローヤルゼリーは、糖類としては蔗糖《しょとう》、果糖、ブドウ糖、リボーズなどを含んでいますが、いま一つ組成のわからない糖分が含まれています。これらは、花の蜜から集められたもので、ローヤルゼリーの甘味の源になっています。

次に、タンパク質の素材である必須アミノ酸類では、リジンとプロリンが特に多く含まれていま す。

またローヤルゼリーには、ビタミン類も多く含まれていて、ビタミンB_1、B_2、B_6、葉酸イノシトール、ニコチン酸、パントテン酸、ビオチンなどが含まれています。なかでもパントテン酸の量はハチミツにくらべてずっと多い。これもローヤルゼリーの特長で、殊にここに含まれているビタミン類は、いずれも活性ビタミンでリン酸化されています。一般のビタミンは遊離ビタミンといって、食べてもそのままでは効がなく、肝臓のはたらきで、はじめて活性化されて、ビタミンとしての効きめをあらわすわけですが、ローヤルゼリーに含まれているビタミン類は、はじめから活性化された生きたビタミンです。この点は、かりにわれわれが綜合ビタミン剤をとったとしても、その効果はローヤルゼリーには遠く及ばないということになります。

ミネラル類には、亜鉛、マンガン、マグネシウム、リンなどを含み、亜鉛が特に多く含まれています。

交感神経を刺戟するアセチールコリンは、ハチミツの約百倍近い量を含んでいます。この物質は神経系統の刺戟伝達に役立つもので、幼児の発育を促進したり、血圧を下げて、体組織を更新するのに大いに役立つものと考えられています。

以上のものは、いずれもローヤルゼリーだけに含まれている特有の成分ではありませんが、これらのほかにローヤルゼリーには、他の食品には含まれていない多くの貴重な成分を含んでいることもわかってきました。その一つにデゼン酸というのがあります。これは脂肪酸の一種で、いままで天然には見つけられていない物質です。これがかなりの量含まれていて、ローヤルゼリーの腐敗や分解を防ぐのに役立っているものと考えられています。将来はこれを用いて白血病（血液のガン）や悪性腫ヨウ（ガン）の治療に用いられる見通しがでてきました。漢方には胃ガンに用いている薬の中にハチミツが配合されているものがあります。

またプテナント博士の研究によって、ローヤルゼリーには、ビオプテリンという特殊な成分が発見されています。その効能はまだはっきりしていませんが、成長促進のホルモンのようなはたらきをもつ物質であることだけは確かめられました。

その他、フランスの学者は、ローヤルゼリーには性能力を活発にするR因子という未知の成分を含んでいるということを発表しています。R因子というのはローヤルゼリーの頭文字をとったもので、まだその本体は未知の物質ですが、アセチールコリンに近い物質ではないかと考えられています。

ローヤルゼリーのこうした成分は、動物実験の結果、副腎皮質ホルモンと同じようなはたらきをすることもわかってきました。このホルモンはストレスと深い関係があって、精神的に長く悩んだり、あせったり、イライラしたりすると、それがストレス（刺戟）として脳下垂体を介して副腎に伝わり、副腎皮質ホルモンの分泌をさまざまに変えますが、それが慢性化すると、やがては高血圧、動脈硬化、胃潰瘍、糖尿病、神経痛、リュウマチ、喘息のような病気がおこることになります。ローヤルゼリーの注射や服用によって、これを防ぐことができます。ただ、これらの病気に対して、現代の合成副腎皮質ホルモン剤を使えば、そのものズバリで、すぐ効きますが、こうした合成剤は一時的な効果が強くあるだけで、継続して用いれば、必ず副作用がでてきます。それは、こうした製剤を長い間続けていると、副腎そのものがだんだん萎縮してしまうからです。そうなれば、生命にもかかわる重大事になるわけですが、ローヤルゼリーは、そのものズバリの副腎皮質ホルモンとちがって、体全体にはたらきかけて、結局は副腎皮質ホルモンの強化と同じ作用をするのですから、いかに長く用いようとも絶対に副腎を萎縮させるようなことはありません。長く用いれば用いるほど副腎の強化となり、体の全体が元気になります。これがローヤルゼリーの特色で、不老長寿に直結するといわれている所以《ゆえん》なのです。

それから、ローヤルゼリーのはたらきの焦点になるのは、前述の性ホルモン的な効果でしょう。人間の性能力への影響はどうかというと、これはなかなか実際的な経験だけでは黒白のつきかねる問題です。というのは、人間の性生活は動物とちがって、多分に心理的な影響をうけやすいものだからです。しかし、動物実験によると、明らかに、その効果が認められます。メスのハツカネズミを使っての実験ですが、ローヤルゼリーのエキスをたべさせると、卵巣を刺戟して、その量を増すことが認められ、明らかに卵の成熟が早くなって、受胎率が高まってくる。オスについても、睾丸の大きさが二倍近くになり、精ノウを刺戟するという実験ができています。漢方には露蜂房《ろほうぼう》というのがある。これはヤマバチの巣ですが、これを黒焼きにして、一日四グラムぐらいを用いますと、陰萎に実によくききます。わたしも、この薬の応用をすすめてよい結果をえた経験があります。

しかし、ローヤルゼリーが性生活に効果があるといっても、その成分の中に性ホルモンがあるというわけではありません。性器官に直接はたらくのではなくして、中枢神経に強く作用する結果、性能力が強化されるものと考えられます。総じて局所に直接はたらく性ホルモンは、一時的で長もちはしないものです。くり返して使っているうちには局所への感度がおちて、だんだん効果が弱くなり、器官の能力を弱らせてしまう結果になりますが、ローヤルゼリーの効果は性ホルモンや副腎皮質ホルモン剤とちがって、全体的の効果をもつものですから、こういった心配はまったくありません。ほんとうの精力剤というものはこうしたものでなければならないのです。

(六) 牛乳

牛乳の効用

問一一五 牛乳は人類がえられる食品のうちで、もっとも完全な栄養の王様であると説く人がいますが、ほんとうでしょうか。

答 それは、タンパク質中心のアメリカの栄養学者が主張している学説で、たとえ、そのような説が事実であっても、わが国では実行ができませんし、そのような説に少しも迷わされることはありません。というのは、牛乳は、わが国では、奈良朝の時代に仏教とともに入ってきて、平安朝のころは、全国に百ヵ所以上の牧場ができ、牛乳の飲用と、乳製品を食べることが盛んになりましたが、ようやくその過食による弊害がわかったのと、わが国の風土が牧畜に適しないところから、平安朝の末期から、いつとはなしに、その飲用が廃止されました。約二百年ほど前の徳川吉宗将軍の時代に、再びオランダ医学とともに牛乳の飲用が移入されましたが、それもまた一般に普及されずにおわりました。わが国で牛乳が栄養食品として流行するようになったのは、明治三十七〜八年の日露戦争がおわって、わが国が世界の一等国の仲間入りするようになってからです。

生まれつき体が弱く、二十歳までは生きられまいといわれたわたしの少年時代が、ちょうどそのころで、いやでいやでたまらないのに牛乳を無理に飲まされて、いっそう体の調子が悪くなって困りましたが、乃木将軍の親友で、一生を牛飼いにささげ、弱い体で九十歳の長寿を保ったという桂弥一翁が、「牛乳は達者なものにはよいが、弱いものにはよくない」といったという記事をみて、なるほどと感心した記憶が残っています。

しかし、そのころの牛乳は、現在市販のものとちがって、濃厚で、きついにおいがしていたことが、深く印象に残っていました。ところが昭和十三年ごろから数年の間、盛夏になると、軽井沢へ行くようになりました。食堂で外人が盛んに飲んでいる牛乳のにおいが、少年のころの牛乳のにおいにそっくりなので、聞いてみると、近くの神津《こうず》牧場から運んでくるしぼりたての牛乳であることがわかりました。いい機会であると思って、毎日四合から五合の牛乳と、浅間高原でできるうまいトウモロコシだけで過ごしてみましたところ、玄米と菜食のほうがはるかに体の具合がよいので、牛乳の栄養価について疑問がおこり、なにか人種的に合わないところがあるのではないかという経験をしました。

現在の白米飯に、塩のきつい食べものを中心としたわが国の食生活では、タンパク質がほとんどありませんから、白米飯を一杯減らして牛乳を一本つけることは、たしかに体位向上に役立ちましょうが、白米飯の半量以下の玄米飯と、野菜類をたくさん入れた天然醸製の甘味噌の汁を食べていれば、牛乳をいっさい飲まなくとも一向にさしつかえありません。白米一辺倒に塩からい副食品が、日本人を脳出血と胃ガンに追いやるのです。玄米と雑穀を混食し、化学肥料を用いずに作った季節の野菜に大豆製品と海草類と近海でとれる魚貝の類を食べておれば、健康を楽しむことができます。

アメリカでは、牛乳の消費量は、わが国の毎日一人当り三分の一本に対して、現在五〜六本だといわれています。そのためにタンパク質と動物性脂肪過剰摂取となり、心臓病と動脈硬化症に悩み、肥大恐怖症時代を現出しています。ニューヨークのロックフェラー病院は、肥大症患者で充満し、また各病院には栄養臨床室（Nutrition Clinic）というのが設けられて、肥大患者の栄養相談をうけているそうです。そして、タンパク過剰は健康を害するということを主張する学者が次第に多くなっています。しかし、牛乳は完全食の王様である、と主張する学者が圧倒的で、ワシントンで出版されている『食事における牛乳の価値』という本には、牛乳礼讃学者の意見がたくさん収められています。アメリカの公衆衛生局では「人間の環境を支配するもののうち食物ほど重要なものはない。その食物のうちで牛乳ほど重要なものはない」といっており、農務省では「牛乳はいかなる他の食品より人間の栄養に役立ち、それは質のよいタンパク質とカルシウム、ビタミンA、Bが豊富にあり、且つ安価である」といっています。また有名な栄養学者では、コロンビア大学の栄養学者H・C・シャーマン教授やC・H・マヨー博士、ジョンズ・ホプキンズ大学の生化学の教授であるE・V・マッコルウ博士などが、栄養素と安価であるとの面から牛乳を礼讃しています。このような説を受け売りしているのが、わが国の新しい栄養学者でありますから、そら恐ろしいといわねばなりません。

わが国でも、近ごろはどこの産院でも、分娩後三ヵ月目には離乳するのが理想的で、そうすれば母体の美容もそこなわないし、乳児の発育も母乳で育てたものよりもいっそうすぐれていると指導しています。けれども人間の乳児は母乳で育てるのがいちばんよいのです。現代栄養学の欠陥は、身長、体重、胸囲の発育がよければ、それが健康優良児であると考えちがいをしています。身長や体重や胸囲が大きいのと、その人が健康であるかどうかは別問題です。もしそうだとすれば、お相撲さんなどは、日本一の健康人ばかりでなければなりませんのに、案外にもカゼをひいたり、血圧が高すぎたり、糖尿病に悩んでいるものが多いようです。しかし、このごろは、ようやく、体が大きいことと健康ということは別ものであるということに気がついている学者もあるようです。

わが国の牛乳の歴史

問一一六　牛乳が、わが国では奈良朝時代に実験ずみであるということは知りませんでした。

答　そうでしょう。学校の教科書などには書いてありませんからね。牛乳は一四〇〇年前の奈良朝時代に呉の国の善那という人が献上したので、これによって、大和薬使という姓を賜わり、乳長の職を授けられたということが古記録にでています。仏教の伝来とともにわが国に入ったもので、わが国では聖徳太子がはじめて愛飲されたといわれています。

仏教では肉食を禁じていますが、牛乳を飲むことは許されていました。インドでは九〇〇〇年前に牛乳を飲んだ記録があり、釈尊も飲用されたようです。釈尊は六年の間、苦行をされて体力をまったく消耗してしまわれましたが、村里のむすめのささげる乳糜《にゅうび》(牛乳で炊いたお粥だろう)によって体力を回復され、菩提樹下で成道《じょうどう》されたといわれています。いろいろの仏典にも、牛乳から酥《そ》(蘇)を作り、酥から酪《らく》を作り、酪から醍醐《だいご》という無上の珍味を作るということがでています。牛乳を発酵させたり、煮つめたりして、バターかチーズのようなものを作ったと考えられます。

当時は牛乳を今日のように食品として飲用するというより、むしろ薬用として使ったものと思われます。唐の『新修本草』に、

「牛乳。微《すこ》しく寒にして、虚羸《るい》(虚弱)を補い、渇を止め、気を下す」

とあり「牛乳と羊乳とは実に補潤となす。故に北人はみな多く肥健なり」とあって、北国の遊牧人種は牛乳や羊乳を飲むのでよく肥健であるといっています。きわめて貴重品で、天皇家や限られた貴族だけのものであったと思います。

聖徳太子はなかでも牛乳の愛用家でありました。飛鳥川のほとり、斑鳩里《いかるがのさと》で、太子はミルクを飲み、仏像を拝し、仏典の講義をされ、政務をみられた超一流の貴公子振りであったと想像されます。

その後、朝廷では乳牛の飼育を奨励し、天智天皇(六六一〜六七一)には官営の牧場を設けられ、文武天皇の太宝元年(七〇一年)には有名な太宝律令というものが定められましたが、その中で供御《くご》の牛乳をしぼる家を乳の戸と称し、和銅六年(七一三年)には、この乳の戸が山城国に五十戸もおか

れたという。そして、文武天皇、元正天皇、聖武天皇などは、乳の戸に命じて酥を作らせて、これを献納させました。この酥というのは、牛乳を煮つめて保存に便したもので、どういうものか今日ではっきりしませんが、チーズのようなものであったと思われます。

当時酥を作るのは、牛乳一斗を煮つめて、酥一升をつくり、これを壺に入れて保存したという。そして、次第に各国に命じて牧場を作って乳牛を飼わしめ、貢税として酥を献上させた。貢税であるから、その壺数は各国によってちがっていた。たとえば、但馬《たじま》の国は五壺、周防《すおう》の国は四壺、長門《ながと》の国は八壺というようであった。これらの国々は恐らく広大な牧場をもったものと思われます。

朝廷では、酥は貴重な薬品で、中宮、東宮、大臣などの大饗《だいきょう》(宴会)があると、勅使をつかわして、酥と甘栗とが下賜されるのが例であった。またこの酥は、仏教の信仰上、肉食を禁じられた当時の宮廷社会では、牛乳とこれらの乳製品とは、貴重な動物タンパクの補給源だったと思われます。世界にほこる飛鳥、白鳳、天平の絢爛たる仏教文化は、牛乳と酥を背景として生まれたものと考えられないこともありません。

平安朝に入ると、この酪農の制度は、いよいよ盛んになるばかりでした。醍醐天皇の延長五年(九二七年)には、全国に百ヵ所以上の牧場が設けられ、酥の生産もかなりの量に達したことが延喜式の巻三七「典薬寮」の記録によって想像されます。醍醐天皇は、ことのほか酥を愛好され、その饗膳には、かならず酥が用いられたといわれています。当時は山城の国の醍醐が有名で、この土地でとれるものがもっともおいしかったので、天皇は崩去の後の諡《おくりな》を醍醐とされたほどでした。醍醐は酥の最上々の珍味で「醍醐味」といえば無上の味わいという意味です。『源氏物語』の主人公の光源氏の精力源も、おそらく、この酥の愛好によるものであったろうと思われます。

しかし、わが国の気候風土で乳牛を飼うのは容易なことではありません。一頭の乳牛には水田二町歩以上の牧草が必要といわれます。二町歩の水田からは五十石以上の米がとれます。これは五十人の人間の一ヵ年分の扶持米《ふちまい》だから、一斗の牛乳から一升しかとれない酥は驚くべき高価な品で、帝王の食品というよりほかありません。醍醐天皇はそのような貴重な食品をたらふくとられましたが、延長八年(九三〇年)四十六歳で崩御されました。わが国には牛乳の飲用が許されない運命をこの史実が予言をしているかのようです。

現在市販の牛乳は、もっとも水っぽいといわれているホルスタイン種の乳牛からしぼったものに二〇〜三〇パーセントの脱脂粉乳を混入加工したもので、夏期の需要の多いときは、それ以上も混入しているといわれています。またコーヒー牛乳は色はカラメルで着色し、人工香料でコーヒーの味をだしているという(『新らしい医師』第三九五号)。カラメルはタール色素ですから、常用すれば発ガンの恐れがあり、またわが国の粉ミルクには、かつてある大乳業者がひきおこしたようなヒソ混入事件が発生する危険性も考えられます。

こう考えると、土地の広大なアメリカでは牛乳は安価な食品かも知れませんが、わが国では比較的高価で、しかも、その組成(乳質)にまったく安定性のない食品といわねばなりません。なぜなら、牛乳の組成は乳牛の品種、年齢、搾乳の時期、季節、飼料、疾病などによって異なりますし、業者によって粉乳の混入などの不正の問題があり、科学技術庁で発表している栄養分析表などは役に立たないことになります。

問一一七　では、牛乳に依存しないで、じゅうぶんな栄養がとれる方法がありましょうか。

答　簡単です。わが国民は現在、白米を主食にしていますが、それを玄米に切りかえ、そして自然食に踏みきればよいのです。しかしわたしは、現在の酪農を廃止してしまえというのでは決してありません。もっと質のよいごま化しでない純正な牛乳をつくって、それが必要な病人や乳幼児に廻して、一般のものは牛乳などに依存しない食生活を実現すべきだと思います。

(七) 加工食品と化学調味料

加工食品

問一一八 次に加工食品についてお話し下さい。

答 近ごろのお米は、夏になっても虫がつかないし、醬油や味噌にもカビが生えなくなりました。それは、お米にはビベロニールブトキサイドという防虫剤、醬油にはメチルナフトキーン、味噌にはデビドロ酢酸というカビ止めが使用されているからです。

化学薬品が入っている食品は、醬油や味噌ばかりではなく、肉や魚にはニトロフラゾーンという殺虫剤、ハムやソーセージ、バター、チーズなどの発色剤、酒のにごり止めのサリチル酸、清涼飲料の安息香酸、漂白剤として使われる亜硫酸、次亜硫酸、過酸化ベンゾイルなどは食べものの中で強い反応をおこして主要成分である酵素やビタミンを破壊してしまうものがあり、油類と水をまぜあわせる乳化剤にはアイスクリーム、マーガリン、マヨネーズなどに用いられるソルビタンの脂肪酸エステルやグリセリンの脂肪酸エステルがあります。このほかに従来、考えられなかったインスタント食品が現われ、食べものの外観は美しく便利になりましたが、その裏には恐るべき害毒が秘められていて、食品そのものの栄養が破壊されるばかりではなく、人間の健康をおびやかす恐るべき害毒が含まれています。ことにわが国では、ズルチンやサッカリンなどの人工甘味料の無制限使用が許可されていて、あらゆる食べものの味つけに使用されています。このズルチンやサッカリンは猛毒薬で、アメリカではその使用が禁止されていますが、ひどく肝臓を害します。

アメリカの食品衛生の権威であったウイリーは、一九〇〇年の初頭に、米国政府の役人として、「純正食品運動」を熱心に行なった人ですが、

「食品添加物は、少量ならば、有害のものを使用してもいいではないかと食品業者たちは、その使用を正当化しようとしているが、とんでもないことである。食品と薬品とは、全く異なったものである。すなわち、食品は健康なときに必要なものであり、薬品は病気のときにのみ必要なものである。そのような薬物をいろいろな食べもの工業者がみんなで使用すると、それを食べる消費者は、それら各種の食品に含まれている有毒薬品を食べることになるから、その全量は健康を害するにじゅうぶんな量に達する危険がある」と警告しています。この言葉は現在でも、そのまま生きています。今こそ純正食品運動が行なわれねばならぬときです。

ソ連でもアメリカでも、食品添加物は厳格な規制をうけていますが、わが国では、それらの国で使用されていないものまでが許可され、その使用量の規制もあいまいで不明瞭です。これでは、すべての食品に添加されるのはあたりまえです。

戦前はみかんやりんごは皮のままで食べるほうが栄養があってよいといわれたものですが、今日ではそのような理屈は通用しなくなりました。近ごろのみかんは皮の表面に防腐剤の入った合成樹脂が塗布され、みかんの着色には樹皮の間に有毒な色素の注射が行なわれています。りんごは赤いのが身上とされているので、昔は袋かけをしている袋をとって、二〜三日の間日光にあてると自然に赤い色がつくので、それを出荷していましたが、近ごろは人件費の節約と、着色のほうが美しいというので、庭に青いりんごを並べておいて、噴霧器で赤い色素をふきつけています。このほうが美しく、高く売れるからですが、このようなりんごを皮ごと食べると、たちまち中毒をおこします。

野菜は見た目が新しく、枯れたり、しなびたりしていないものがよいと教えられていますが、輸入緑豆のモヤシを出荷するときには中性洗剤に浸すのです。すると汚れが落ちて白くなるばかりでなく、洗剤がモヤシの中に浸透して、いつまでたっても新しい状態に見えているといった始末です。

化学調味料の害

問一一九 さきごろアメリカで化学調味料と食塩が育児食(ベビーフード)に添加されると赤ちゃんに脳障害がおこるというニュースがあって、問題になっているそうですが、それはほんとうでしょうか。

答 食塩のとりすぎと、化学調味料や人工甘味料、着色剤、保存料の使用が人体に有害であることは、わたしも、しばしば述べたとおりですが、化学調味料(グルタミン酸ナトリウム)が赤ちゃんに脳障害をおこすというニュースは、わが国民に大きなショックを与えました。化学調味料はわが国で開発され、わが国がその生産も消費も世界のトップで、しかも一流の学者が化学調味料を使用すると「頭がよくなる」という伝説さえ作って宣伝されていたものです。しかし、わが国でも森下敬一博士などは、早くから化学調味料が人体に有害であり、妊娠中の母親が多量の化学調味料をとったために生まれた子どもが、まったくの白痴であった例がいくつもあると、その著書にはっきり指摘しておられますから、化学調味料の使用がいかに人体に有害であるかは自明な事実といわねばなりません。

化学調味料には、M・S・G（モノソジュウム・ソルト・オブ・グルタミン酸の略）のほかに、イノシン酸、コハク酸、グアニル酸などがあって、中には新しい製法によって、安い原料から多量に作られる結果、現在では食品工業に大量に消費され、われわれの家庭の台所で消費されるのは、その生産量のほんの一部です。酒や醤油や酢はもとより、練成品《ねりせいひん》（かまぼこなど）にも、ソーセージにも、その他あらゆる食品に大量の化学調味料が使われています。それが、こんど人体に有毒であることが確認されたというのですから由々しい問題でなければなりません。

こうした化学調味料の害毒については、最近いろいろの出版物が出ているので、それらをしっかりと読むことが必要です。

化学調味料がなぜいけないかということは漢方医学の立場からいうと至極簡単明瞭なことです。漢方では長い間の経験から、「生命を養うには、生命のあるものでなければならない」ということが鉄則になっています。化学物質のような生命力をもたない異物が体内にとり入れられると、大なり小なりの副作用がかならずおこって、健康を害するというのが漢方の考え方の基本になっていま す。ですから化学調味料のような化学物質を食べものの中に混入することは絶対に禁忌であって、いまさら、これが科学的な証明を待つまでもないのです。

西洋に発祥した物質文明の進歩は、人類を月の世界に着陸させるような目覚しい進歩をなしとげましたが、医学や栄養学の面では人間が生物であることを忘れて、生命のない化学物質で人間の病気をなおそうとしたり、電気分解によってえられた純度の高い化学物質のほうが自然物よりりっぱな栄養品であるかのごとく誤解しています。人類にわけのわからない奇病が流行するのも因果応報というものではないでしょうか。

(八)　農薬と中性洗剤

農薬と中性洗剤の害

問一二〇　あなたは、化学肥料や農薬の害を、しばしば強調しておられますが、実際に、そんなに害があるものでしょうか。

答　現在わが国で用いられている化学肥料で作った野菜や、農薬の人体に及ぼす害毒には、実にはかり知れないものがあります。化学肥料を用いて作った野菜と従来の堆肥や木灰で作った野菜とでは、第一に味に雲泥の差があるばかりでなく、栄養価にもひじょうなちがいがあります。化学肥料で育てたものは、一見大きく、みごとですが、野菜としての味もなく、栄養価も少ないので、害虫にやられやすくなります。人工栄養で育てた子どもが、見た目は体格がよく、肥っていても、病菌に対する抵抗力がなく、始終、病気ばかりしているのと同じです。

例えば、農薬の例をあげると、現在、稲にだけ許されているパラチオン剤（ホリドール）などは、原液だと二〜三滴で人を殺してしまうほどの劇薬で、これを散布するには、防毒服をつけても、なおしばしば中毒にかかって、年々たくさんの犠牲者をだしている始末です。したがって、このような劇薬を取り扱うには、医師または薬剤師でなければならぬにもかかわらず、厚生省は米の増産に目がくらんで、ホリドールだけは農民にその使用を許しているので、その取締りの不備にかこつけて、これを野菜や果樹にまで乱用しています。もし、これを野菜に噴霧すると、その劇しい毒刺戟に抵抗するために、野菜の精力が外皮に集注して、色艶がよくなるので、市場では高価に買う結果になります。こういう野菜を買って食べることは、考えるだけでも慄然たらざるをえません。

ホリドールは、一定の期間内、植物の体内に侵入していて、これにふれた害虫は、即座に死んでしまいますが、その間、野菜は人工的な毒物と化し、水で洗っても、皮をむいても、煮ても焼いても、その毒を取り除くことはできません。殺人的行為といってよいほどの恐ろしいことです。これが原因で日本中各所で、奇妙な病気が発生し、小鳥や家畜が急死するような事態が発生しています。人間がこのホリドールの慢性中毒にかかると、肝炎症状をおこし、脳神経系がおかされ、口舌炎、胃腸カタルの症状がおこりますが、多くは原因不明のまま死の転機をとります。化学肥料と農薬を二大支柱としている現在のわが国の農法を、人間の健康と生命を無視した「死の農法」であると極言している人がありますが、まったくそのとおりです。

数年前、アメリカの海洋生物専攻の学者レーチェル・カーソン女史がこの農薬の惨禍の実態を書いた原著名『沈黙の春』(Silent Spring)が、『生と死の妙薬』という題で邦訳されて出版されています。この本には、自然均衡の破壊者《化学薬品》という副題がついていて、農薬の大量使用による自然と人生の破滅を説いて、全世界に重大な問題を投げた名著だけに、一読、われわれは慄然とさせられます。

また、合成洗剤は、分解して無毒とすることができない有毒化学薬品で、生物に対しては、放射能以上の害毒を現に与えつつある猛毒物です。その毒性は食品に付着して体内に入ってからはじめて毒性をあらわすというような手ぬるいものではなく、これを用いて洗った野菜や果物の中に深く浸透して、皮をむこうが、熱を加えようが、除去することができないばかりではなく、その泡立った洗剤が皮膚につけば、皮膚から体内に浸透して、肝細胞の呼吸作用を阻害してしまう恐るべき薬品です。なぜこのような恐ろしい毒物の使用が許されているかというと、はじめに厚生省の日本食品衛生協会が、この洗剤を推奨公告して、「本品は毒性を有せず」という証明をだしてしまったからで、いまさら、それを取り消して禁止することができないというのが実情のようです。そこで、わが国の洗剤業者はその製品に、「厚生省内日本食品衛生協会推奨品、厚生省実験証明、毒性を有せず、衛生上無害である」という記載をして、公然と販売し、日本の野菜には寄生虫が多いから、この洗剤で除去すべきであるという大宣伝をして、現在のように広まったものです。そして現在では、農薬、シャンプー、ねり歯ミガキ、いろいろな化粧品にまで入っており、肥料にもまぜて使われています。

科学技術庁では莫大な金額をつかって、この問題の調査をしながら、その研究報告書の中には、「合成洗剤が肝細胞に入れば、一〇〇〇万分の二グラムでミトコンドリアの活性を阻害する」と述べる一方で、通常の使用では無害であるという答申書をだしています。一〇〇〇万分の二グラムという微量で、肝臓障害をおこす猛毒物を通常の使用では無毒であるというのは、一体、どういう意味だろう。通常の使用というのは、どういう使用法を指すのか、それを明示していないところに、わが国の行政者の非科学性があるのです。

中性洗剤を除去するには、高価な活性炭を用いて処理するほかに方法がありません。アメリカのような金持ちの国でも活性炭による除去はできないといっているくらいですから、わが国で、多くの浄水場が泡立ってきたら、合成洗剤の除去が不可能なことは自明の事実です。合成洗剤のばあいは、これを使用しなくとも、生活にさしつかえるわけではありませんから、わが国では一日も早く、その使用を禁止すべきです。

わが国でもっとも早く、合成洗剤の公害を認めて、その害毒の恐るべきことを説き、その禁止を主張している学者に柳沢文正先生がいます。その著『病気のない世界』(東洋経済新報社)の健康の敵の項目の中には、九頁にわたって、その恐るべき害毒について詳述しておられます。この項の一部もそれによって述べましたが、詳しくは同著の一読をおすすめします。

中性洗剤の中毒

問一二一 中性洗剤に中毒しますと、どんな症状が現われましょうか。

答 中性洗剤に中毒しますと、まず肝臓をやられますから、男女ともに「肝斑《かんぱん》」といって、顔にシミが現われます。

こんなばあいには、すみやかに中性洗剤の使用をやめて、体質がやや虚弱で、胃下垂、肩こり、目まいなどの症状のある者は、小柴胡湯《しょうさいことう》に当帰芍薬散《とうきしゃくやくさん》を合わせたものにヨクイニンを加えた漢方薬を煎じて用いるとよいでしょう。もし体質がガッチリして便秘の傾向のあるものは、大柴胡湯《だいさいことう》に桂《けい》枝茯苓丸《しぶくりょうがん》を合わせてヨクイニンを加えた薬を用いるとよい。

小柴胡湯《しょうさいことう》、当帰芍薬散加《とうきしゃくやくさんか》ヨクイニン

柴胡《さいこ》三・五　黄芩《おうごん》三・〇　半夏《はんげ》三・〇　人参《にんじん》三・〇　甘草《かんぞう》、大棗《たいそう》各三・〇　生姜《しょうきょう》一・五　当《とう》帰《き》、川芎《せんきゅう》各三・〇　芍薬《しゃくやく》六・〇　茯苓《ぶくりょう》、朮《じゅつ》各四・五　沢瀉《たくしゃ》三・五　ヨクイニン一二・〇

（一日量）

大柴胡湯《だいさいことう》、桂枝茯苓丸加《けいしぶくりょうがんか》ヨクイニン

柴胡《さいこ》三・五　黄芩《おうごん》三・〇　半夏《はんげ》三・〇　枳実《きじつ》三・〇　芍薬《しゃくやく》四・五　大棗《たいそう》三・〇　生姜《しょうきょう》一・五

大黄《だいおう》一・〇　桂枝《けいし》、茯苓《ぶくりょう》、牡丹皮《ぼたんぴ》、桃仁《とうにん》各三・五　ヨクイニン一二・〇（一日量）

あとがきにかえて

全稿揃った「漢方問答」のうつしが、はじめてわたくしの机の上におかれたのは六年前であった。当時は編纂の手を加えずに連載原稿のまま出版することを考えていたので、しばらくの間それはきれいなままであった。その後三年たって、師父正胤の論稿集を作成する必要を生じ、「問答」もその一部を組みこんだ結果、切り抜かれたものが残った。いまある「問答」は二冊めの全稿であるが、それも切り抜かれた箇所が多い。わたくしと「問答」との対面のあとである。

柏樹社社長中山信作氏、並びに編集部の方から「問答」を単行本にしたいとの申し入れがあったのは、論稿集を出し終えて一息ついていた頃であったと記憶している。以来、このあとがきにかわるものを書いている今という時まで略二年、既刊の「東洋医学の世界」と本書とに各々収載する稿を整理し、若干の補足修正を加える作業を行ないながら「問答」と対面しつづけていたことになる。編纂稿の初刷りを渡されて、漸く実現されるであろう『漢方問答』の刊行をまち望んだのは昨年末であった。しかし、改めて自らの編纂稿を見直してゆくと、処々に不満足な箇所があるために再考を余儀なくされたのである。この間、柏樹社の方々から寛容な心と有意義な助言を戴いたことはわたくしにとって大きな救いであったし、何よりも時間を戴いたことが有り難い処遇であった。改めてお礼申し上げたい。

既刊のものについても、本書についても不手際があれば全てわたくしの責任である。連載原稿が、これら二冊の『漢方問答』のように組まれていたわけではもとよりなく、各章あるいは各項ごとの主な記述を考慮して、順次、相当の組み替えを行ったからである。しかも既刊のものと本書とを合わせても、もとの問答全体をおおいつくすものでもない。わたくしが行ない得たのは、師の意《こころ》を明確に表明して、師の本意を伝えたいと希《ねが》っただけのことにすぎない。本書を手にされる方は誰でも、お気付きの点があれば何卒御教示願いたい。

本書は食を通してみた漢方の世界といってもよい内容を具《そな》えている。医は疾（病）を療する行為であるという観方《みかた》に偏すると、病める人と疾病とが分離され、あるいは医と食とが分離されて病める人の生という実体が見えなくなってしまう危険性がある。師の恒言は、食と命とは一如の関係にあり、命を制するのは食であるというものであった。したがって、たとえ病態に合った処方を用いても、食が乱れ、養生の心がけがなければ、病が真に癒えたことにはならない。不知不識の間に身体（あるいは肉体）にしみこんだ毒はながし去るか、消し去るかしなければならない。ここに養生の重要性がある。

本書を手にされる方は必らずや師の本意をつかみとるにちがいないことを確信する。今、この時に「問答」の公刊を終え、衆くの人に「問答」する荒木正胤という漢方人の姿を伝えられることを無上のよろこびとするものである。

最後に、ここにいたるまで多大な御力添えをいただいた方々、ならびに原稿を連載させていただいた大法輪閣『大法輪』編集部の方々にお礼申し上げたい。

一九八五年四月吉日

於・大悲庵

荒木ひろし　謹記

〈著者略歴〉

荒木 正胤（あらき　まさたね）

明治39年、栃木県芳賀郡二宮町の芳全寺（曹洞宗）に長子として生まれる。昭和４年、駒沢大学仏教科を卒業し、曹洞宗内地留学研究生に専任されて道元禅の研究に従事する。傍ら、『傷寒』『金匱』に没頭し、故奥田謙蔵先生、故湯本求真先生に漢方を学んだ。針灸は故柳谷素霊先生、故井上惠理先生、故竹山晋一郎先生をはじめとする方々との知遇を得て経絡治療を宗とした。昭和33年５月から昭和50年６月まで『類聚方広義』の講義を続け、その門から幾多の漢方研究家、薬剤士、針灸師が育つ。昭和50年８月22日示寂。
著書に『服食五十年』『漢方治療』『漢方治療の実際』『家庭でできる人間ドック』『漢方養生談』がある。また、漢方針灸に関する論文を編した論稿集に『日本漢方の特質と源流』（上・下）がある。

〈編纂者略歴〉

荒木 ひろし（あらき　ひろし）

1949年、鹿児島に生まれる。1975年、学習院大学大学院人文科学研究科修士課程修了。1981年、東洋鍼灸専門学校卒業。（74年、故・荒木正胤の次女・せいと結婚。80年以後、正胤師の著述の整理・出版にかかわり『日本漢方の特質と源流』、『漢方問答』、『荒木正胤の暮らしの漢方』を編纂・出版）
荒木正胤遺徳会代表。針灸師。
主な著述『鍼灸極秘抄』（解説・訳注）、『医道日用綱目』（解題・翻刻）、『東門随筆』（校正）、『図説・東洋医学』用語編（学研・共同執筆）、『学研・新漢和大字典』（共同執筆）、「国宝宋版『史記』扁鵲倉公列伝』解題（オリエント出版社）

荒木 せい（あらき　せい）

1951年、下館に生まれる（正胤の次女）。1974年、学習院大学史学科（東洋史専攻）卒業。1976年、学習院大学大学院人文科学研究科修士中退。1977年、東洋鍼灸専門学校卒業。荒木正胤に大学在学中に師事。東鍼校卒業後、下館にて治療院を継ぎ、臨床40年、現在に至る。その間一女二男を育てる。夫ひろしと共に漢方鍼灸に携って正胤師の著作・論文の編纂にあたる。

続 漢方問答―食養生の思想〔新装版〕

2015年12月29日　第1刷発行©

著　者　荒木　正胤
編纂者　荒木ひろし・せい
発行者　谷口　直良
発行所　㈱たにぐち書店
〒171-0014 東京都豊島区池袋2-69-10
TEL. 03-3980-5536　FAX. 03-3590-3630
http://t-shoten.com　http://toyoigaku.com